Die neurologische Untersuchung

SPRINGER NATURE springernature.com

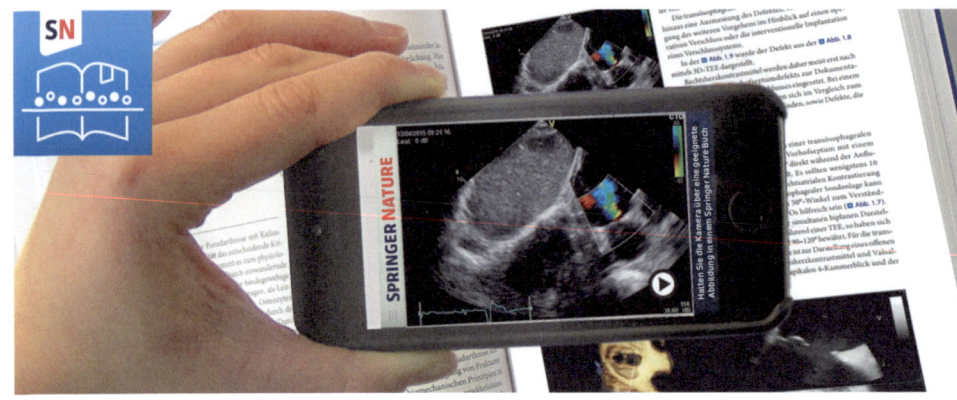

Springer Nature More Media App

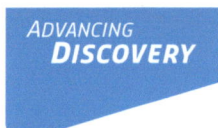

Videos und mehr mit einem „Klick" kostenlos aufs Smartphone und Tablet

Kostenlos downloaden

- Dieses Buch enthält zusätzliches Onlinematerial, auf welches Sie mit der Springer Nature More Media App zugreifen können.*
- Achten Sie dafür im Buch auf Abbildungen, die mit dem Play Button ⏵ markiert sind.
- Springer Nature More Media App aus einem der App Stores (Apple oder Google) laden und öffnen.
- Mit dem Smartphone die Abbildungen mit dem Play Button ⏵ scannen und los gehts.

*Bei den über die App angebotenen Zusatzmaterialien handelt es sich um digitales Anschauungsmaterial und sonstige Informationen, die die Inhalte dieses Buches ergänzen. Zum Zeitpunkt der Veröffentlichung des Buches waren sämtliche Zusatzmaterialien über die App abrufbar. Da die Zusatzmaterialien jedoch nicht ausschließlich über verlagseigene Server bereitgestellt werden, sondern zum Teil auch Verweise auf von Dritten bereitgestellte Inhalte aufgenommen wurden, kann nicht ausgeschlossen werden, dass einzelne Zusatzmaterialien zu einem späteren Zeitpunkt nicht mehr oder nicht mehr in der ursprünglichen Form abrufbar sind.

A60956

Prof. Dr. med. Pawel Kermer ·
Prof. Dr. med. Reinhard Rohkamm
Hrsg.

Die neurologische Untersuchung

Schneller Überblick – spezielle Fragestellungen

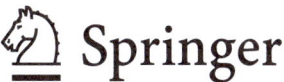

Hrsg.
Prof. Dr. med. Pawel Kermer
Neurologische Klinik
Nordwest-Krankenhaus Sanderbusch
Sande, Deutschland

Prof. Dr. med. Reinhard Rohkamm
Neurologische Klinik
Nordwest-Krankenhaus Sanderbusch
Sande, Deutschland

Die Online-Version des Buches enthält digitales Zusatzmaterial, das durch ein Play-Symbol gekennzeichnet ist. Die Dateien können von Lesern des gedruckten Buches mittels der kostenlosen Springer Nature „More Media" App angesehen werden. Die App ist in den relevanten App-Stores erhältlich und ermöglicht es, das entsprechend gekennzeichnete Zusatzmaterial mit einem mobilen Endgerät zu öffnen.

ISBN 978-3-662-61414-3   ISBN 978-3-662-61415-0   (eBook)
https://doi.org/10.1007/978-3-662-61415-0

Die Deutsche Nationalbibliothek verzeichnet diese Publikation in der Deutschen Nationalbibliografie; detaillierte bibliografische Daten sind im Internet über http://dnb.d-nb.de abrufbar.

Springer
© Springer-Verlag GmbH Deutschland, ein Teil von Springer Nature 2021
Das Werk einschließlich aller seiner Teile ist urheberrechtlich geschützt. Jede Verwertung, die nicht ausdrücklich vom Urheberrechtsgesetz zugelassen ist, bedarf der vorherigen Zustimmung des Verlags. Das gilt insbesondere für Vervielfältigungen, Bearbeitungen, Übersetzungen, Mikroverfilmungen und die Einspeicherung und Verarbeitung in elektronischen Systemen.
Die Wiedergabe von allgemein beschreibenden Bezeichnungen, Marken, Unternehmensnamen etc. in diesem Werk bedeutet nicht, dass diese frei durch jedermann benutzt werden dürfen. Die Berechtigung zur Benutzung unterliegt, auch ohne gesonderten Hinweis hierzu, den Regeln des Markenrechts. Die Rechte des jeweiligen Zeicheninhabers sind zu beachten.
Der Verlag, die Autoren und die Herausgeber gehen davon aus, dass die Angaben und Informationen in diesem Werk zum Zeitpunkt der Veröffentlichung vollständig und korrekt sind. Weder der Verlag noch die Autoren oder die Herausgeber übernehmen, ausdrücklich oder implizit, Gewähr für den Inhalt des Werkes, etwaige Fehler oder Äußerungen. Der Verlag bleibt im Hinblick auf geografische Zuordnungen und Gebietsbezeichnungen in veröffentlichten Karten und Institutionsadressen neutral.

Coverfoto: Rohkamm/Kermer

Springer ist ein Imprint der eingetragenen Gesellschaft Springer-Verlag GmbH, DE und ist ein Teil von Springer Nature.
Die Anschrift der Gesellschaft ist: Heidelberger Platz 3, 14197 Berlin, Germany

Vorwort

Die neurologische Untersuchung nimmt außerhalb der Neurologie eine von Fach zu Fach wechselnde Gewichtung ein. Insbesondere zu internistischen und chirurgischen Fachdisziplinen findet sich eine große Schnittstelle. Auf den interdisziplinären Notaufnahmen ist die Neurologie als integrales Fach der konservativen Notfallversorgung unentbehrlich.

Nicht nur Ärzte in Weiterbildung, sondern auch nicht-neurologische Fachärzte tun sich fallweise mit der Erhebung neurologischer Untersuchungsbefunde und deren Interpretation schwer. Dies führt nicht selten zu knapp gehaltenen Formulierungen wie „grob neurologisch o. B." oder „pDMS intakt" (periphere Durchblutung, Motorik, Sensibilität). Mehr oder weniger ausführliche Auflistungen von neurologischen Untersuchungsbefunden werden erstellt, ohne dass ihnen eine klinisch gebotene Gewichtung zugeordnet wird. Die klinische neurologische Untersuchung ungezielt durch paraklinische diagnostische Verfahren wie Laborbefunde oder bildgebende Verfahren zu übergehen, führt leicht zur Fehlinterpretation neurologischer Symptome und Befunde.

Dieses Buch hilft, diese Herausforderungen der neurologischen klinischen Untersuchung zu meistern. Ausgehend von den in der Praxis häufig vorkommenden Beschwerden werden hierfür die geeigneten neurologischen Untersuchungsmethoden vorgeschlagen, erklärt und illustriert.

Die Darstellung folgt einer einheitlichen Gliederung:
- **Ausgangslage**, **Merkmale** und **Anamnese**: Sind die Beschwerden und Symptome durch eine neurologische Störung verursacht?
- **Untersuchung**: Wie sind die Schwerpunkte der Untersuchung zu setzen und wie prüft man die entsprechende Funktion am Patienten?
- **Dokumentation**: Wie lassen sich die erhobenen Befunde kurz und prägnant beschreiben?
- **Aktion**: Welche weiterführenden Erstmaßnahmen sind notwendig?

Eine Redundanz ist in der Darstellung durchaus beabsichtigt, um eine jeweils kompakte Übersicht ohne Anspruch auf Vollständigkeit zu erhalten. Schwerpunkte des Buches sind tabellarische Kurzfassungen, die Besonderheiten der neurologischen Untersuchung im höheren Lebensalter, digitale Methoden der neurologischen Untersuchung und Hinweise auf Fallstricke der Untersuchung. Aus didaktischen und Platzgründen haben wir auf Genderaspekte im Text verzichtet und die männliche Form verwendet.

Wir hoffen, mit diesem Buch Ihr Interesse für die zielgerichtete neurologische Untersuchung zu vergrößern und Sie, liebe Leserin und lieber Leser, zu motivieren, Ihre klinische Kompetenz um die eine oder andere neurologische Untersuchungstechnik zu bereichern.

Wir bedanken uns bei unseren Mitautoren Annemarie Gawehn, Matthias Kaste und Peter Plettenberg für ihr Engagement bei der Entstehung dieses Buches. Für die Video- und Fotoaufnahmen stellte sich dankenswerterweise Jonas Kermer zur Verfügung. Für die kritische Durchsicht einiger Kapitel bedanken wir uns bei Herrn Dr. med. Klemens Kretschmer. Stellvertretend für alle, die beim Springer-Verlag das Buchprojekt gefördert, begleitet und so ansprechend umgesetzt haben, möchten wir Frau Dr. Christine Lerche und Frau Christiane Beisel nennen.

Ganz besonders danken wir unseren Familien, denen dieses Buch gewidmet ist, für ihre verlässliche, mutmachende und verständnisvolle Unterstützung.

Nun wünschen wir viel Spaß beim Lesen, Anschauen und Anwenden!

Reinhard Rohkamm
Pawel Kermer
Sanderbusch
Mai 2020

Inhaltsverzeichnis

1 **Orientierende neurologische Untersuchung** 1
   Reinhard Rohkamm

2 **Anlassbezogene neurologische Untersuchung** 7
   Reinhard Rohkamm, Pawel Kermer, Annemarie Gawehn
   und Matthias Kaste

3 **Neurogeriatrische Untersuchung**............................... 243
   Peter Plettenberg

4 **Klinische neurologische Methode** 255
   Pawel Kermer

5 **Digitale neurologische Untersuchung** 347
   Reinhard Rohkamm

6 **Fallstricke neurologischer Methoden** 355
   Reinhard Rohkamm

   Serviceteil
   Anhang... 368
   Stichwortverzeichnis 377

Orientierende neurologische Untersuchung

Reinhard Rohkamm

Inhaltsverzeichnis

1.1 Ausgangslage – 2

1.2 Merkmale – 2

1.3 Anamnese – 2

1.4 Untersuchung – 2

1.5 Kurzbefund – 6

© Springer-Verlag GmbH Deutschland, ein Teil von Springer Nature 2021
P. Kermer, R. Rohkamm (Hrsg.), *Die neurologische Untersuchung*,
https://doi.org/10.1007/978-3-662-61415-0_1

1.1 Ausgangslage

Es fehlen Anhaltspunkte für eine neurologische Störung.

1.2 Merkmale

Affekt, Emotionen, Stimmungslage, Denkabläufe, Bewusstseinslage, Aufmerksamkeit, Wahrnehmungsfähigkeit und Sprache sind normal. Der Patient gibt keine Beschwerden oder Symptome an, die auf eine neurologische Ursache hinweisen.

1.3 Anamnese

Keine Angaben seitens des Patienten zu fokalen neurologischen Ausfällen (Lähmung, Riech-/Geschmackstörung, Sensibilitätsstörung, Sehstörung, Schwindel, Kopfschmerzen, Anfall), Sprach- oder Sprechstörungen, Konzentrationsstörungen, Orientierungsstörungen und/oder Gleichgewichtsstörungen.

1.4 Untersuchung

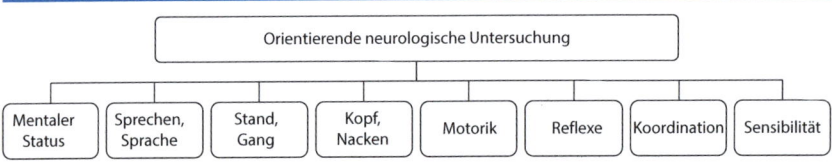

Orientierende neurologische Untersuchung

Ablauf einer orientierenden neurologischen Untersuchung

Funktion/Region	Prüfung	Schwerpunkte/Beispiele	Achten auf
Mentaler Status	Einfache Testfragen	Anamneseschilderung, Orientierung (Person, Ort, Datum, Jahr)	Fehlerfreie Ausführung
Sprechen und Sprache	Spontansprache	Anamneseschilderung	Deutlich – undeutlich, flüssig – nicht flüssig, richtige – fehlerhafte Wortwahl
	Nachsprechen	„Heute ist ein schöner Tag"	Korrekte Wiederholung
	Objekt benennen	Kugelschreiber, Schlüssel	Korrekte Bezeichnung
	Sprachverständnis	Einfache Aufforderung: „Berühren Sie mit der linken Hand das rechte Ohr"	Korrekte Ausführung
Stand und Gang	Freies Gehen	Normaler Gang, Fersen- und Zehenspitzengang	Körperhaltung, Starthemmung, Schrittlänge, Bewegungsfluss, Mitschwingen der Arme, Schrittzahl bei Körperdrehung, Seitendifferenz
	Stand	Stehen mit offenen/geschlossenen Augen, Einbeinstand	Fallneigung (gerichtet – ungerichtet), Seitendifferenz

Ablauf einer orientierenden neurologischen Untersuchung

Funktion/Region	Prüfung	Schwerpunkte/Beispiele	Achten auf
Kopf und Nacken	Riechen (I)	Riech-/Geschmackstörung bekannt	Wenn ja, dann einfache Prüfung (Seife, Kaffee)
	Pupillen (II, III)	Direkte und indirekte Lichtreaktion, Konvergenz	Pupillenweite, Anisokorie
	Augenfolgebewegungen (III, IV, VI)	Horizontale und vertikale Bewegungen	Konjugierte/diskonjugierte Folgebewegungen, Nystagmus, Sakkaden
	Gesichtsfeld (II)	Wahrnehmung von Hand-/Fingerbewegungen	Homonyme/bitemporale Hemianopsie
	Gesichtssensibilität (V)	Stirn (V/1), Wangen (V/2), Kinn (V/3)	Seitendifferenz, periphere/zentrale Läsion
	Gesichtsmotorik (VII)	Stirnrunzeln, Lidschluss, Zähne zeigen, Backen aufblasen, Pfeifen/Mundspitzen	Seitendifferenz, periphere/zentrale Läsion
	Mund (IX, X, XII)	Öffnung, „Aa", Zunge herausstrecken	Zunge mittig/atrophisch, Gaumensegel hebt symmetrisch, Schlucken
	Nackenbeugung, Schulterhebung (XI)	Kopfbeugung zum Sternum, Seitwärtsdrehung des Kopfes	Seitenunterschied, Schmerzen, Meningismus

Orientierende neurologische Untersuchung

Ablauf einer orientierenden neurologischen Untersuchung

Funktion/Region	Prüfung	Schwerpunkte/Beispiele	Achten auf
Motorik	Inspektion	Muskelmasse	Atrophie/Hypertrophie
	Muskeltonus Arme	Handgelenk, Ellenbogen	Schlaffer Tonus, Spastik, Rigor
	Muskeltonus Beine	Hüft-/Kniegelenk	
	Armvorhalteversuch	Augen geschlossen	Pronation, Absinken
	Beinhalteversuch (im Liegen, Knie angewinkelt)		Absinken
	Muskelkraft Arme	Faustschluss (Händedruck), Beugung gegen Widerstand	Kraftentfaltung, elastisches Abfedern beim Hüpfen
	Muskelkraft Beine	Fersen-/Zehengang, Einbeinhüpfen	
Reflexe	Arme	Bizeps (C5–6), Trizeps (C7), Trömner (C8)	Seitenunterschied/abgeschwächt, ausgefallen, gesteigert, pathologisch
	Beine	Quadrizeps (PSR; L2–4), Trizeps surae (ASR; S1), Babinski-Reflex	
Koordination	Arme	Finger-Nase-Versuch	Zielgerichtet/ungezielt, Tremor
	Beine	Knie-Hacke-Versuch	
Sensibilität	Berührungsempfinden	Schulter/Oberarm/Unterarm/Hand, Oberschenkel/Unterschenkel/Fuß	Hypästhesie, Dysästhesie
	Schmerzempfinden (wenn Berührungsempfinden gestört)		Hypalgesie, Analgesie

1.5 Kurzbefund

	Check
Anamnese — Keine neurologischen Beschwerden	
Befund — Normalbefund	
Beurteilung — Keine neurologischen Defizite	
Aktion — Keine spezifische neurologische Diagnostik	

Praxistipp

Untersuchungs- und Befunddokumentation können verkürzt werden, wenn ein Untersuchungsstandard (entsprechend der Tabelle „Ablauf einer orientierenden neurologischen Untersuchung") für die Praxis/Klinik festgelegt ist. Die Dokumentation erfolgt vereinfacht entweder als Kurzbefund (Tabelle „Kurzbefund") oder als Kurzmitteilung im Befundbericht („Neurologischer Normalbefund").

Anlassbezogene neurologische Untersuchung

Reinhard Rohkamm, Pawel Kermer, Annemarie Gawehn und Matthias Kaste

Inhaltsverzeichnis

2.1 Anfall – 14
2.1.1 Ausgangslage – 14
2.1.2 Merkmale – 14
2.1.3 Anamnese – 17
2.1.4 Untersuchung – 20
2.1.5 Kurzbefund – 20

2.2 Nacken-, Schulter- und Armschmerz – 21
2.2.1 Ausgangslage – 21
2.2.2 Merkmale – 22
2.2.3 Anamnese – 24
2.2.4 Untersuchung – 26
2.2.5 Kurzbefund – 28
2.2.6 Abbildungen und Videos – 28

Elektronisches Zusatzmaterial Die elektronische Version dieses Kapitels enthält Zusatzmaterial, das berechtigten Benutzern zur Verfügung steht https://doi.org/10.1007/978-3-662-61415-0_2. Die Videos lassen sich mit Hilfe der SN More Media App abspielen, wenn Sie die gekennzeichneten Abbildungen mit der App scannen.

© Springer-Verlag GmbH Deutschland, ein Teil von Springer Nature 2021
P. Kermer, R. Rohkamm (Hrsg.), *Die neurologische Untersuchung*,
https://doi.org/10.1007/978-3-662-61415-0_2

2.3	**Beinschmerz** – 43	
2.3.1	Ausgangslage – 43	
2.3.2	Merkmale – 44	
2.3.3	Anamnese – 47	
2.3.4	Untersuchung – 49	
2.3.5	Kurzbefund – 50	
2.3.6	Abbildungen und Videos – 50	
2.4	**Bewegungsstörung** – 63	
2.4.1	Ausgangslage – 63	
2.4.2	Merkmale – 64	
2.4.3	Anamnese – 68	
2.4.4	Untersuchung – 69	
2.4.5	Kurzbefund – 73	
2.5	**Bewusstseinsstörung** – 74	
2.5.1	Ausgangslage – 74	
2.5.2	Merkmale – 74	
2.5.3	Anamnese – 76	
2.5.4	Untersuchung – 77	
2.5.5	Kurzbefund – 82	
2.6	**Delir (akuter Verwirrtheitszustand)** – 83	
2.6.1	Ausgangslage – 83	
2.6.2	Merkmale – 84	
2.6.3	Anamnese – 86	
2.6.4	Untersuchung – 88	
2.6.5	Kurzbefund – 92	

2.7	Doppelbilder – 92	
2.7.1	Ausgangslage – 92	
2.7.2	Merkmale – 93	
2.7.3	Anamnese – 97	
2.7.4	Untersuchung – 97	
2.7.5	Kurzbefund – 100	
2.8	Gangstörung – 101	
2.8.1	Ausgangslage – 101	
2.8.2	Merkmale – 101	
2.8.3	Anamnese – 104	
2.8.4	Untersuchung – 105	
2.8.5	Kurzbefund – 107	
2.8.6	Abbildungen und Videos – 107	
2.9	Gedächtnisstörung – 113	
2.9.1	Ausgangslage – 113	
2.9.2	Merkmale – 114	
2.9.3	Anamnese – 117	
2.9.4	Untersuchung – 118	
2.9.5	Kurzbefund – 120	
2.9.6	Abbildungen und Videos – 121	
2.10	Kopfschmerz – 121	
2.10.1	Ausgangslage – 121	
2.10.2	Merkmale – 122	
2.10.3	Anamnese – 126	
2.10.4	Untersuchung – 129	
2.10.5	Kurzbefund – 130	

2.11	Lähmung – 131
2.11.1	Ausgangslage – 131
2.11.2	Merkmale – 131
2.11.3	Anamnese – 138
2.11.4	Untersuchung – 139
2.11.5	Kurzbefund – 141
2.11.6	Abbildungen und Videos – 141
2.12	Muskelschmerz (Myalgie) – 145
2.12.1	Ausgangslage – 145
2.12.2	Merkmale – 146
2.12.3	Anamnese – 147
2.12.4	Untersuchung – 149
2.12.5	Kurzbefund – 150
2.13	Nackensteife – 151
2.13.1	Ausgangslage – 151
2.13.2	Merkmale – 152
2.13.3	Anamnese – 154
2.13.4	Untersuchung – 155
2.13.5	Kurzbefund – 156
2.13.6	Abbildungen und Videos – 157
2.14	Neurogene Schluckstörung – 158
2.14.1	Ausgangslage – 158
2.14.2	Merkmale – 158
2.14.3	Anamnese – 160
2.14.4	Untersuchung – 160
2.14.5	Kurzbefund – 162

2.15	Rückenschmerz – 162	
2.15.1	Ausgangslage – 162	
2.15.2	Merkmale – 163	
2.15.3	Ursachen – 163	
2.15.4	Anamnese – 166	
2.15.5	Untersuchung – 167	
2.15.6	Kurzbefund – 169	
2.16	Schwindel – 171	
2.16.1	Ausgangslage – 171	
2.16.2	Merkmale – 171	
2.16.3	Anamnese – 175	
2.16.4	Untersuchung – 176	
2.16.5	Kurzbefund – 179	
2.16.6	Abbildungen und Videos – 180	
2.17	Sehstörung – 184	
2.17.1	Ausgangslage – 184	
2.17.2	Merkmale – 184	
2.17.3	Anamnese – 188	
2.17.4	Untersuchung – 189	
2.17.5	Kurzbefund – 190	
2.17.6	Abbildungen und Videos – 191	
2.18	Sensibilitätsstörung – 194	
2.18.1	Ausgangslage – 194	
2.18.2	Merkmale – 195	
2.18.3	Anamnese – 199	
2.18.4	Untersuchung – 201	
2.18.5	Kurzbefund – 202	
2.18.6	Abbildungen und Videos – 203	

2.19	Spastik – 210	
2.19.1	Ausgangslage – 210	
2.19.2	Merkmale – 211	
2.19.3	Anamnese – 214	
2.19.4	Untersuchung – 215	
2.19.5	Kurzbefund – 217	
2.20	Sprachstörung – 219	
2.20.1	Ausgangslage – 219	
2.20.2	Merkmale – 219	
2.20.3	Anamnese – 222	
2.20.4	Untersuchung – 222	
2.20.5	Kurzbefund – 223	
2.21	Sprechstörung – 224	
2.21.1	Ausgangslage – 224	
2.21.2	Merkmale – 225	
2.21.3	Anamnese – 227	
2.21.4	Untersuchung – 228	
2.21.5	Kurzbefund – 229	
2.22	Sturz – 230	
2.22.1	Ausgangslage – 231	
2.22.2	Merkmale – 231	
2.22.3	Anamnese – 233	
2.22.4	Untersuchung – 234	
2.22.5	Kurzbefund – 237	

2.23 Synkope – 238
2.23.1 Ausgangslage – 238
2.23.2 Merkmale – 238
2.23.3 Anamnese – 240
2.23.4 Untersuchung – 241
2.23.5 Kurzbefund – 242

2.1 Anfall

Reinhard Rohkamm

2.1.1 Ausgangslage

Plötzlich und unvermittelt auftretendes flüchtiges Symptom einer zerebralen, systemischen oder psychischen Störung zusammen mit einer Bewusstseinsstörung („transient loss of consciousness" = TLoC). Häufig ist das Anfallsereignis zum Zeitpunkt der ärztlichen Untersuchung bereits abgeklungen bzw. beendet.

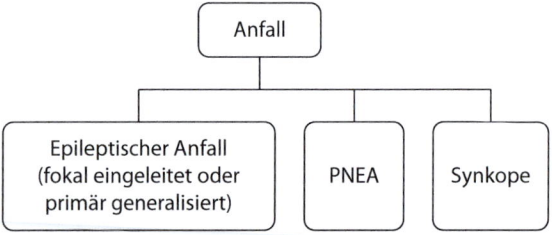

2.1.2 Merkmale

Kennzeichen	Epileptischer generalisierter tonisch-klonischer Anfall (GTKA)	Psychogener nicht epileptischer Anfall (PNEA)	Synkope (s. ▶ Abschn. 2.23)
Auftritt im Schlaf	Ja	Nein	Nein
Trigger	Selten (z. B. Schlafentzug, Alkoholentzug, Flackerlicht)	Belastendene private oder berufliche Situationen, akute Konflikte	Kardial (Herzrhythmusstörungen), vasovagal/Reflexsynkope (langes Stehen, Anblick von Blut, Miktion), orthostatisch (andauernder systolischer RR-Abfall)

Kennzeichen	Epileptischer generalisierter tonisch-klonischer Anfall (GTKA)	Psychogener nicht epileptischer Anfall (PNEA)	Synkope (s. ▶ Abschn. 2.23)
Vorboten (Vorgefühle)	Aura (z. B. aufsteigendes Gefühl von Übelkeit/Wärme, Angst, sensible/visuelle Phänomene)	Unterschiedlich und wechselnd	Übelkeit, Kopfleere, Liftgefühl, Tinnitus, Schwitzen, Benommenheit, Schwächegefühl, Palpitationen
Bewusstseinslage im Anfall	Bewusstlos	Bei Bewusstsein oder umdämmert	Bewusstlos
Augen	Geöffnet – starr, Bulbi mittig oder konjugiert gewendet (Herdblick), weite Pupillen, geringe bis keine Lichtreaktion	Geschlossen – zugekniffen, Bulbi aktiv abgewendet, normale Pupillen-Lichtreaktion	Geöffnet, Bulbi nach kranial gewendet, normale Pupillen-Lichtreaktion
Motorik	Automatismen, rhythmische, synchrone tonisch-klonische Konvulsionen, fixierte Kopfhaltung	Wechselnde konvulsive Bewegungsabläufe, seitliche Hin- und Herbewegungen des Kopfes	Irreguläre, asynchrone klonische Muskelzuckungen, spannungslose Kopfhaltung
Dauer	Meist unter 2 min	Mehr als 2 min	Unter 1 min
Postiktale Phase	Verzögerte Reorientierung, desorientiert, erschöpft. Minuten bis zu 1 h (selten länger) andauernde Arm-/Beinlähmung (Todd-Parese), Aphasie oder Gesichtsfeldausfall, Übergang in Tiefschlaf	Verzögerte Reorientierung, verwundert („Was war passiert?"), Erinnerungslücke für das Ereignis, erschöpft, Rückzug	Rasche vollständige Reorientierung

Praxistipp

Oftmals werden Anfälle voreilig als epileptisch diagnostiziert. Etwa 50 % aller Anfälle sind einer Synkope und mehr als 30 % sind psychogenen Anfällen zuzuordnen. Ein einzelner epileptischer Anfall erlaubt nicht die Diagnose einer Epilepsie.
Epileptische Anfälle bei Erwachsenen sind meist die Folge einer Gehirnläsion (strukturelle Epilepsie z. B. bei Schlaganfall, Schädelhirntrauma, Meningoenzephalitis) oder einer systemischen Störung (Hyponatriämie, Hypoglykämie, Intoxikation). Ein solcher innerhalb von 24 h, meist binnen Minuten, auftretender epileptischer Anfall wird als Immediatanfall bezeichnet. Frühanfälle manifestieren sich in einem Zeitraum von 7–14 Tagen.

Differenzialdiagnose: Anfallsähnliche Syndrome	
Syndrom/Ereignis	Kennzeichen
Hypoglykämie	Symptome: vegetativ (Zittern, Schwitzen, Heißhunger, Hautblässe, Übelkeit) und zerebral (Benommenheit, Verwirrtheit, Aphasie, Sehstörungen, Parästhesien, Hemiparese, epileptischer Anfall, Bewusstlosigkeit)
Sturz	90 % lokomotorisch verursacht, etwa 10 % durch eine Synkope
Sturzattacke („drop attack")	Tonusverlust der Beinmuskulatur, Sturz meist aufs Knie, kein Bewusstseinsverlust, vorwiegend im höheren Lebensalter
Transitorische ischämische Attacke (TIA)	Akut einsetzende fokale neurologische Symptome (Hemiparese, Doppelbilder, Dysarthrie, Aphasie). Selten Bewusstlosigkeit. Dauer der klinischen Symptome definitionsgemäß nicht mehr als 24 h, meist unter 15 min. Bei einer Basilaristhrombose können Streckhaltungen der Extremitäten auftreten
Migräne	Mögliche Prodrome (Müdigkeit, Heißhunger, Hypo-/Hyperaktivität, Lese-/Schreibstörung). Mit oder ohne Aura (visuelle Störungen, Parästhesien, Sprachstörung). Dauer 4–72 h. Reversible Lähmung bei familiärer hemiplegischer Migräne (FHM)
Subarachnoidalblutung	Stärkste, bisher nie erfahrene Kopfschmerzen, Nackensteife

Differenzialdiagnose: Anfallsähnliche Syndrome	
Syndrom/Ereignis	Kennzeichen
Subklavia-Anzapf-Syndrom („subclavian steal syndrome")	Episoden mit unsystematischem Schwindel, Sehstörungen, Tinnitus, Bewusstseinsstörung, Sprachstörung, Hinterkopfschmerzen. Selten
Akute dystone Reaktion (Frühdyskinesie)	Schlundkrampf, Tortikollis, Blickkrampf (okulogyre Krise). Keine Bewusstseinsstörung. Assoziiert mit Medikamenteneinnahme (Neuroleptika, Metoclopramid, Domperidon, Flunarizin)
Hyperventilationstetanie (respiratorische Tetanie)	Parästhesien perioral/Hände, Muskelkrämpfe (Karpopedalspasmen), Luftnot, Angst, Schwindel. Kein Bewusstseinsverlust. Dauer Minuten bis Stunden
Transiente globale Amnesie (TGA, amnestische Episode)	Akuter Verlust der Erinnerungsfähigkeit über Stunden (meist anterograde Amnesie). Kurze Merkspanne (wiederkehrende gleichartige Fragen). Weitgehend normale Bewegungsabläufe. Dauer meist 6–8 h. Trigger: Stress, Kälte/kaltes Wasser, Geschlechtsverkehr
NREM-Schlaf-Parasomnie (Aufwachstörung aus dem Tiefschlaf)	Augen geöffnet, einfache Handlungen können ausgeführt werden. Bekannte Personen werden nicht erkannt. Keine Erinnerung an das Ereignis
REM-Schlaf-Verhaltensstörung (RBD, REM Sleep Behavior Disorder)	Augen geschlossen, vielfältige Handlungs- und Bewegungsmuster im Schlaf

2.1.3 Anamnese

Kernfragen	Kennzeichen/Auslöser
Situation, Trigger, Prodrome	Anfall im Schlaf. Persönliche oder soziale starke Belastungen. Anfall während längerem Stehen, nach raschem Aufstehen oder während Blutabnahme. Bekannte Herzerkrankung. Eingenommene Medikamente. Schädel-Hirn-Trauma. Alkoholkonsum oder Alkoholentzug, Drogen, Fieber
Anfallsdauer	Kurzdauernd (< 2 min; Synkope, GTKA) gegenüber langanhaltend (> 2 min; PNEA)

Kernfragen	Kennzeichen/Auslöser	
Ereignisschilderung (Beobachtung durch Dritte)	Augen	Geöffnet → GTKA (◘ Abb. 2.1a, b), Synkope (◘ Abb. 2.1d)
		Geschlossen, zugekniffen → PNEA (◘ Abb. 2.1c)
	Augenstellung	Mittig oder schräg oben seitlich → GTKA (◘ Abb. 2.1a, b)
		Nach oben gerichtet → Synkope (◘ Abb. 2.1d)
	Gesichtsfarbe	Gerötet, zyanotisch → GTKA
		Rosig → PNEA
		Blass → Synkope
	Motorik	Seitlich fixierte Kopfdrehung, Versteifung des Körpers mit Armstreckung, rhythmische Zuckungen der Arme/Beine → GTKA
		Starke Bewegungen, an- und abschwellend, Hin- und Herschlagen des Kopfes → PNEA
		Schlaffer Muskeltonus, dann einsetzende unregelmäßige Kloni oder Körperversteifung → Synkope
	Reorientierung	Verlängert, umdämmert → GTKA
		Fragendes Umherblicken → PNEA
		Zügig → Synkope
Schmerzen		Gesichts-, Schulter-, Rückenschmerzen. Anhaltende Myalgien (nach GTKA)
Enuresis		Kommt bei GTKA und Synkope vor

Praxistipp

Bei der diagnostischen Zuordnung des Anfalls ist die Anamnese maßgebend. Die Betroffenen haben in der Regel keine Erinnerung an das Anfallsereignis. Daher sind sowohl die Angaben von Beobachtern als auch Dokumentationen – Foto/Video mit Smartphone – des Anfallsgeschehens wichtige Informationsquellen.

Anlassbezogene neurologische Untersuchung

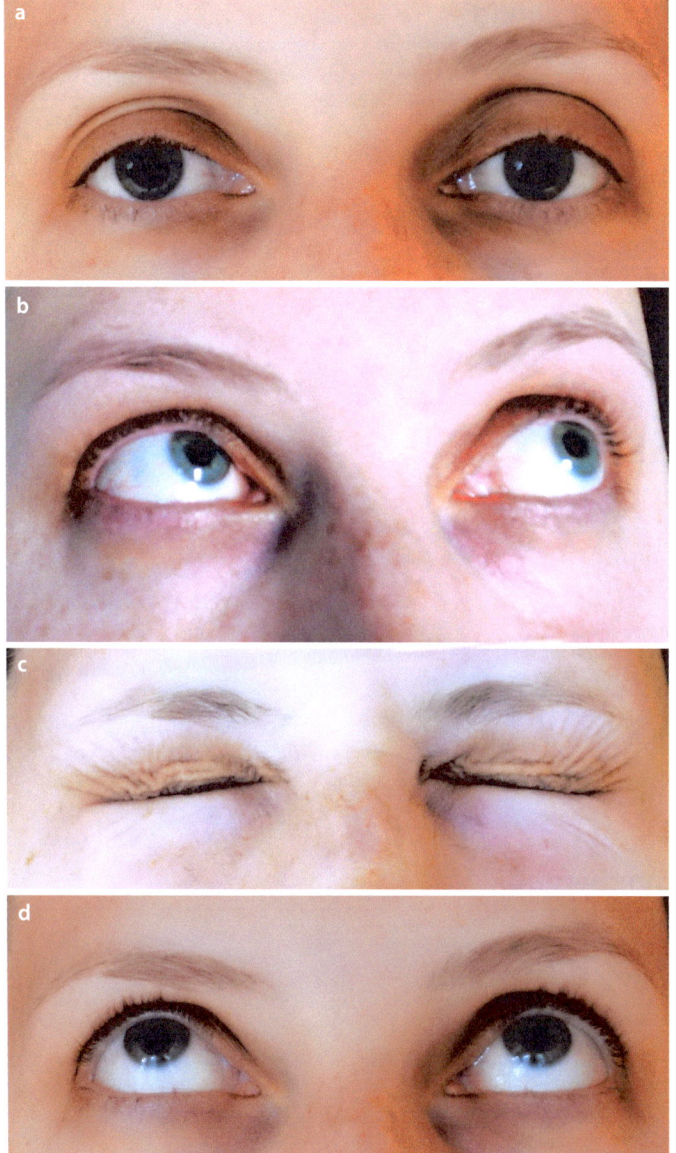

Abb. 2.1 a–d Augenstellung im Anfall. **a, b** GTKA, **c** PNEA, **d** Synkope

2.1.4 Untersuchung

Schwerpunkte	Befund (abhängig von der Anfallsart)	
Fokale neurologische Defizite	Lähmung, Aphasie, Sensibilitätsstörung	
Verhaltensänderung	Orientierung, Gedächtnis, Konzentration	
Verletzungen, Hämatome	Zungenbiss	Bei GTKA überwiegend lateral, bei PNEA an der Zungenspitze
	Petechien	Punktförmige Blutungen in der Augenregion (Forellenphänomen) nach GTKA
	Bewegungs-/Klopfschmerz	Insbesondere bei GTKA Frakturen der Schulter-/Oberarmregion oder der Wirbelkörper möglich
12-Kanal-EKG	Bradykarde (Sick-Sinus-Syndrom, AV-Blockierung Grad 2 und 3) oder tachykarde (supraventrikuläre/ventrikuläre Tachykardie) Herzrhythmusstörung, Strukturelle Herzkrankheit	
Stehtest	Schellong-Test: 5 min liegen, anschließend 3 min stehen; jede Minute Messung von Puls und Blutdruck (s. ▶ Abschn. 2.23).	

2.1.5 Kurzbefund

		Ja	Nein
Anamnese	Fremdanamnese		
	Situation (Stehen – Sitzen – Liegen – im Schlaf)		
	Trigger		
	Prodrome		

Anlassbezogene neurologische Untersuchung

		Ja	Nein
Untersuchung	Fokale neurologische Defizite		
	Verletzungen		
	Schmerzen		
Beurteilung	GTKA		
	PNEA		
	Synkope		
Aktion	Neurologische Konsiliaruntersuchung		
	Röntgenaufnahme zum Ausschluss einer Fraktur		
	Internistische Konsiliaruntersuchung bei Synkope		

2.2 Nacken-, Schulter- und Armschmerz

Pawel Kermer

2.2.1 Ausgangslage

Lokal in der Nacken-, Schulter- und/oder Armregion entstandene bzw. in diese einstrahlende Schmerzen.

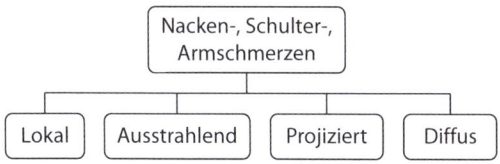

2.2.2 Merkmale

Schmerzregion	Ursache	
Hals, Nacken	Degenerativ	Spondylose, Osteochondrose, Bandscheibenvorfall
	Entzündlich	Spondylodiszitis, Myelitis, Spondylitis, rheumatoide Arthritis, axiale Spondyloarthritis (M. Bechterew)
	Neoplasie	Spinaler Tumor, Metastase, Plasmozytom
	Neurogen	Parkinson-Syndrom, Tortikollis, Thoracic-outlet-Syndrom
	Spinal	Syringomyelie
	Trauma	Beschleunigungsverletzung/ HWS-Schleudertrauma, traumatischer Bandscheibenvorfall
	Vaskulär	Spontane Dissektion der A. vertebralis, Thrombophlebitis der V. jugularis (Lemierre-Syndrom)
Schulter	Degenerativ	Tendinosis calcarea, subakromiales Impingement, Rotatorenmanschettenruptur, Pathologie lange Bizepssehne/Akromioklavikulargelenk, Omarthrose, Schultersteife („frozen shoulder"), muskuläre Dysbalance (z. B. M.-serratus-Parese)
	Entzündlich	Polymyalgia rheumatica, neuralgische Myatrophie (Armplexusneuritis)
	Kompression	N. suprascapularis, Thoracic-outlet-Syndrom
	Muskulär	Poly-/Dermatomyositis, metabolische/degenerative Myopathie, Myotonie, Rhabdomyolyse
	Projiziert	Lungenspitzenprozess (einseitige Schulter-Arm-Schmerzen, Parästhesien; Pancoast-Syndrom), rechte Schulter (Cholezystolithiasis), linke Schulter (Myokardischämie, Aortendissektion), einseitige Schulter-Arm-Schmerzen, Parästhesien, Horner-Syndrom
	Neoplasie	Metastase, Tumor
	Neurogen	Parkinson-Syndrom
	Trauma	Gelenkluxation, proximale Humerusfraktur

Schmerzregion	Ursache	
Oberarm	Degenerativ	Bizepssehnensyndrom
	Entzündlich	Polymyalgia rheumatica, Myositis/ Mischkollagenose
	Neoplasie	Tumor (z. B. Osteosarkom), Metastase
	Vaskulär	Armvenenthrombose (Paget-von-Schroetter-Syndrom)
Ellenbogen	Degenerativ	Arthrose, Chondromatose
	Entzündung	Bursitis olecrani
	Neurogen	Ulnarisneuropathie am Ellenbogen (UNE; Synonyme: Kubitaltunnelsyndrom, Sulcus-ulnaris-Syndrom, posttraumatische Ulnarisspätlähmung)
	Tendopathie	Epicondylitis humeri radialis (Tennisellenbogen)/ulnaris (Golferellenbogen)
	Trauma	Distale Oberarmfraktur, Olekranonfraktur
Unterarm	Neurogen	N.-radialis-Läsion unter dem M. supinator (Supinatorlogensyndrom)
	Trauma	Fraktur, Pronatio dolorosa (Kleinkind)
	Vaskulär	Venenthrombose, a.-v.-Fistel
Hand	Degenerativ	Lunatumnekrose, Arthrose (Daumensattelgelenk, Handgelenk)
	Entzündlich	Rheumatoide Arthritis, Tendovaginitis
	Metabolisch	Gicht
	Neoplasie	Glomustumor
	Neurogen	Karpaltunnelsyndrom. Einzelne Finger: Nervenwurzelläsion, Armplexus, Läsion der Nn. medianus, ulnaris oder radialis
	Trauma	Komplexes regionales Schmerzsyndrom (CRPS), Tendovaginitis stenosans de Quervain
	Vaskulär	Raynaud-Syndrom, Erythromelalgie (Polycythaemia vera)

Schmerzregion	Ursache	
Diffus lokalisierte Armschmerzen, Zervikobrachialgie	Assoziiert	Spastische Armparese, Lymphödem
	Periphere Nervenläsion	Armplexusläsion, Karpaltunnelsyndrom (Brachialgia paraesthetica nocturna), komplexes regionales Schmerzsyndrom (CRPS), Postzosterneuralgie, Thoracic-outlet-Syndrom
	Vaskulär	Myokardinfarkt (Schmerzausstrahlung in linken Arm, Kiefer, Nacken, Rücken), Subclavian-Steal-Syndrom, Thrombose der V. axillaris
	Zervikal	Raumforderung, Spondylose, Bandscheibenvorfall, HWS-Beschleunigungsverletzung, axiale Spondyloarthritis

Praxistipp

„Zervikobrachialgie" bezeichnet rein deskriptiv von zervikal in den Arm einstrahlende Schmerzen ohne ätiologische Zuordnung. Eine Klärung der Schmerzursache ist daher in jedem Fall notwendig.

2.2.3 Anamnese

Kernfragen	Kriterium	Beispiel/Hinweis auf
Schmerzlokalisation	Nacken – Schulter – Oberarm – Ellenbogen – Unterarm – Hand	Lokal, ausstrahlend, diffus, projiziert

Kernfragen	Kriterium	Beispiel/Hinweis auf
Schmerzbeginn	Akut (Minuten bis Stunden)	Herzinfarkt, Aortendissektion, arterielle Embolie, Trauma, zervikaler Bandscheibenvorfall
	Akut/Subakut (Stunden bis Tage)	Thrombotischer Gefäßverschluss (Paget-von-Schroetter-Syndrom), Spondylodiszitis, Armplexusneuritis, neuralgische Schultermyatrophie
	Chronisch (>12 Wochen)	Degenerative Veränderungen der Schulterregion, UNE, Karpaltunnelsyndrom, CRPS
Schmerzverlauf, Schmerzdauer	Andauernd	Parkinson-Syndrom, Polymyalgia rheumatica, CRPS, Lungenspitzenprozess
	Rezidivierend	Karpaltunnelsyndrom
	Belastungsabhängig	Karpaltunnelsyndrom, Epikondylitis, degenerative HWS-Veränderungen
	Nächtliche Zunahme	Karpaltunnelsyndrom
Schmerzausstrahlung	Regional ohne fokal-neurologisches Defizit	Fraktur, Trauma, Epikondylitis, Tendopathie, Arthropathie, Gicht
	Regional mit fokal-neurologischem Defizit	Bandscheibenvorfall, Radikulopathie, Armplexopathie, Neuropathie
	Diffus-ausstrahlend ohne fokal-neurologische Defizite	Herzinfarkt, Aortendissektion, thrombotischer/embolischer Gefäßverschluss
Provokationsfaktoren	Verstärkung bei Husten, Niesen und/oder Pressen, sitzende Tätigkeit, schwere körperliche Arbeit, einseitige körperliche Beanspruchung	Bandscheibenvorfall, degenerative HWS-Veränderungen mit Nervenwurzelkompression, Karpaltunnelsyndrom, UNE
Fokale Defizite (z. B. Paresen, Sensibilitätsstörungen)	Nervenwurzel-, Armplexus-, periphere Nervenläsion	Bandscheibenvorfall, degenerative HWS-Veränderungen mit Nervenwurzelkompression

Kernfragen	Kriterium	Beispiel/Hinweis auf
Harn-/Stuhlinkontinenz, beidseitige Armbeschwerden, Tetra-/Paraparese, Trauma (Sturz, Verkehrsunfall), vorherige HWS-Operation	Spinale Symptome	Fraktur, zervikale Spinalkanalstenose/Myelopathie, Blutung, Infektion, Bandscheibenvorfall
Vorerkrankungen	Maligne Erkrankung, Infektion, rheumatische Erkrankung, Osteoporose	Lungenspitzenprozess, pathologische Fraktur, Metastasen, Abszess, degenerative HWS-Veränderungen
Begleitbeschwerden	Fieber, Schwellung, Rötung, trophische Störungen	Spondylodiszitis, Abszess, Bursitis, Armvenenthrombose, Fraktur, Gicht, rheumatoide Arthritis, CRPS, Raynaud-Syndrom

2.2.4 Untersuchung

Prüfung		Achten auf/Befund
Infektionszeichen		Fieber, lokale Schwellung/Rötung
Inspektion		Körperhaltung, Gang, Bewegungsablauf, Körpergewicht, Verletzungszeichen, Hautveränderungen (livide Verfärbung, trophische Veränderungen), Muskelatrophie
Palpation		Lokaler Druckschmerz, seitendifferenter Puls/Blutdruck
Nackenkompressionstest (Spurling-Test)	Kopf leicht reklinieren und Gesicht zur betroffenen Seite wenden, dann angepasste axiale Kompression	Provokation radikulär ausstrahlender Schmerzen in den Arm bei einer Nervenwurzelbeteiligung ipsilateral zur Seitwärtswendung
Schulterabduktionstest	Arm zur betroffenen Seite abduzieren und dessen Hand auf den Kopf legen	Schmerzrückgang bei ipsilateraler Nervenwurzelkompression

Anlassbezogene neurologische Untersuchung

Prüfung		Achten auf/Befund
Neurologisch	Sensibilitätsstörung	Dermatomzuordnung (radikuläres Syndrom) vs. peripherer Nerv (Sulcus ulnaris, Karpaltunnel, Radialisparese)
	Motorik	Muskelkraft radikulärer Kennmuskeln vs. einzelne Muskelgruppen bei peripherer Nervenläsion
	Reflexe	Gesteigerte Reflexe, Babinski Reflex → zerebrale/spinale Läsion. Abgeschwächter, ausgefallener Bizeps-, Trizeps- oder Trömner-Reflex: radikuläre/ periphere Läsion
	Froment-Zeichen	Positiv bei N.-ulnaris-Läsion → wegen der Parese des M. adductor pollicis beugt der M. flexor pollicis longus (N. medianus innerviert) das Endglied des Daumens
	Phalen-Test (verstärkte Handbeugung nach dorsal und volar)	N.-medianus-Kompression → Provokation von Parästhesien bei Karpaltunnelsyndrom
	Hoffmann-Tinel-Zeichen (Beklopfen des Nervs Höhe volares Handgelenk, Sulcus am Ellenbogen)	Provokation von Parästhesien bei Karpaltunnel- bzw. Sulcus-ulnaris-Syndrom (UNE)
	Schwurhand bei Faustschluss + Hypästhesie Dig. 1–3 1/2	Bei N.-medianus-Läsion
	Krallenhand + Hypästhesie Dig. 4 und 5	Bei N.-ulnaris-Läsion
	Fallhand + Hypästhesie Handrücken	Bei N.-radialis-Läsion
	Lhermitte-Zeichen (passive Nackenbeugung führt zu Parästhesien in den Armen/ im Rücken)	Positiv bei zervikaler spinaler Läsion (multiple Sklerose, Neoplasie)

> **Praxistipp**
>
> Bei lokalen Armschmerzen ohne fokal-neurologisches Defizit ist zunächst eine nicht-neurogene Ursache auszuschließen.
> Eine Druckläsion des N. radialis (Parkbanklähmung, „Saturday night palsy") ist in der Regel schmerzlos.
> Eine Fallhand kann auch zentral (kortikaler Infarkt) bedingt sein. Dann ist die Handgelenksextension beim Greifen erhalten.

2.2.5 Kurzbefund

		Ja	Nein
Anamnese	Neurogene Ursache		
Untersuchung	Neurologische Defizite		
Beurteilung	Unfallchirurgisch-orthopädische Ursache		
	Internistische Ursache		
	Neuromedizinische Ursache		
Aktion	Unfallchirurgisch-orthopädische Konsiliaruntersuchung		
	Internistische Konsiliaruntersuchung		
	Neurologische Konsiliaruntersuchung		
	Neurochirurgische Konsiliaruntersuchung		

2.2.6 Abbildungen und Videos

Im Folgenden finden sich Übersichten zu Dermatomen und peripheren Sensibilitätsarealen (◘ Abb. 2.2 und 2.3) sowie Darstellungen zu den genannten Untersuchungsmethoden (◘ Abb. 2.4, 2.5, 2.6, 2.7, 2.8, 2.9, 2.10, 2.11, 2.12, 2.13, 2.14, 2.15, 2.16, 2.17, 2.18, 2.19, 2.20, 2.21, 2.22, und 2.23).

Anlassbezogene neurologische Untersuchung

- **Dermatome, periphere Sensibilitätsareale**

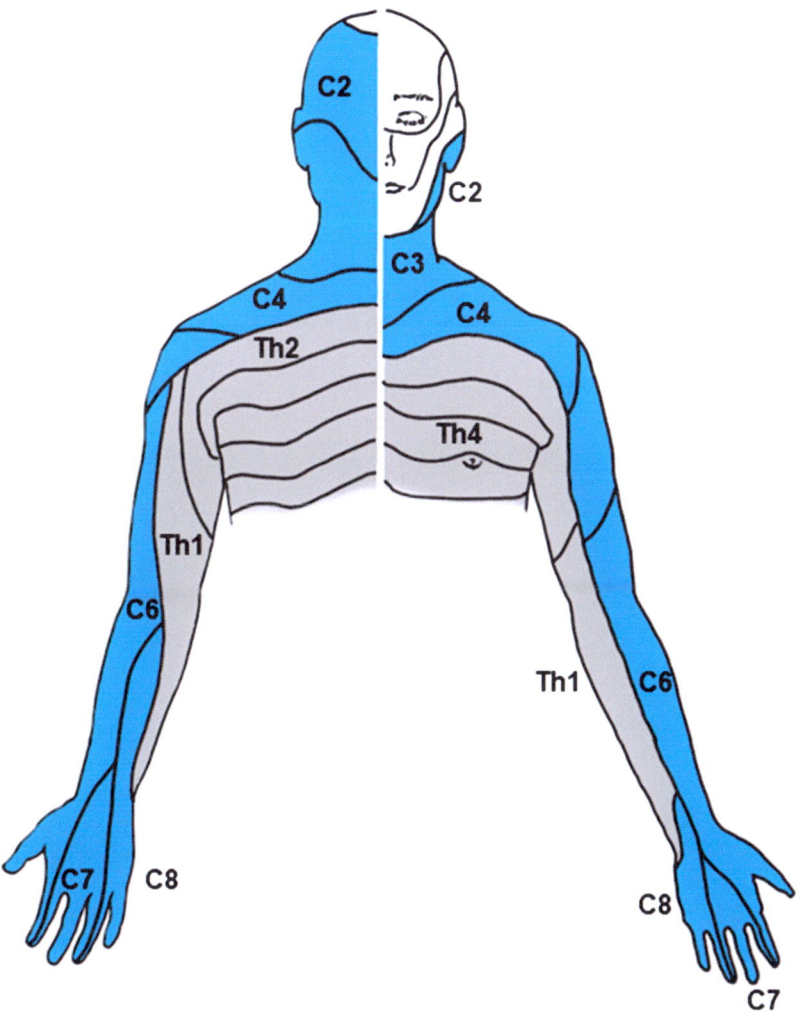

◘ **Abb. 2.2** Radikuläre Schmerzprojektion der Armregion (Ansicht links posterior, rechts anterior)

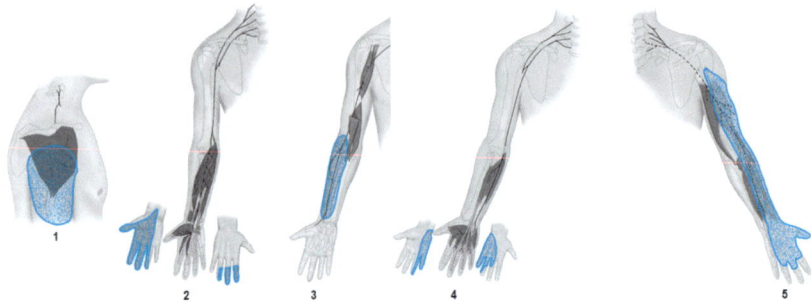

Abb. 2.3 Sensibilitätsareale (blau) und Muskeln (dunkel) peripherer Armnerven. 1: N. axillaris, 2: N. medianus, 3: N. musculocutaneus, 4: N. ulnaris, 5: N. radialis

- Prüfung der Nacken- und Armmuskulatur

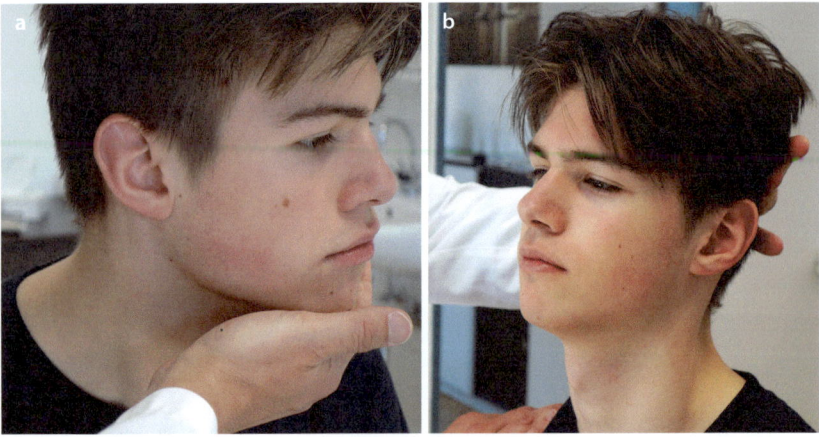

Abb. 2.4 a, b M. sternocleidomastoideus (N. accessorius = Hirnnerv XI) jeweils gegen Widerstand. **a** einseitig durch kontralaterale Seitwärtsdrehung des Kopfes, **b** Testung beider Muskeln durch Reklination des Kopfes

Anlassbezogene neurologische Untersuchung

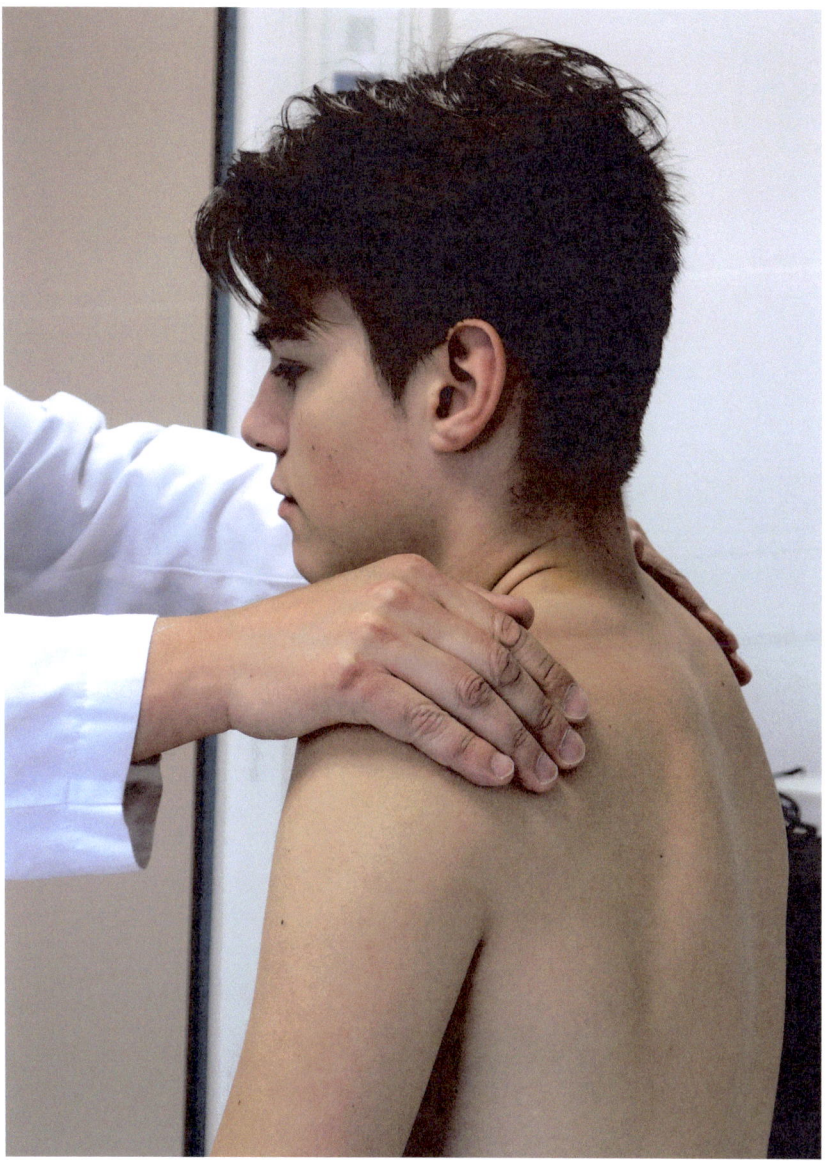

Abb. 2.5 M. trapezius (N. accessorius), Schulterhebung gegen Widerstand

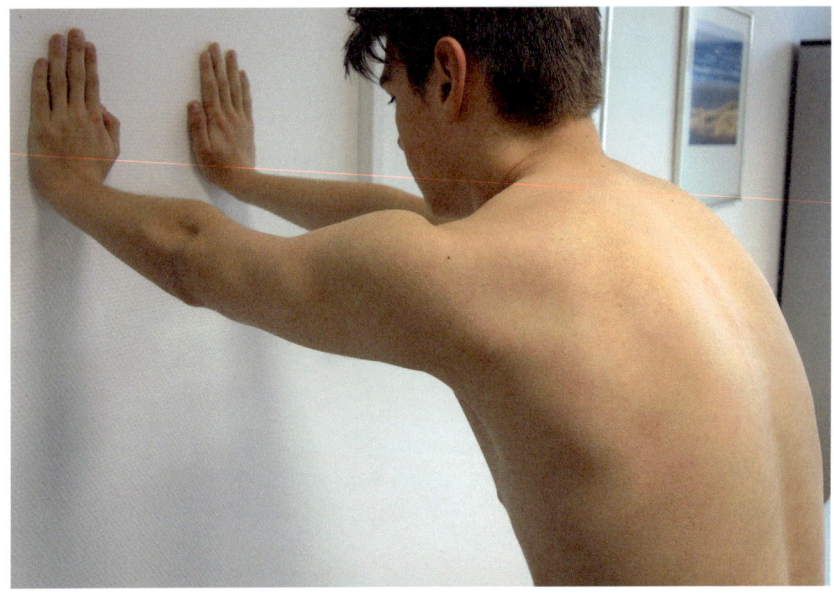

Abb. 2.6 M. serratus anterior (N. thoracicus longus, C5–C7). Armdruck gegen Wand

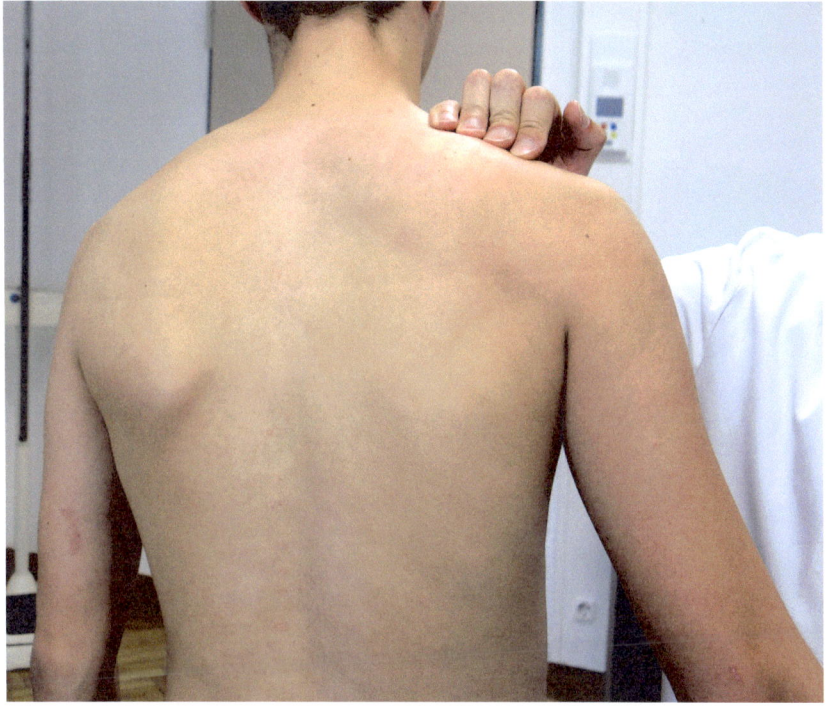

◘ **Abb. 2.7** M. supraspinatus (N. suprascapularis, C5–C6). Aktive Armabduktion, Untersucher leistet Widerstand an Armaußenseite in Höhe des Ellenbogens und palpiert den Muskel

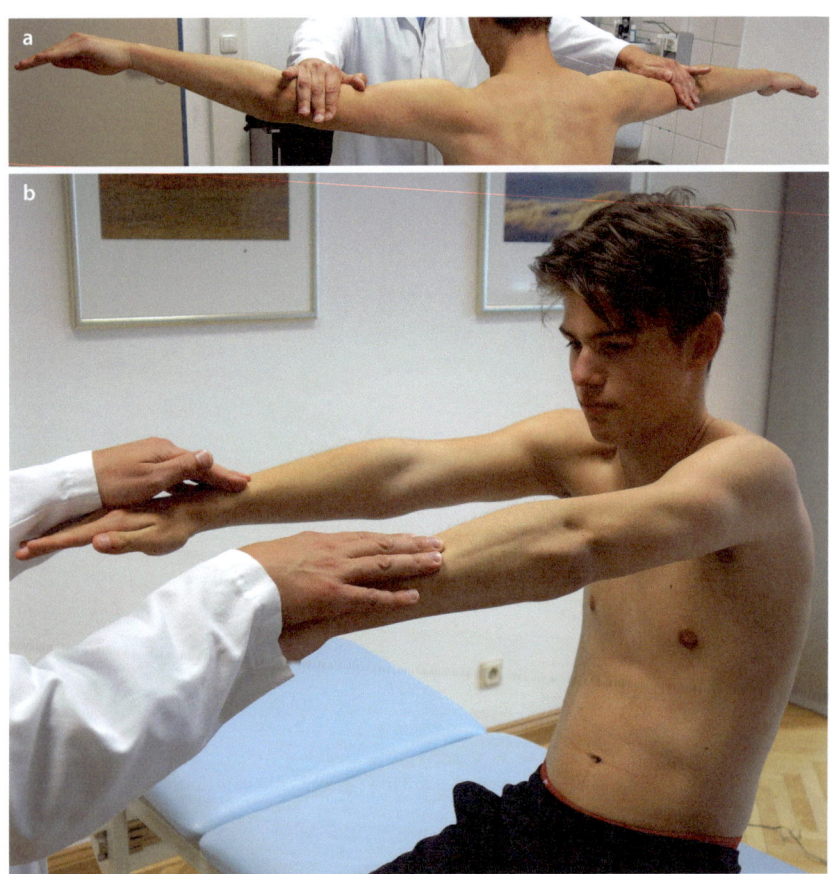

Abb. 2.8 a, b M. deltoideus, Pars lateralis (N. axillaris, C5–C6). **a** Horizontal gehaltene Arme werden gegen Widerstand oberhalb Ellenbogengelenks nach oben gedrückt, **b** Pars anterior wird durch Armhebung gegen Widerstand nach vorne überprüft

Anlassbezogene neurologische Untersuchung

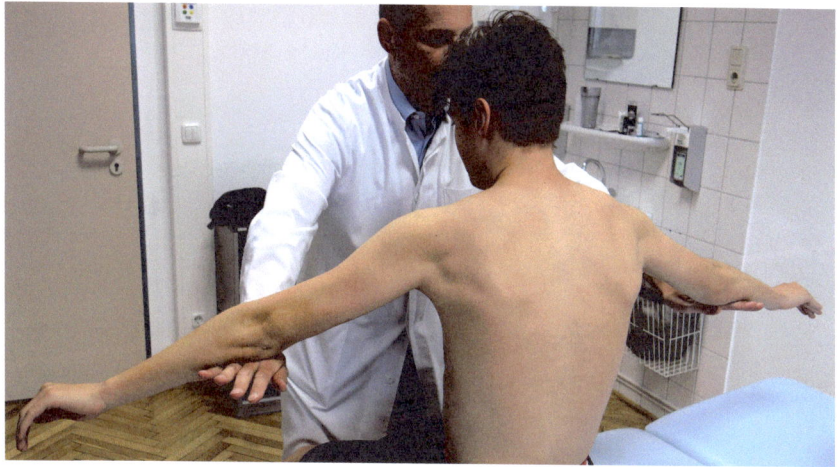

Abb. 2.9 M. latissimus dorsi (N. thoracodorsalis, C6–C8). Horizontal ausgestreckte Arme werden gegen Widerstand nach unten gedrückt

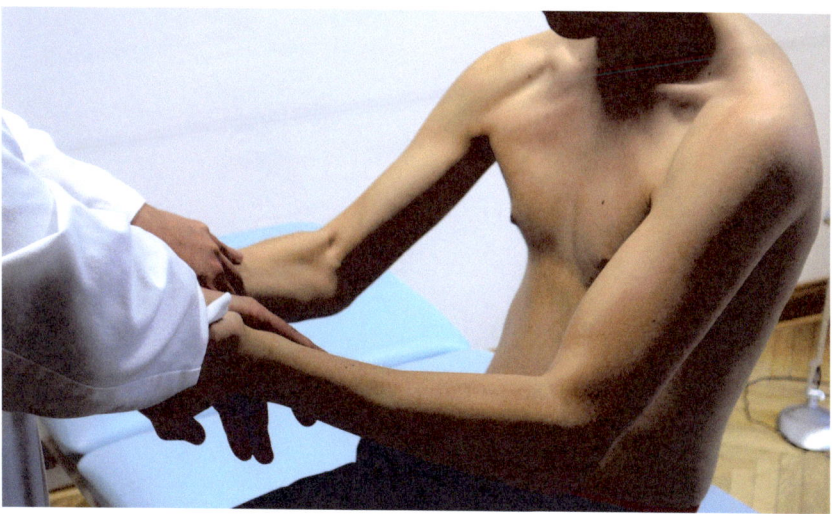

Abb. 2.10 M. pectoralis major (Nn. pectorales medialis et lateralis, C5–Th1). Leicht gebeugte Arme werden gegen Widerstand zusammengeführt

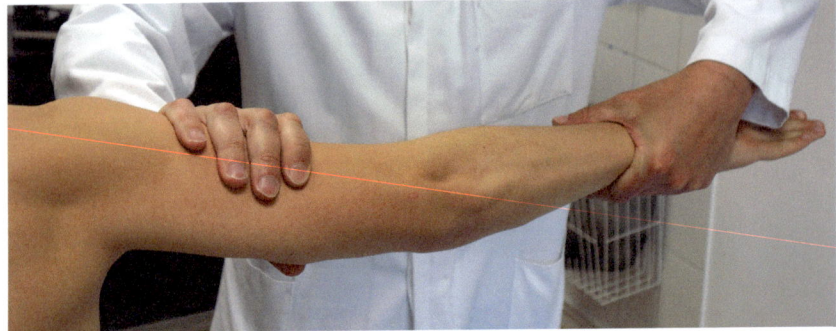

Abb. 2.11 M. triceps brachii (N. radialis, C6–C8). Streckung des Armes im Ellbogengelenk gegen Widerstand im Unterarm

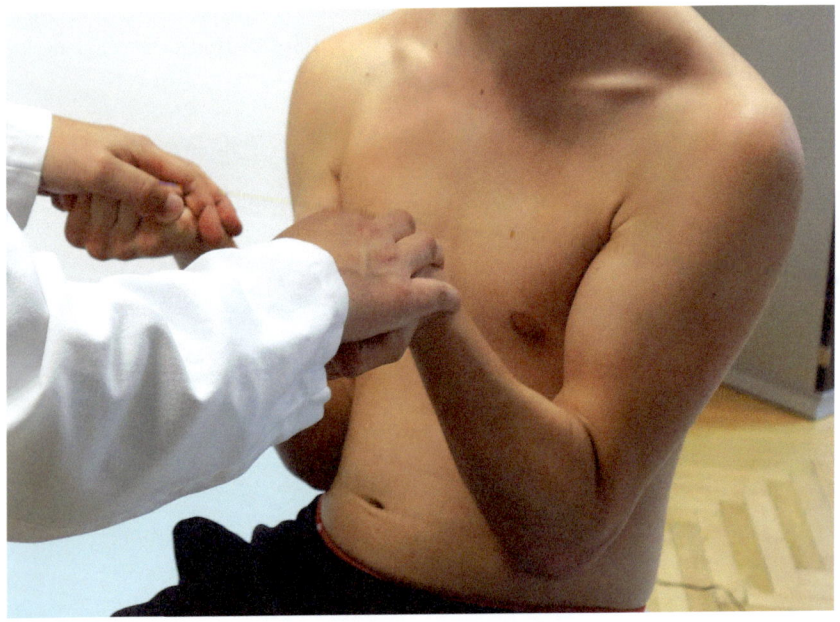

Abb. 2.12 M. biceps brachii (N. musculocutaneus, C5–C6). Armbeugung im Ellenbogengelenk in Supinationsstellung gegen Widerstand im Handgelenk

Anlassbezogene neurologische Untersuchung

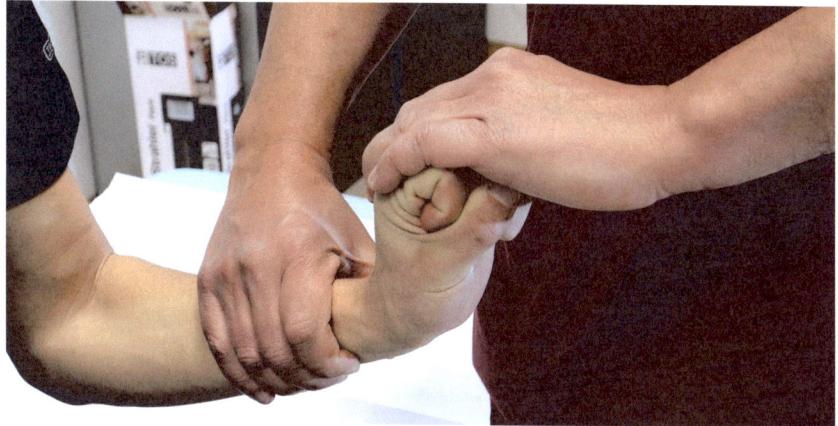

◘ **Abb. 2.13** Handextensoren (Mm. extensor carpi radialis longus, N. radialis C6–C7; Mm. extensor carpi radialis brevis et ulnaris, N. radialis, C7–C8). Dorsalextension bei kräftigem Faustschluss

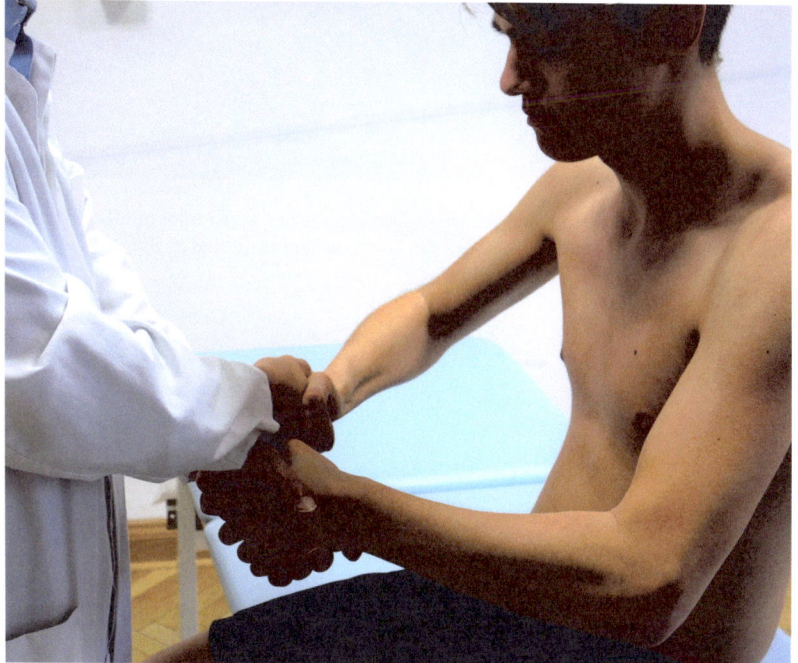

◘ **Abb. 2.14** Faustschluss, kräftiger Händedruck (Flexoren und Extensoren der Unterarme sowie Flexoren der Finger)

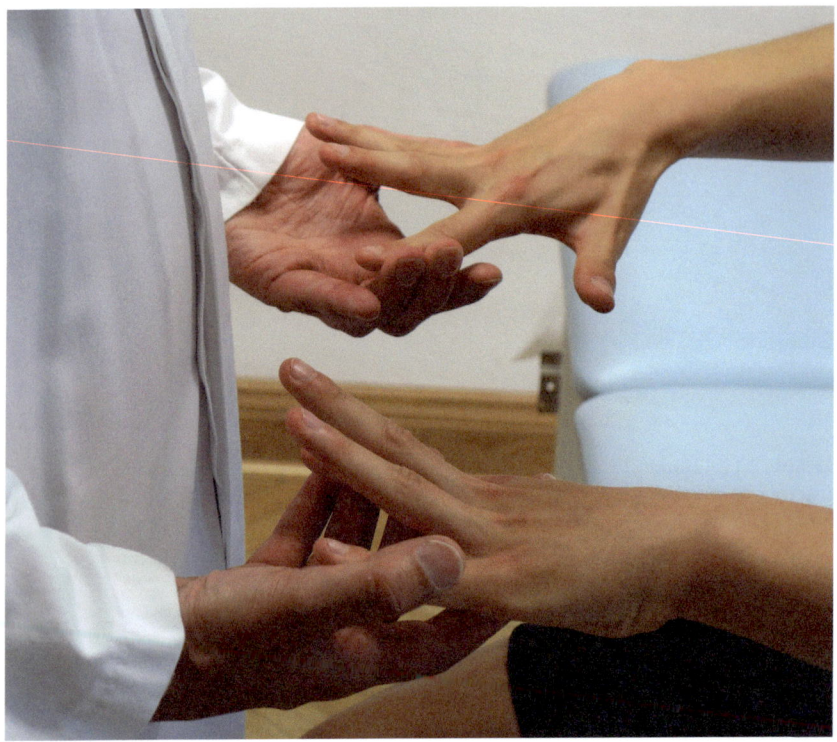

Abb. 2.15 Fingerspreizung (Mm. interossei et abductor digiti minimi, N. ulnaris, C8–Th1). Fingerspreizung gegen Widerstand des Untersuchers am 2. und 5. Finger

Anlassbezogene neurologische Untersuchung

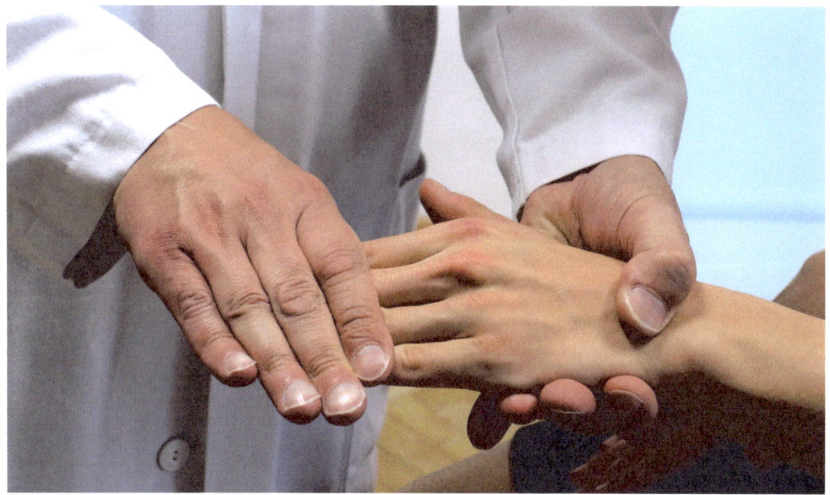

Abb. 2.16 Fingerstreckung gegen Widerstand (M. extensor digitorum, N. radialis, C7–C8)

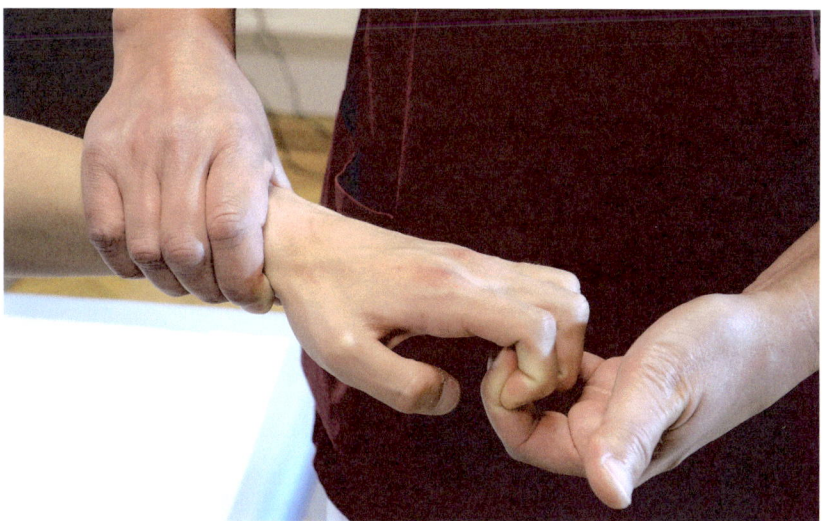

Abb. 2.17 Fingerbeugung gegen Widerstand (Beugung der Fingerendglieder: M. flexor digitorum profundus, N. medianus → Finger 2/3 und N. ulnaris → Finger 4/5, C7–Th1; Beugung der Fingergrund- und Mittelgelenke: M. flexor digitorum superficialis, N. medianus, C7–Th1)

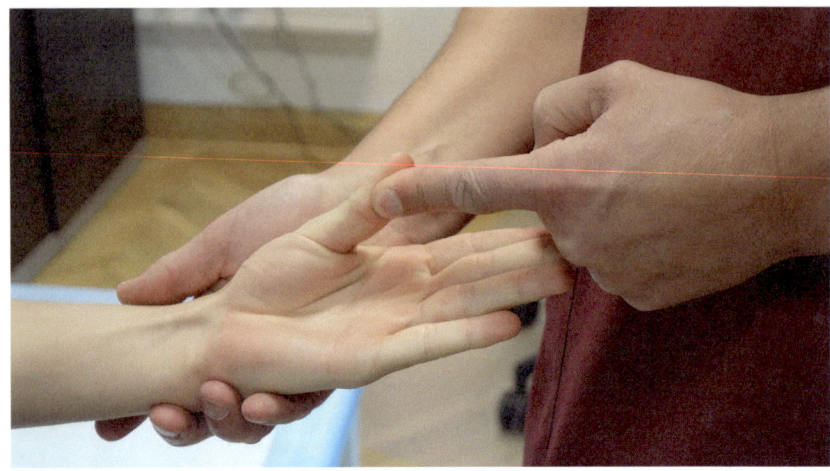

Abb. 2.18 Beugung des Daumenendgliedes gegen Widerstand (M. flexor pollicis longus, N. medianus, C8–Th1)

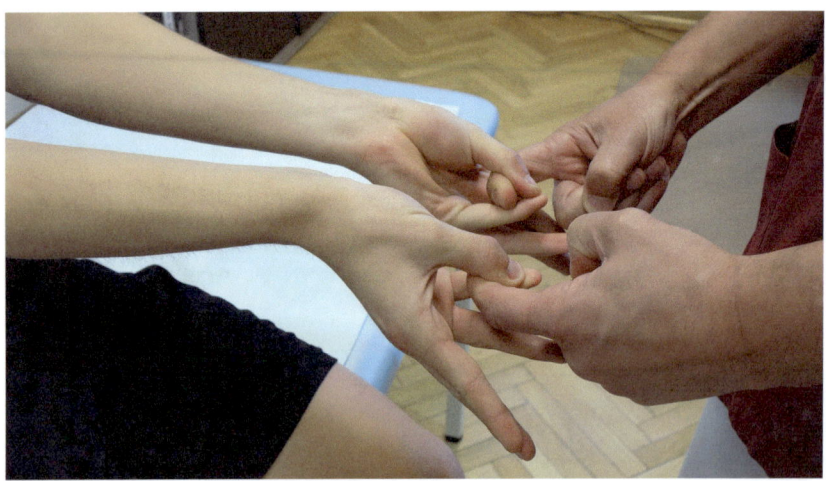

Abb. 2.19 Daumenopposition (M. opponens pollicis, N. medianus, C8–Th1). Fester Druck der Endglieder von Daumen und Kleinfinger gegeneinander, den der Untersucher gegen den Widerstand des Patienten zu lösen versucht

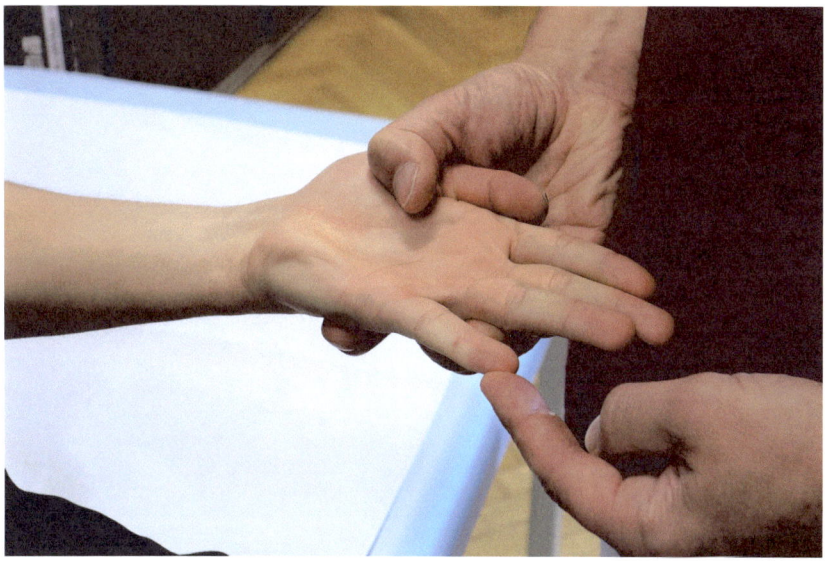

◘ **Abb. 2.20** Kleinfingerabduktion gegen Widerstand (M. abductor digiti minimi, N. ulnaris, C8–Th1)

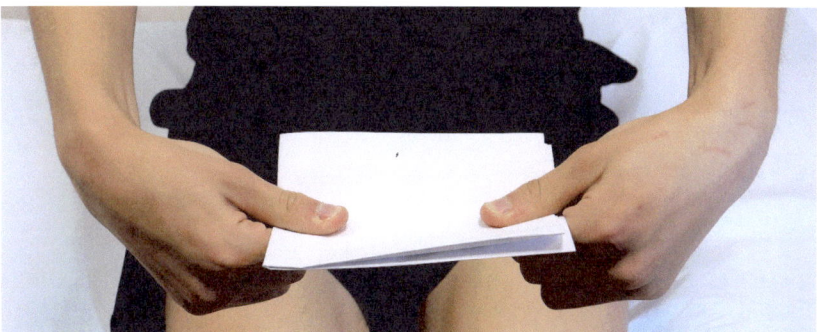

◘ **Abb. 2.21** Froment-Zeichen: Der Patient wird gebeten, das Papier zwischen Daumen und Zeigefinger festzuhalten und kräftig seitwärts zu ziehen (hier Normalbefund)

Reflexe

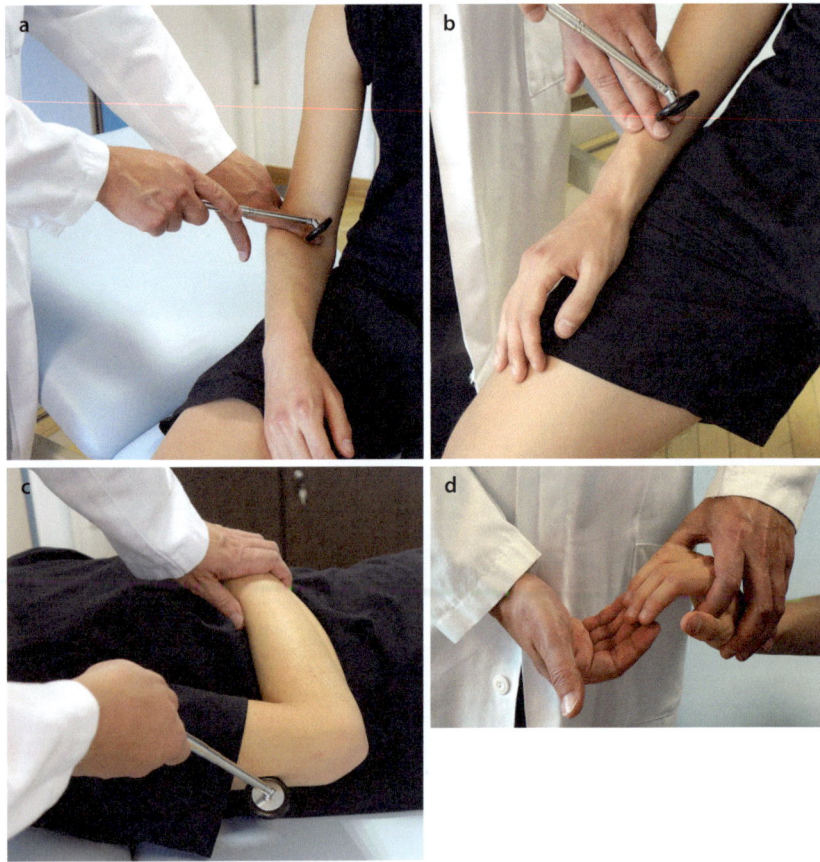

Abb. 2.22 a–d Muskeleigenreflexe der Armregion. **a** Biceps-brachii-, **b** Brachioradialis-, **c** Triceps-brachii- und **d** Trömner-Reflex

Anlassbezogene neurologische Untersuchung

- Nackenbeugung

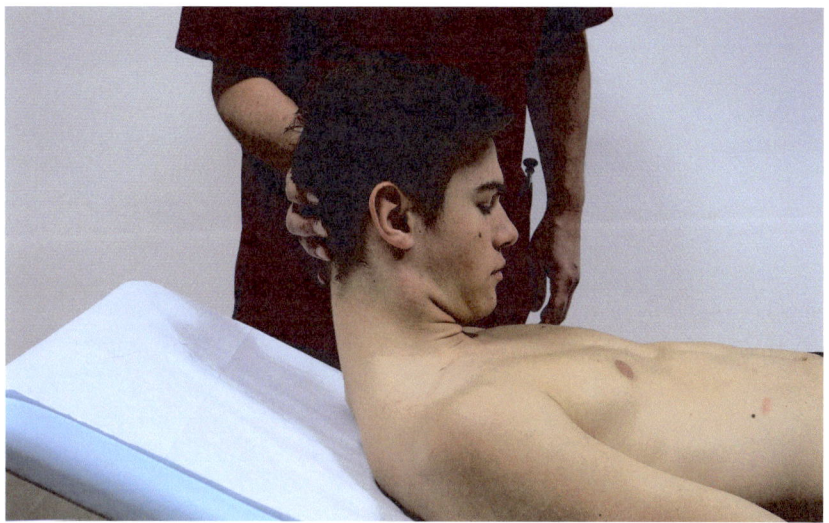

Abb. 2.23 Nackenbeugung zur Prüfung des Lhermitte-Zeichens

2.3 Beinschmerz

Pawel Kermer

2.3.1 Ausgangslage

Lokal in der Hüft- und/oder Beinregion entstandene bzw. in diese einstrahlende Schmerzen.

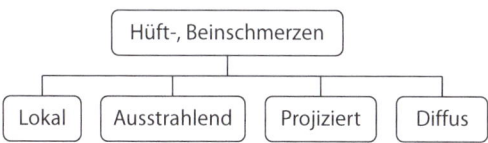

2.3.2 Merkmale

Schmerzregion	Ursache	
Hüfte	Degenerativ	Koxarthrose, Periarthropathia coxae, Osteoporose, Beugekontraktur
	Entzündlich	Bursitis trochanterica (z. B. bei Coxa saltans), Koxitis (rheumatisch, infektiös), Polymyalgia rheumatica
	Extraabdominal	Leistenhernie
	Neoplasie	Tumor/Metastase (intraspinal, Wirbelköper, Beckenregion, Hüftgelenk)
	Neurogen	Piriformis-Syndrom, N.-obturatorius-Läsion
	Trauma	Luxation (auf mögliche Läsion des N. ischiadicus achten), proximale Fraktur (Hüftkopf, Schenkelhals, pertrochantär)
Oberschenkel	Entzündlich	Radikulitis (Neuroborreliose), Fasziitis, Myositis (Poly-/Dermatomyositis, granulomatös, infektiös)
	Muskulär	Myotonie (myotone Dystrophie Typ 2), toxische Myopathie (Statine)
	Neoplasie	Tumor, Metastase
	Neurogen	L3-/L4-Nervenwurzelläsion, N.-femoralis-Läsion (Trauma, iatrogen bei Operation, retroperitoneal bei Abszess/Blutung, Diabetes mellitus), N.-saphenus-Läsion (Kompression, Trauma, iatrogen bei Operation), Meralgia paraesthetica (N. cutaneus femoris lateralis), N.-obturatorius-Läsion, Polyradikulitis (Guillain-Barré-Syndrom, Neuroborreliose)
	Trauma	Femurschaft, distaler Femur
	Vaskulär	Periphere arterielle Verschlusskrankheit (pAVK), Beckenvenenthrombose

Schmerzregion	Ursache	
Knie	Degenerativ	Osteochondrose, Chondropathia/ Chondromalacia patellae, Gonarthrose
	Entzündlich	Gonitis, Bursitis praepatellaris
	Neurogen	N.-obturatorius-Läsion (Romberg-Howship-Syndrom), Neuropathia patellae (R. infrapatellaris des N. saphenus)
	Projiziert	Bei Hüftgelenkerkrankung (Perthes-Erkrankung, Epiphyseolysis capitis femoris)
	Trauma	Distale Femurfraktur, Kniegelenkluxation, Läsion Menisken/Bandapparat, Quadrizepssehnenruptur, Patellaluxation/-fraktur/-sehnenruptur, Tibiakopffraktur
Unterschenkel	Degenerativ	Arthrose (Talokruralgelenk)
	Muskulär	Rhabdomyolyse, Myositis (bakteriell/viral infektiös, Poly-/Dermatomyositis, Trichinose, Vaskulitis, Fasziitis), metabolische/ degenerative Myopathie, Myotonie
	Neurogen	L4-/L5-/S1-Nervenwurzelläsion, Restless-Legs-Syndrom, Polyneuropathie, Crampi, N.-saphenus-Läsion, N.-tibialis-Läsion, N.-peroneus (fibularis)-Läsion
	Trauma	Unterschenkelfraktur, Kompartmentsyndrom
	Vaskulär	Tiefe Beinvenenthrombose, periphere arterielle Verschlusskrankheit

Schmerzregion	Ursache	
Fuß	Degenerativ	Fersensporn, Achillodynie
	Entzündlich	Fasziitis plantaris, rheumatisch
	Kompression	Tarsaltunnelsyndrom, Morton-Metatarsalgie
	Metabolisch	Gicht
	Neurogen	L5-/S1-Nervenwurzelläsion, Polyneuropathie (Burning-Feet-Syndrom), Restless-Legs-Syndrom
	Trauma	Oberes Sprunggelenk (Fraktur, Läsion des Bandapparates), Talus-/Kalkaneus-/Metatarsalia-Fraktur, Achillessehnenruptur, komplexes regionales Schmerzsyndrom, Kompartmentsyndrom
	Vaskulär	Glomustumor, diabetischer Fuß, Erythromelalgie (Polycythaemia vera)
Diffus lokalisierte Beinschmerzen, Lumboischialgie	Degenerativ	Claudicatio intermittens spinalis (lumbale Spinalkanalstenose), nicht-segmental/pseudoradikulär (Spondylolisthesis, lumbale Spondylose/Bandscheibenprotrusion)
	Neurogen	Polyneuropathie, Polyradikulitis (Guillain-Barré-Syndrom, Neuroborreliose), Plexusläsion/Plexopathie
	Neoplasie	Tumor, Metastase
	Vaskulär	Claudicatio intermittens (periphere arterielle Verschlusskrankheit/Leriche-Syndrom, Becken-/Beinvenenthrombose, Angiom, Kompression der A. iliaca/belastungsinduzierte Ischämie der Cauda equina)

Praxistipp

„Lumboischialgie" bezeichnet rein deskriptiv von lumbal in das Bein einstrahlende Schmerzen ohne ätiologische Zuordnung. Eine Klärung der Schmerzursache ist daher in jedem Fall notwendig.

2.3.3 Anamnese

Kernfragen	Kriterium	Beispiel/Hinweis auf
Schmerzlokalisation	Hüfte – Oberschenkel – Knie – Unterschenkel – Fuß	Lokal, ausstrahlend, diffus, projiziert
Schmerzbeginn	Akut (Minuten bis Stunden)	Aortendissektion, Embolie (Leriche-Syndrom), Trauma, lumbaler Bandscheibenvorfall
	Akut/subakut (Stunden bis Tage)	Tiefe Beinvenenthrombose, lumbale Spondylodiszitis, Beinplexusneuritis, Kompartmentsyndrom
	Chronisch (> 12 Wochen)	Degenerative Veränderungen (LWS, Hüft-/Knie-/Fußgelenke), pAVK, postthrombotisches Syndrom, chronisch venöse Insuffizienz, tiefe Beinvenenthrombose, Polyneuropathie, Restless-Legs-Syndrom
Schmerzverlauf, Schmerzdauer	Andauernd	Neoplasie, Polyradikulitis
	Rezidivierend, belastungsabhängig	Claudicatio intermittens (lumbale Spinalkanalstenose, pAVK)
	Gebessert durch	Vornüberbeugen (Fahrradfahren, Treppensteigen) → lumbale Spinalkanalstenose
	Nächtliche Zunahme	Restless-Legs-Syndrom, Small-Fiber-Neuropathie, Neuroborreliose
Schmerzausstrahlung	Regional ohne fokal-neurologisches Defizit	Fraktur, Trauma, Tendopathie, Arthropathie, Gicht
	Diffus-ausstrahlend ohne fokal-neurologisches Defizit	Postthrombotisches Syndrom, chronisch venöse Insuffizienz, tiefe Beinvenenthrombose, embolischer Gefäßverschluss
	Regional mit fokal-neurologischem Defizit	Radikulopathie, lumbale Plexopathie, Neuropathie/Polyneuropathie, Kompartmentsyndrom
	Beidseitige Ausprägung	Polyneuropathie, lumbale Spinalkanalstenose

Kernfragen	Kriterium	Beispiel/Hinweis auf
Provokationsfaktoren	Schmerzzunahme in Ruhephasen	Restless-Legs-Syndrom
	Schmerzverstärkung beim Husten, Niesen und/oder Pressen, sitzende Tätigkeit, schwere körperliche Arbeit, einseitige körperliche Beanspruchung	Bandscheibenvorfall, degenerative LWS-Veränderungen mit Nervenwurzelkompression
	Zunehmende Schmerzen beim Gehen	Lumbale Spinalkanalstenose, periphere arterielle Verschlusskrankheit
Fokale Defizite (z. B. Paresen, Sensibilitätsstörungen)	Läsion von Nervenwurzel, Beinplexus oder peripherer Nerv	Bandscheibenvorfall, degenerative LWS-Veränderungen mit Nervenwurzelkompression, Polyradikulitis, Raumforderung
Harn-/Stuhlinkontinenz, Paraparese, Gangunsicherheit, verkürzte Gehstrecke, symmetrische Sensibilitätsstörung/Reithosenanästhesie, Trauma (Sturz, Verkehrsunfall), vorherige LWS-Operation	Konus-/Kauda-Symptomatik, spinale Hinterstrangläsion, periphere Nervenläsion	Lumbale Raumforderung (Bandscheibenvorfall, traumatische/osteoporotische/neoplastische LWK-Fraktur, Tumor), Blutung, Infektion, Claudicatio intermittens (vaskulär, Spinalkanalstenose), Polyneuropathie, Polyradikulitis
Begleitbeschwerden	Fieber, Schwellung, Rötung, trophische Störungen	Spondylodiszitis, Abszess, Bursitis, Beinvenenthrombose, Beinfraktur, Gicht, rheumatoide Arthritis, CRPS, Kompartmentsyndrom, Erythromelalgie (Polycythaemia vera), Polyneuropathie (insbesondere Diabetes mellitus), chronisch-venöse Insuffizienz

2.3.4 Untersuchung

Prüfung		Achten auf
Infektionszeichen		Fieber, lokale Schwellung/Rötung
Inspektion		Körperhaltung, Gang, Bewegungsablauf (Schon-/Fehlhaltung, Parese, eingeschränkte Mobilität), Muskelatrophie/-hypertrophie, Beinschwellung, livide/blasse Hautfarbe (Thrombose, Varikosis, Ödeme, pAVK, Embolie)
Palpation		Lokaler Druckschmerz (Fraktur, Gicht, Tendopathie), abgeschwächter/fehlender Puls (pAVK)
Neurologisch	Sensibilitätsstörung	Dermatomzuordnung (radikuläres Syndrom, Reithosen-/perianale Anästhesie → Konus-/Kauda-Syndrom) vs. peripherer Nerv (Femoralisläsion, socken-/strumpfförmig bei Polyneuropathie)
	Motorik	Gangstörung: Steppergang bei Peroneusparese/L5-Läsion/Polyneuropathie, Zirkumduktion bei spastischer Parese
		Prüfung der Muskelkraft radikulärer Kennmuskeln (s. auch ► Kap. 4): - Monopedales Hüpfen → L3/L4 - Fersenstand/-gang → L4/L5 - Zehenstand/-gang → S1 - Großzehenextension → L5
	Koordination	Romberg-Versuch, Seiltänzergang (afferente Ataxie bei Polyneuropathie, spinaler Hinterstrangläsion)
	Reflexe	Gesteigerte Reflexe, Babinski-Reflex → zerebrale/spinale Läsion
		Abgeschwächter, ausgefallener Adduktoren-, Quadrizeps-, Achillessehnen (Triceps surae)-, Tibialis-posterior-Reflex: radikuläre/periphere Läsion
	Lasègue-Test	Dehnungsschmerz Nervenwurzel L4–S2 im untersuchten Bein, gekreuzter Lasègue-Test → Dehnungsschmerz des kontralateralen Beines beim Anheben des nicht betroffenen Beines
	Bragard-Test	Dehnungsschmerz Nervenwurzel L4–S2 im untersuchten Bein
	Umgekehrter Lasègue-Test	Dehnungsschmerz Nervenwurzeln L2/L3, bei Meralgia paraesthetica

> **Praxistipp**
>
> Bei lokalen Beinschmerzen ohne fokal-neurologisches Defizit ist zunächst eine nicht-neurogene Ursache auszuschließen.
> Bei einer Peroneusläsion ist die Fußinversion, aber nicht die Fußhebung erhalten. Bei einer L5-Läsion sind die Großzehen- und Fußhebung sowie die Fußinversion paretisch.
> Akute Blasen-/Mastdarmstörungen mit oder ohne Reithosenanästhesie bzw. Beinschmerzen erfordern zu jeder Tages- und Nachtzeit eine umgehende bildgebende Diagnostik (MRT) und ggf. neurochirurgische Therapie.

2.3.5 Kurzbefund

		Ja	Nein
Anamnese	Neurogene Ursache		
Untersuchung	Neurologische Defizite		
Beurteilung	Unfallchirurgisch-orthopädische Ursache		
	Internistische Ursache		
	Neuromedizinische Ursache		
Aktion	Unfallchirurgische-orthopädische Konsiliaruntersuchung		
	Internistische Konsiliaruntersuchung		
	Neurologische Konsiliaruntersuchung		
	Neurochirurgische Konsiliaruntersuchung		

2.3.6 Abbildungen und Videos

Im Folgenden finden sich Übersichten zu Dermatomen und peripheren Sensibilitätsarealen (◐ Abb. 2.24 und 2.25) sowie Darstellungen zu den genannten Untersuchungsmethoden (◐ Abb. 2.26, 2.27, 2.28, 2.29, 2.30, 2.31, 2.32, 2.33, 2.34, 2.35, 2.36 und 2.37).

Anlassbezogene neurologische Untersuchung

- **Dermatome, periphere Sensibilitätsareale**

◘ **Abb. 2.24** Radikuläre Schmerzprojektion der Beinregion (Ansicht links posterior, rechts anterior)

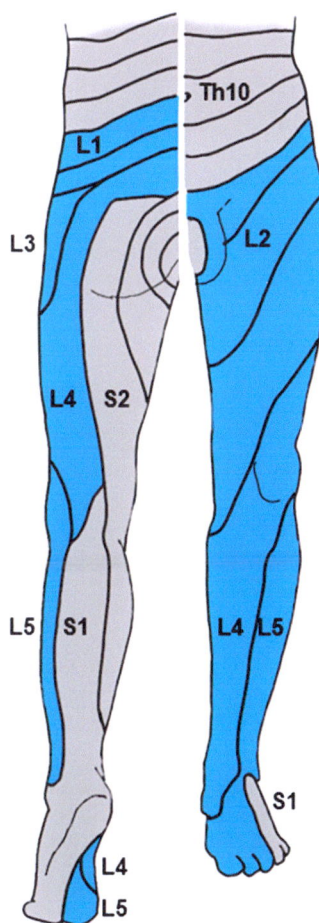

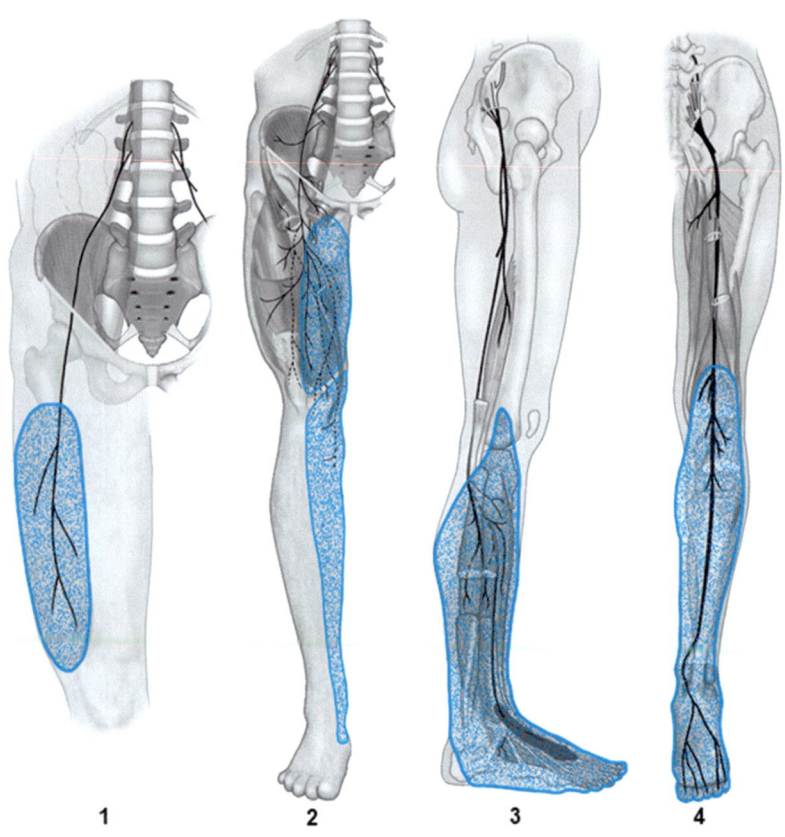

Abb. 2.25 Sensibilitätsareale (blau) und Muskeln (dunkel) peripherer Beinnerven. 1: N. cutaneus femoris lateralis, 2: N. femoralis (Rr. cutanei anteriores, N. saphenus), 3. N. fibularis (peroneus) communis (N. ischiadicus), 4: N. tibialis (N. ischiadicus) R

Anlassbezogene neurologische Untersuchung

- Prüfung der Becken- und Beinmuskulatur

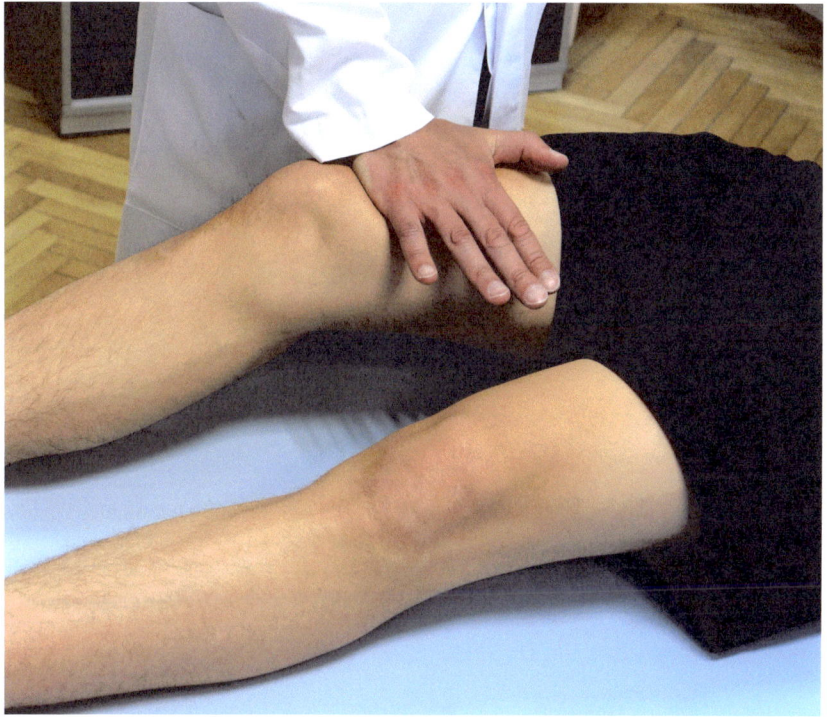

Abb. 2.26 Beugung des Beines im Hüftgelenk (M. iliopsoas, L2–L4). Bei einer beidseitigen Schwäche des M. iliopsoas kann sich der Patient aus dem Liegen nicht ohne Armhilfe aufsetzen

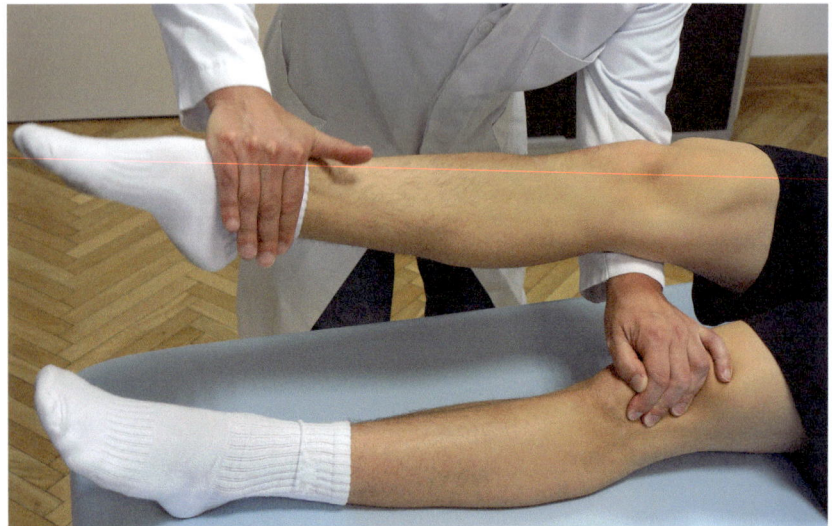

Abb. 2.27 Beinstreckung im Kniegelenk (M. quadriceps femoris, N. femoralis, L2–L4). Der Patient streckt das Bein gegen Widerstand mit Auflage über den Arm des Untersuchers in Kniegelenkshöhe. Leichte Paresen zeigen sich vor allem bei erschwertem Ersteigen einer Stufe (ca. 40 cm Höhe) oder eines Stuhls (Sturzgefährdung beachten)

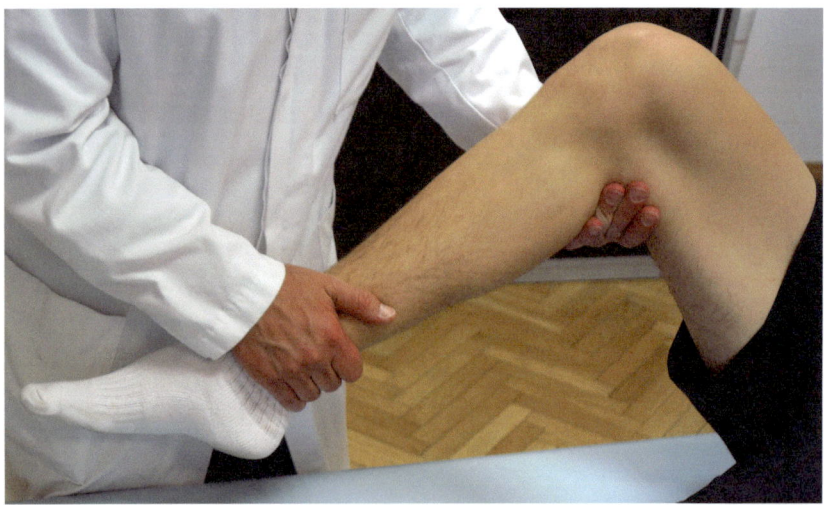

Abb. 2.28 Kniebeugung (Mm. biceps femoris, semitendinosus und semimembranosus [ischiokrurale Muskeln], N. ischiadicus → Nn. tibialis und fibularis [peroneus] communis, L5–S2). Alternative Prüfung im Sitzen oder in Bauchlage

Anlassbezogene neurologische Untersuchung

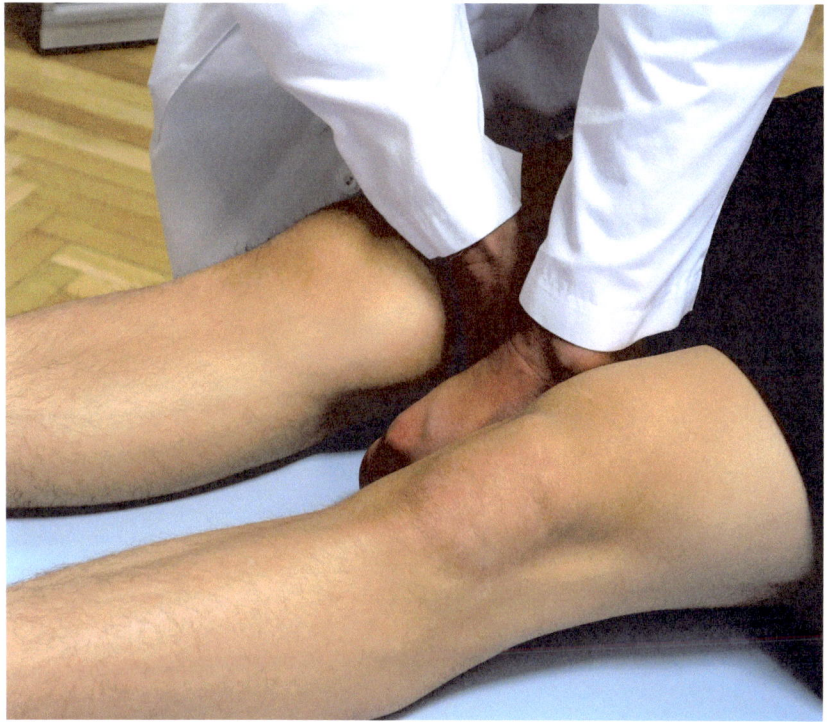

◘ **Abb. 2.29** Beinadduktion (Adduktorengruppe: Mm. obturatorius externus, pectineus, adductores longus, brevis, minimus und gracilis; N. obturatorius, L2–L4). Zusammendrücken beider Beine. Alternative Prüfung am mit gespreizten Beinen auf dem Rücken liegenden Patienten, indem der Untersucher die Beine jeweils knapp oberhalb der Fußgelenke anfasst und Widerstand ausübt (größere Hebelwirkung). In Seitenlage Anheben des jeweils oben liegenden Beines durch den Untersucher. Bei intakter Muskelkraft kann der Patient mit zusammengepressten Beinen vom Untersucher seitlich angehoben werden

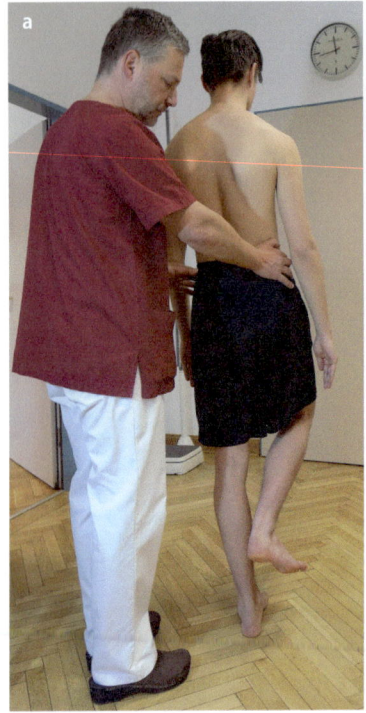
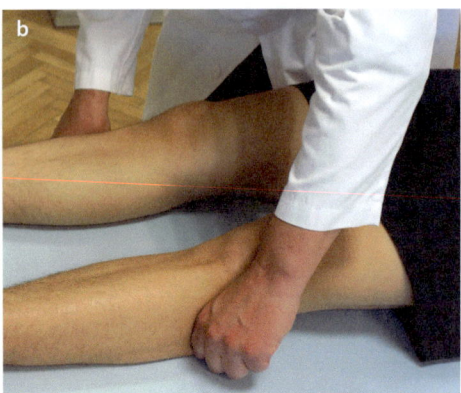

Abb. 2.30 a, b Beinabduktion (Mm. gluteus medius, minimus und tensor fasciae latae, N. gluteus superior, L4–S1). **a** Trendelenburg-Test (Prüfung insbesondere des M. gluteus medius): Der Untersucher legt die Hände beidseits horizontal auf den Beckenkamm. Bei einer Muskelschwäche des Standbeins sinkt das Becken zur Gegenseite ab. **b** Alternative Prüfung: Im Liegen Spreizung der Beine gegen äußeren Widerstand. In Seitenlage Anheben des jeweils oben liegenden Beines durch den Patienten gegen Widerstand des Untersuchers, der das Bein oberhalb des Fußgelenkes anfasst und Gegendruck ausübt

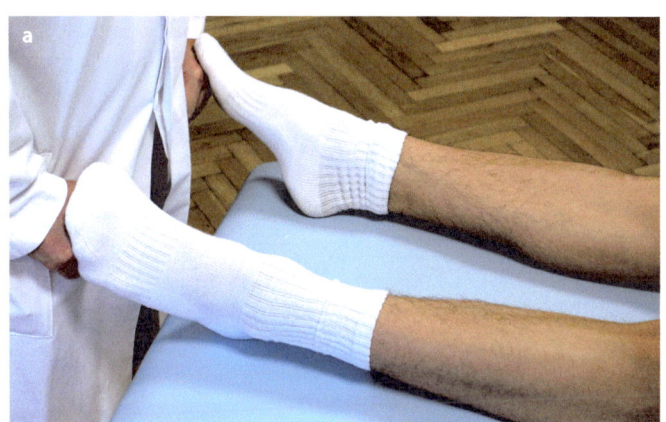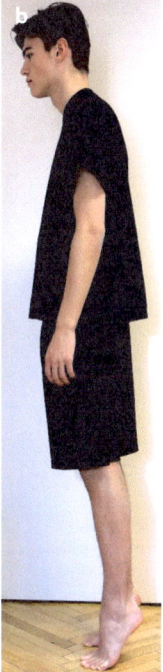

Abb. 2.31 a, b Plantarflexion (M. triceps surae → Mm. gastrocnemius und soleus, N. tibialis, S1–S2). **a** Im Liegen ist eine Schwäche nur bei ausgeprägter Parese festzustellen, **b** leichte Paresen sind besser beim Zehenstand erkennbar

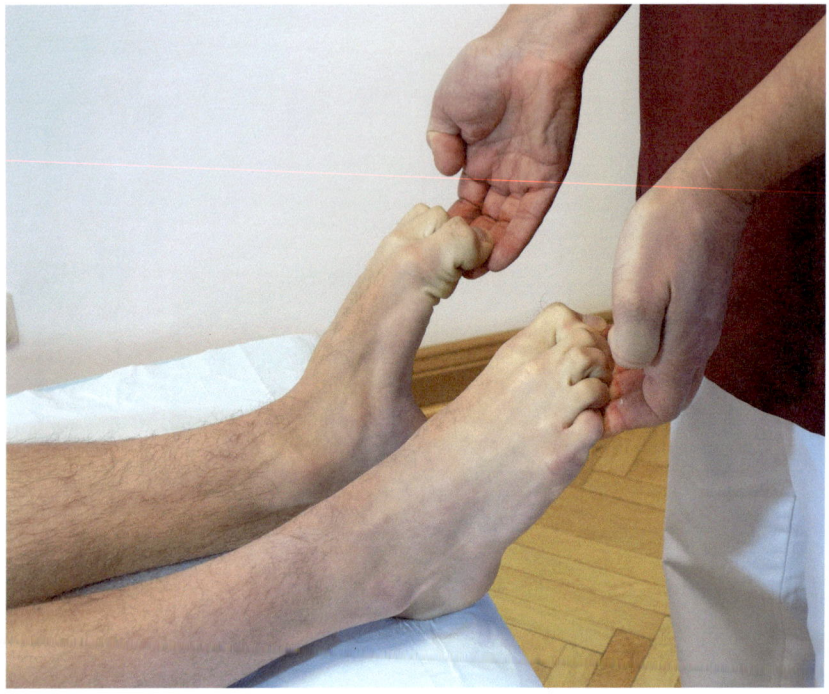

◘ **Abb. 2.32** Zehenbeugung (u. a. Mm. flexor hallucis brevis, digiti minimi brevis und digitorum brevis, N. tibialis → Nn. plantaris medialis und lateralis, L5–S2)

Anlassbezogene neurologische Untersuchung

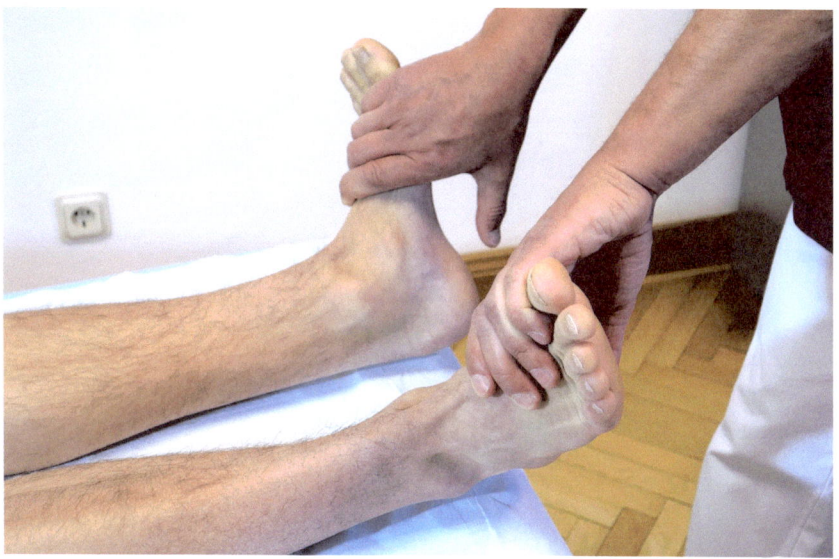

Abb. 2.33 Dorsalextension im Fußgelenk gegen Widerstand des Untersuchers (M. tibialis anterior, N. fibularis [peroneus] profundus, L4–L5)

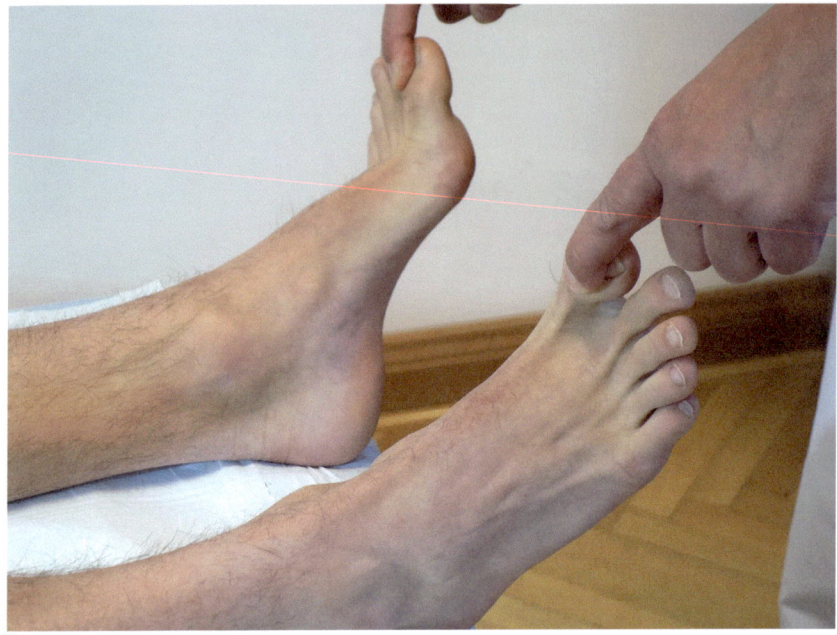

Abb. 2.34 Zehenextensoren, insbesondere Großzehenextension (M. extensor hallucis longus und Mm. extensor hallucis brevis sowie extensor digitorum brevis, N. fibularis [peroneus] profundus, L4–L5). Der M. extensor hallucis longus ist bei einer Nervenwurzelläsion L5 schwerpunktmäßig betroffen neben dem M. gluteus medius (Trendelenburg-Zeichen positiv) und der Fußheberschwäche (bei Fersengang) paretisch → Unterscheidungsmerkmal gegenüber einer Fußheberparese durch eine Fibularis- [Peroneus-]Läsion oder Polyneuropathie

Anlassbezogene neurologische Untersuchung

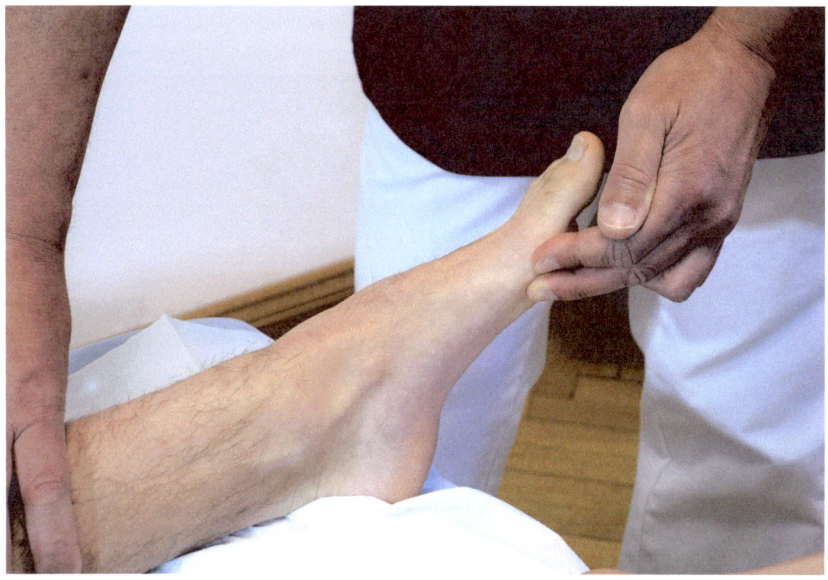

Abb. 2.35 Fußinversion/-supination (M. tibialis posterior, N. tibialis, L5–S1). Widerstand des Untersuchers am medialen Fußrand und Palpation des Muskels am Unterschenkel → Unterscheidungsmerkmal gegenüber einer Fußheberparese durch eine Fibularis- [Peroneus-] Läsion oder L5-Läsion/Polyneuropathie

- **Reflexe**

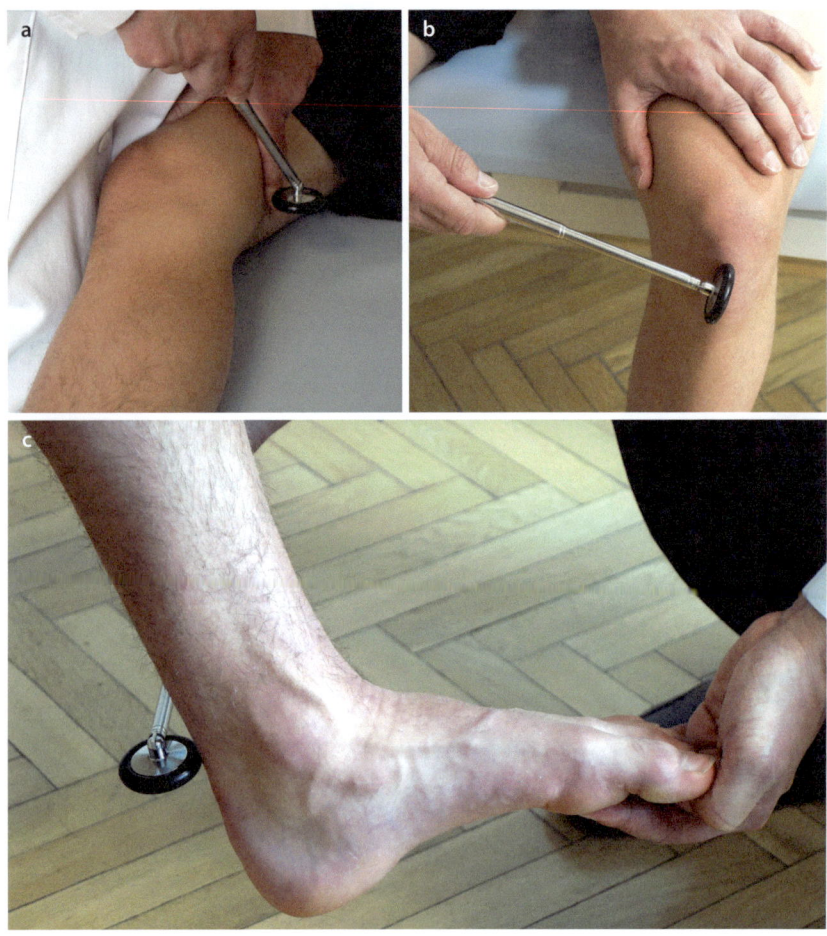

◘ **Abb. 2.36** **a–c** Muskeleigenreflexe der Beinregion. **a** Adduktoren-, **b** Quadrizeps- und **c** Triceps-surae-Reflex

Anlassbezogene neurologische Untersuchung

- Lasègue- und Bragard-Test

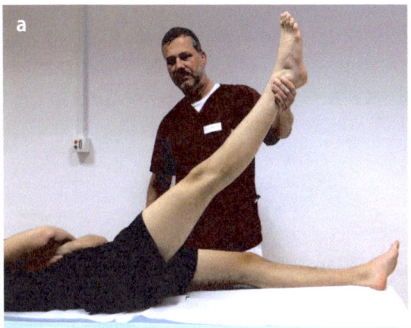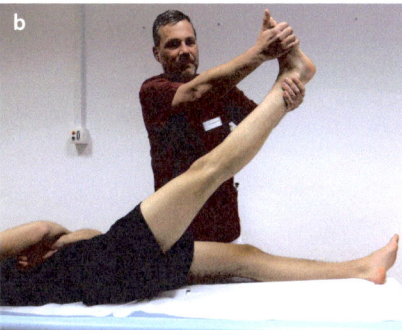

▣ **Abb. 2.37** **a, b** Nervendehnungszeichen Nervenwurzeln L2–S2. **a** Lasègue-Zeichen linkes, **b** Bragard-Handgriff rechtes Bild

2.4 Bewegungsstörung

Reinhard Rohkamm

2.4.1 Ausgangslage

Bewegungsstörungen zeigen sich häufig mit komplexen Bewegungsmustern, die befremdlich wirken können. Als verlangsamte oder übermäßige Bewegungsphänomene sind sie die Folge einer Regulationsstörung im motorischen System.

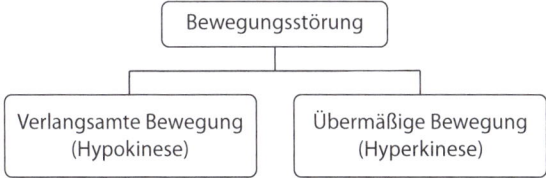

2.4.2 Merkmale

Die Klassifikation einer Bewegungsstörung ist der Ausgangspunkt für die weiterführende Diagnostik. Kombinationen unterschiedlicher Bewegungsmuster sind im Einzelfall möglich (z. B. Akinese und Tremor, Asterixis und Myoklonien).

Kennzeichen verlangsamter Bewegungsabläufe

Bewegungsstörung	Kennzeichen	Vorkommen
Akinese	Nahezu völlig reduzierte spontane und reflektorische Bewegungen	Alle drei Bewegungsstörungen kommen in unterschiedlicher Ausprägung und Schwere beim Parkinson-Syndrom vor. Hypokinetische, verzögerte Gangstörung bei NPH, SVE, medikamenteninduziert
Bradykinese	Reduzierte Bewegungsgeschwindigkeit	
Hypokinese	Reduzierte Bewegungsamplitude	
Schlaffe Parese (s. ▶ Abschn. 2.11)	Muskelhypotonie, in der Regel Folge einer peripheren Läsion	Im akuten Stadium zentraler Läsionen (zerebral, spinal), periphere Nervenläsion (2. Motoneuron, Nervenwurzel-/radikuläres Syndrom, Radialisparese, Peroneusparese, Polyneuropathie)
Spastische Parese (s. ▶ Abschn. 2.11 und ▶ Abschn. 2.19)	Gestörte Feinmotorik, abnorme Bewegungsmuster, immer die Folge einer zentralen (zerebrospinalen) Läsion	Spastische Hemiparese (Wernicke-Mann-Muster)/ Tetraparese (ALS, Halsmarkläsion), verstärkte Adduktion der Beine bei spastischer Paraparese („Scherengang")

Kennzeichen übermäßiger Bewegungen

Bewegungsstörung	Kennzeichen	Vorkommen
Akathisie (Sitzunruhe)	Ständige Veränderung der Körperhaltung, Bewegungswiederholungen (Nesteln, Wischen, Reiben, Zupfen), Umhergehen, Bewegungsdrang	Als Nebenwirkung von Neuroleptika, SSRI (Fluoxetin, Citalopram, Sertralin), Trizyklika (Amitriptylin, Doxepin, Maprotilin), Kalziumkanalblocker (Cinnarizin, Flunarizin, Diltiazem), Entzugssymptom bei Kokain
Ataxie	Zeitlich und räumlich gestörte willkürliche Zielbewegungen (Dysmetrie, Dysdiadochokinese, Dyssynergie)	Zerebrale sensorische Ataxie (parietaler Kortex, Thalamus), Kleinhirnataxie, spinale Hinterstrangataxie, periphere sensible Ataxie (Polyneuropathie)
Asterixis	„Negativer" Myoklonus durch kurzen Muskeltonusverlust	Hepatische oder urämische Enzephalopathie
Ballismus	Schleudernde, wuchtige proximal betonte Bewegungen von Armen und Beinen, unilateral als Hemiballismus	Proximal betonte Form der Chorea (meist vaskulär-ischämische Läsion im Nucl. subthalamicus; Hyperglykämie bei Diabetes mellitus)
Chorea	Überschießende, abrupte unregelmäßig wechselnde Bewegungen, Spektrum reicht von zappeligen Handbewegungen bis hin zu kontinuierlich-fließenden Überbewegungen	Huntington-Krankheit, rheumatisches Fieber nach Streptokokkeninfektion, postenzephalitisch (Chorea minor), Stammganglien-/Striatum-Läsion
Dyskinesie	Andauernd oder attackenartig auftretende Bewegungen	Als Früh- oder Spätdyskinesie (tardive Dyskinesie) durch Neuroleptika, L-Dopa

Kennzeichen übermäßiger Bewegungen

Bewegungsstörung	Kennzeichen	Vorkommen
Dystonie	Anhaltende oder wechselnde schablonenhafte Muskelkontraktionen, diese führen zu abnormen Bewegungen und/oder Körperhaltungen	Zervikale Dystonie (Torti-, Latero-, Ante-, Retrokollis), Blepharospasmus, Meige-Syndrom (Blepharospasmus + oromandibuläre Dystonie), aufgabenspezifisch (Schreibkrampf, Beindystonie beim Gehen, Musikinstrument spielen), Stimmstörung (spasmodische Dystonie)
Faszikulationen	Sichtbare unregelmäßige Kontraktionen einzelner Muskelfaserbündel	Chronische Denervation (Läsion 2. Motoneuron, spinale Muskelatrophie, radikuläre Läsion, periphere Neuropathie); ohne zusätzliche Muskelatrophie und Parese können Faszikulationen keinen Krankheitswert haben
Festination	Beschleunigter Bewegungsablauf, bei Bewegungswiederholung nimmt die Amplitude der Bewegung ab	Parkinson-Syndrom (verkürzte Schrittlänge und zunehmend erhöhte Schrittfrequenz)
Hyperkinese	Allgemeinbezeichnung für unwillkürliche, abnorme, vermehrte, überschießende Bewegungsaktivität	Tremor, Dyskinesie, Chorea, Dystonie, Tics, Myoklonien, Ballismus
Kamptokormie	Rumpfbeugung nach vorne im Stehen, zunehmend beim Gehen, Rückbildung im Liegen; bei Seitwärtsneigung als Pisa-Syndrom bezeichnet	Parkinson-Syndrom, Myopathie, Dystonie, medikamentös (Olanzapin, Donepezil, Valproat, Kortison)

Kennzeichen übermäßiger Bewegungen		
Bewegungsstörung	Kennzeichen	Vorkommen
Myoklonus	Ruckartige Muskelzuckungen, die wiederholt in gleichen Muskelgruppen auftreten	Physiologisch (Einschlafmyoklonien, Singultus, Lidmyoklonien), symptomatisch (Intoxikation, Medikamente, Infektionen, paraneoplastisch, metabolisch)
Myokymie	Feine, kontinuierliche, wellenartige Muskelbewegungen	Im Gesichtsbereich bei Hirnstammprozessen (entzündlich, Tumor), bei Polyradikulitis, Schlangengiftintoxikation, Neuromyotonie (Isaac-Mertens-Syndrom)
Periodische Bein-/ Arm-Bewegungen („periodic limb movement disorder")	Bein- (seltener Arm-) Bewegungen im Schlaf	Ein-/Durchschlafstörungen, Tagesmüdigkeit/-schläfrigkeit
Punding	Wiederholte, eingeengte Bewegungsmuster ohne Zielrichtung (Zerlegen von Gegenständen, Sammeln, Umhergehen)	Parkinson-Syndrom
Restless-Legs-Syndrom	Bewegungsdrang der Beine, in oder zunehmend bei Ruhe, Inaktivität oder abends/nachts, Linderung durch Bewegung	Episodenartig oder chronisch
Stereotypie	Schablonenartige, repetitive, ziellose Bewegungsmuster	Meist bei psychiatrischen Erkrankungen (Angststörung, Schizophrenie, Autismus, Zwangsstörung), tardive Dyskinesie, Tourette-Syndrom

Kennzeichen übermäßiger Bewegungen		
Bewegungsstörung	Kennzeichen	Vorkommen
Tremor	Rhythmische, schwingende Bewegung einer oder mehrerer Körperregionen	Tremor: physiologisch, essenziell, fokal, Gaumensegel, orthostatisch, Parkinson, dyston, Intention, bei Neuropathien, psychogen, Holmes-Tremor
Tic	Plötzliche, repetitive, rasche, lokal begrenzte Bewegungen oder Lautäußerungen	Einfache Tics (Husten, Pfeifen, Blinzeln, Kopfzucken), komplexe Tics (Floskeln, Wortwiederholungen, Schlagen, Klatschen) z. B. bei Tourette-Syndrom

2.4.3 Anamnese

Kernfragen	Schwerpunkte
Beginn, Vorerkrankungen	Seit Geburt, akuter Beginn, wiederkehrende gleichartige Symptome, allmähliche Zunahme von Symptomen, spontan oder nach einer vorherigen Erkrankung, nach Schädel-Hirn-Trauma, Bindung an Tageszeit (Auftritt oder Rückgang im Schlaf, morgens, über den ganzen Tag verteilt)
Betroffene Körperregion	Nur eine Körperregion, seitenbetont, generalisiert
Verstärkung oder Besserung	Assoziiert mit bestimmten Tätigkeiten (Instrument spielen, Zugreifen, beim Gehen), Maßnahmen, die die Bewegungsstörung vermindern (z. B. Berührung des Kinns bei zervikaler Dystonie → antagonistische Geste), Provokationsfaktoren
Familie	Gleichartige Bewegungsstörung in der Familie, Verwandtschaft bekannt
Medikamente, Drogen, Alkohol	Welche, seit wann, Dosierung

Anlassbezogene neurologische Untersuchung

2.4.4 Untersuchung

Praxistipp

Für die Diagnose von Bewegungsstörungen ist die Identifizierung des Bewegungsmusters ausschlaggebend. Daher besteht die Untersuchung vor allem in der **Beobachtung** des Bewegungsablaufs.
Zeigen sich die krankhaften Bewegungen weder in stehender, sitzender oder liegender Position noch beim Gehen, sollte der Patient in der Situation (wie Lesen, Sprechen, Schlucken) beobachtet werden, die von ihm als auslösende Bedingung angegeben wird.
Die körperliche Untersuchung hat das Ziel, eventuelle zusätzliche neurologische und weitere Befunde festzustellen bzw. auszuschließen. Oft gelingt die Zuordnung einer Bewegungsstörung, wie z. B. eines Parkinson-Syndroms, allein schon durch die Beobachtung des Bewegungsablaufs.

Befunde bei verlangsamtem Bewegungsablauf		
Symptom/Befund	Kennzeichen von	Typische Zusatzbefunde
Erhöhter Muskeltonus mit gleichmäßig erhöhtem zähem Dehnungswiderstand von Flexoren, Extensoren und der Rumpfmuskulatur, unabhängig von der Geschwindigkeit einer passiven Bewegung, die bei Prüfung an den Gelenken oft ruckartig verläuft (Zahnradphänomen)	Rigor mit Akinese, Bradykinese, Hypokinese	Rasch zunehmende Ermüdung und Verlangsamung von wiederholten Bewegungen (Finger, Fuß) sowie reduzierte Mitbewegungen (Hypomimie, verminderte Armschwingungen beim Gehen), unzureichende Ausbalancierung der aufrechten Körperposition (posturale Instabilität), Froment-Manöver (geringer Rigor, z. B im Handgelenk, wird durch kontralaterale Bewegungen des Armes wie Faustschluss oder mehrfache Greifbewegungen der Hand verstärkt)

Befunde bei verlangsamtem Bewegungsablauf		
Symptom/Befund	Kennzeichen von	Typische Zusatzbefunde
Erhöhter Muskeltonus, insbesondere von den der Schwerkraft entgegenwirkenden Muskelgruppen: Arme → Flexoren, Pronatoren; Beine → Extensoren. Je schneller eine passive Bewegung ausgeführt wird, desto stärker ist der Dehnungswiderstand. Ein plötzlich nachlassender Muskeltonus bei raschen passiven Streckbewegungen (Taschenmesserphänomen) ist selten. Gesteigerte MER, abgeschwächte oder aufgehobene Fremdreflexe, pathologische Reflexe (Babinski-Reflex)	Spastische Parese (s. ▶ Abschn. 2.19)	Langsamer Ablauf von wiederholten Bewegungen (Fingertapping, Fußtapping) ohne rasch zunehmende Ermüdung und Verlangsamung, gesteigerte MER (verbreiterte Reflexzone, Klonus), abgeschwächte Fremdreflexe
Erniedrigter (schlaffer) Muskeltonus	Schlaffe Parese (s. ▶ Abschn. 2.11)	Überstreckbarkeit und erleichterte passive Beweglichkeit von Gelenken, abgeschwächte oder aufgehobene MER

Befunde bei übermäßigen Bewegungen		
Symptom/Befund	Kennzeichen von	Typische Zusatzbefunde
Ruckartige, rhythmische oder irreguläre Muskelzuckungen einer Körperregion oder generalisiert	Myoklonus	Mit Bewegungseffekt von Finger, Hand, Arm oder Bein, spontan in Ruhestellung, provoziert durch Bewegung (Aktionsmyoklonus), Berührung oder akustische Stimuli (Reflexmyoklonus)

Anlassbezogene neurologische Untersuchung

Befunde bei übermäßigen Bewegungen

Symptom/Befund	Kennzeichen von	Typische Zusatzbefunde
Abrupte, absichtslose, irreguläre, zufallsverteilte, fließende Muskelkontraktionen	Chorea	Zufällig wechselnde Einbeziehung unterschiedlicher Körperregionen, alternierende Muskelkraft beim Faustschluss, anhaltende Kontraktion des M. quadriceps femoris und choreatische Bewegung nach Auslösung des PSR (Gordon-Kniephänomen), Zunge kann nicht herausgestreckt gehalten werden („Chamäleon-Zunge")
Unkontrollierbare, heftige, meist proximale, weit ausladende choreatische Bewegungen	Ballismus	Meist einseitig (Hemiballismus)
Rasche, nicht rhythmische Aktionen, die normalen Bewegungs- oder sprachlichen Mustern entsprechen, aber im Zusammenhang unpassend oder übertrieben wirken	Motorischer Tic, vokaler Tic	Vorausgehende Empfindung (Vorgefühl) von Unbehagen, Entlastung durch die Bewegung, kurzzeitig unterdrückbar, daher können Tics in der Untersuchungssituation anfangs nicht auftreten
Rhythmische, schwingende Bewegung einer oder mehrerer Körperregionen	Tremor	Charakteristische Bewegungsfrequenz, aber wechselnde Amplitude, in Ruhe, im Stehen oder bei bestimmten Aktionen (Zugreifen, Schreiben)
Schablonenartige sich wiederholende Bewegungen, Körperhaltungen oder Vokalisationen	Stereotypie, Punding	Kein Vorgefühl, einfache (Kopfwackeln, Händereiben, Beinwippen) oder komplexe (gleichzeitige oder sequenzielle Aktionen) Handlungen, unter Vernachlässigung anderer Aktivitäten

Befunde bei übermäßigen Bewegungen

Symptom/Befund	Kennzeichen von	Typische Zusatzbefunde
Gestörte willkürliche Zielbewegungen	Ataxie	Störung von Bewegungsablauf und der Kraftentwicklung (Dyssynergie), Bewegungssteuerung und Zielausrichtung (Dysmetrie) sowie alternierenden Bewegungen (Dysdiadochokinese)
Andauernde Muskelkontraktionen mit Bewegungswiederholungen oder abnormen Körperhaltungen, primär (ohne weitere neurologische Symptome), sekundär (Dystonie plus weitere relevante neurologische Symptome)	Dystonie	Primäre Dystonie: gleichbleibendes Bewegungsmuster (im Verlauf fixierte Fehlhaltung), Abmilderung durch bestimmte sensorische Reize wie Berührung des Kinns, Kaugummi kauen (antagonistische Geste)
Muskelzuckungen oder wellenförmige Muskelbewegungen	Faszikulationen, Myokymien	Ohne Bewegungseffekt der Gliedmaße

Praxistipp

Seltene chronische Krankheitsbilder mit Bewegungsstörungen, bei denen schwerwiegende Erkrankungsfolgen durch eine frühzeitig einsetzende Therapie vermieden werden können, sind:
- Wilson-Krankheit (Kayser-Fleischer-Ring, niedriges Serum-Caeruloplasmin, erhöhte Kupferausscheidung im Urin), die bei jeder neu auftretenden Bewegungsstörung vor dem 55. Lebensjahr ausgeschlossen werden sollte,
- Dopa-responsive Dystonie (Beginn meist im Kindesalter),
- Whipple-Krankheit (Infektion mit Tropheryma whippelli).

Anlassbezogene neurologische Untersuchung

2.4.5 Kurzbefund

		Ja	Nein
Anamnese	Akute Bewegungsstörung		
	Chronische Bewegungsstörung		
	Lokalisiert		
	Generalisiert		
Untersuchung	Verlangsamte Bewegungsstörung		
	Übermäßige Bewegungsstörung		
Beurteilung	Rigor – Akinese		
	Myoklonien		
	Faszikulationen		
	Ataxie		
	Dystonie		
	Tremor		
	Spastik		
	Muskuläre Hypotonie (schlaffe Lähmung)		
Aktion	Neurologische Konsiliaruntersuchung		

2.5 Bewusstseinsstörung

Reinhard Rohkamm

2.5.1 Ausgangslage

Akute, nicht durch ein Trauma verursachte Störungen der Bewusstseinsklarheit (qualitative Bewusstseinsstörung) und/oder Wachheit (quantitative Bewusstseinsstörung).

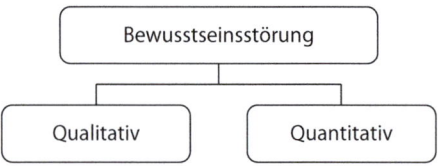

2.5.2 Merkmale

- **Vigilanz (Wachheit)**

Bewusstseinszustand mit ungerichteter andauernder Aufmerksamkeit, der eine umgehende bewusste Reaktion auf Stimuli (Weckreaktion) und Veränderungen in der Umwelt ermöglicht. Die Augen werden spontan oder auf einen Reiz hin geöffnet und/oder es erfolgt eine gezielte Reaktion (z. B. Blickwendung, Kopfwendung, Armbewegung, Sprachäußerung). Fragen werden beantwortet.

- **Kognition**

Fähigkeit zur Aufnahme und Verarbeitung von Informationen. Die hierbei beteiligten Prozesse sind Aufmerksamkeit, Wahrnehmung, Denken, Gedächtnis, Planung, Orientierung, Sprache, Motivation, Konzentration, Introspektion, Psychomotorik und Emotionalität.

- **Qualitative Bewusstseinsstörung**

Kognitive Störungen ohne Beeinträchtigung der Vigilanz. Überwiegend im Rahmen eines Delirs (s. ▶ Abschn. 2.6).

- **Quantitative Bewusstseinsstörung**

Unterschiedlich stark ausgeprägte Vigilanzstörung

Anlassbezogene neurologische Untersuchung

Stadien der quantitativen Bewusstseinsstörung	
Vigilanzstörung	Kennzeichen
Somnolenz	Durch lautes Rufen (z. B. des Namens) erweckbar, Blickwendung zum Untersucher, gezielte Abwehrreaktion auf Schmerzreize, nach Aufforderung sind einfache Reaktionen möglich, bei nachlassendem/ fehlendem Stimulus einschlafen
Sopor	Durch lautes Rufen allenfalls verzögert bis gar nicht erweckbar, auf Schmerzreize langsame, nur teilweise zielgerichtete Reaktion, Augen werden geöffnet, Wachphase ist nur durch kontinuierlichen Stimulus aufrechtzuerhalten
Koma	Nicht erweckbar, Augen geschlossen, keine spontane Motorik, keine/ ungezielte Reaktion auf Schmerzreize, ggf. Streck- oder Beugesynergismen

- **Komaähnliche Syndrome**

Krankheitsbilder, die sich nach Rückbildung eines Komas im Verlauf entwickeln bzw. den Eindruck eines Komas vermitteln können.

Komaähnliches Syndrom	Kennzeichen
Apallisches Syndrom (Synonyme: „Wachkoma", Syndrom reaktionsloser Wachheit, vegetativer Status, Coma vigile)	Schlafphasen mit geschlossenen, Wachphasen mit geöffneten Augen, erhaltener Tag-Nacht-Rhythmus, keine Reaktionen auf verbale Stimuli, keine Zielmotorik. Keine Habituation des Blinkreflexes. Auf Schmerz-/Berührungsreize Augen öffnen, Puls- und Atemfrequenzzunahme, Grimassieren. Mimische schablonenhafte Motorik (Kaubewegungen, Gähnen, Saugreaktion). Kopf-Blickwendungen bei lauten Geräuschen/ lautem Rufen. Beugestellung der Arme, Streckhaltung der Beine oder generalisierte Beugehaltung. Ausgeprägte vegetative Reaktionen (Schwitzen, Tachykardie, beschleunigte Atmung), keine Blasen-/Mastdarmkontrolle
Minimal bewusster Status („minimally conscious state" = MCS)	Wechselnde Stadien mit geöffneten Augen ohne und mit erkennbarer Wahrnehmung (z. B. Blickfolge/gerichtete Bewegungen auf visuelle und akustische Reize, adäquate Mimik/einfache Lautäußerungen)
Locked-in-Syndrom	Keine Vigilanzstörung, erhaltenes Bewusstsein. Tetraplegie mit Spastik, andeutungsweise können Arm-/Beinbewegungen möglich sein. Vertikale Augen- und Lidbewegungen ermöglichen Informationsaustausch, Ausfall von Korneal-, Würge- und vestibulookulärem Reflex. Schmerzempfinden vorhanden, selbstständige Atmung im Allgemeinen erhalten

Komaähnliches Syndrom	Kennzeichen
Akinetischer Mutismus	Keine Störung von Bewusstsein und Vigilanz. Schwere Antriebsstörung mit ausgeprägter psychomotorischer Beeinträchtigung (fehlende Spontanmotorik, Sprache, erkennbare Emotionen). Mit starker Verzögerung sind Augenöffnen, leises Sprechen, Blickfolgebewegungen möglich
Katatonie	Ungestörte Vigilanz Katatone Hypoaktivität: keine motorischen Handlungen und verbalen Äußerungen, Katalepsie (Starrsucht, Stupor vigilans = Haltungsstereotypie) Katatone Hyperaktivität: gesteigerter motorischer Bewegungsdrang, verbale Unruhe, stereotype Bewegungen und sprachliche Floskeln, Echolalie, Echopraxie
Psychogene Bewusstseinsstörung	Keine Vigilanz- und Bewusstseinsstörung. Kann Ausdruck einer akuten Belastungsreaktion, einer schweren Depression oder Zweckreaktion sein, keine Reaktion auf Schmerzreize, aktives Zukneifen der Augen, Vermeidung von Selbstverletzungen, auslösbarer optokinetischer Nystagmus, Haltungsstereotypie

Praxistipp

Tritt eine Rückbildung des Komas ein, verläuft diese über die Zwischenstufen apallisches Syndrom – minimal bewusster Status – Verwirrtheit (Delir). Bei rascher Reversibilität eines Komas wird das Bewusstsein meist über eine Phase der Verwirrtheit wiedererlangt.

Bei generalisierter Manifestation eines Guillain-Barré-Syndroms, Botulismus oder einer Myasthenie kann das (scheinbare) Ausbleiben einer motorischen Reaktion den Eindruck einer Bewusstseinsstörung vermitteln.

2.5.3 Anamnese

Schwerpunkt	Kernfragen
Fremdanamnese (Notarzt, Sanitäter, Familie, Freunde, Hausarzt, Polizei)	Beginn (schlagartig – allmählich), vorher Kopfschmerzen, „Krampf" beobachtet, Sturz, wie/wo aufgefunden

Anlassbezogene neurologische Untersuchung

Schwerpunkt	Kernfragen
Bekannte Vorerkrankungen	Krebserkrankung, Herz-/Kreislauferkrankungen
Medikamente	Antikoagulanzien
Substanzgebrauch	Alkohol, Drogen

2.5.4 Untersuchung

- **Ziel**

Rasche Diagnose einer zerebral-lokalen (strukturellen), systemischen (metabolisch-toxischen) oder psychogenen (selten) Ursache der Bewusstseinsstörung.

- **Erstmaßnahmen**
(1) Überprüfung und ggf. Sicherung der Vitalfunktionen
 − Solange ein Trauma nicht eindeutig ausgeschlossen ist → HWS-Stabilisierung
 − Vitalzeichen 1. Ordnung: Puls, Blutdruck, Körpertemperatur, Atemfrequenz
 − Atemwege → Intubation, wenn GCS ≤ 8 (auf HWS-Stabilisierung achten)
 − Atmung → Ziel: Sauerstoffsättigung sO_2 > 96 %
 − Kreislauf → Ziel: mittlerer arterieller Blutdruck > 70 mmHg
(2) Blutabnahme
 − Point-of-Care-Diagnostik: BGA, Gerinnungswerte, Glukose, Laktat
 − Blutbild
 − CRP, Elektrolyte, Leber-/Nierenwerte, LDH, TSH, D-Dimere
 − Drogenscreening (Cannabis, Opiate, Benzodiazepine, Barbiturate, Amphetamine), Alkohol

Körperliche Untersuchung

Prüfung	Befund	Ursache/Schwerpunkte
Inspektion	Kachexie	Tumorleiden, chronischer Alkohol-/Drogenkonsum
	Haut	Verletzungen/Vernarbungen/Pigmentierungen/Einstichmarken (Drogenkonsum), Hämatome (Gerinnungsstörung), periphere Ödeme (Niere/Leber/Schilddrüse), Hyperpigmentierung (M. Addison), trockene Haut (Anticholinergika), Petechien (Vaskulopathie, Koagulopathie), Ikterus (Hämolyse, Leber)
	Zungenbiss (lateral)	Epileptischer Anfall
	Atemluftgeruch	Harn (Urämie), Aceton (diabetisches Koma), süßlich (Lebererkrankung), Knoblauch (Organophosphate), Alkohol
	Profuses Schwitzen	Intoxikation (Organophosphate), Hypoglykämie, Thyreotoxikose, malignes Neuroleptikasyndrom, Serotoninsyndrom
Körpertemperatur	Hyperpyrexie (> 41°C)	Sepsis, Meningitis, Intoxikation (Phencyclidin, Ketamin, Salizylate, Parasympathomimetika, MDMA), malignes Neuroleptikasyndrom, Serotoninsyndrom, intrazerebrale Blutung (subarachnoidal, pontin), Hitzschlag
	Hypothermie (< 35°C)	Hypoglykämie, Intoxikation (Alkohol, Hypnotika, Anxiolytika, Opioide), Sepsis, Hypothyreose, M. Addison

Prüfung	Befund	Ursache/Schwerpunkte
Herzfrequenz	Tachykardie (Kammerfrequenz > 100/min)	Kardial (z. B. akute Ischämie, Kardiomyopathie, Karditis), Intoxikation (Alkohol, tri-/tetrazyklische Antidepressiva, Digitalis, Antiarrhythmika, Ketamin)
	Bradykardie (Kammerfrequenz < 50/min)	Akutes Koronarsyndrom, erhöhter ICP (in Kombination mit Hypertonus), Intoxikation (β-Blocker, Clonidin, Organophosphate, Hypnotika, Gamma-Hydroxybuttersäure, Opioide)
Blutdruck	Hypertonus	Eklampsie, Intoxikation (Phencyclidin, MDMA, initial bei Clonidin), Enzephalopathie (hypertensive, PRES)
	Hypotonie	Sepsis, Intoxikation (trizyklische Antidepressiva, Hypnotika, Phenothiazine, Clonidin)
Atmung	Tachypnoe	Initial bei Sepsis/metabolischer Azidose, Salicylat-Intoxikation, dienzephale Läsion
	Bradypnoe	Intoxikation (Hypnotika, Opioide, Organophosphate), Hirnstammkompression (terminal, Medulla oblongata)
	Atemmuster	Kußmaul-Atmung (metabolische Azidose), Cheyne-Stokes-Atmung (bihemisphärische Läsionen, metabolische Störung), Biot-Atmung (Hirnstammläsion), Schnappatmung (ausgedehnte supratentorielle/Hirnstammläsion)
Kommunikation/ Antwort auf Fragen	Ungestört – gestört	Glasgow Coma Scale, s. unten

Prüfung	Befund	Ursache/Schwerpunkte
Nackenbeugung	Nackensteife (s. ▶ Abschn. 2.13)	Keine Überprüfung, bis eine HWS-Instabilität ausgeschlossen wurde. Meningismus kann im Koma ausbleiben, Beurteilung kann bei Rigor/ausgeprägten degenerativen Veränderungen Schwierigkeiten bereiten
		Meningitis, Enzephalitis, Subarachnoidalblutung
Augen	Augenstellung	Blickwendung nach einer Seite, durch vestibulookulären Reflex (VOR) kurzfristig zu ändern → supratentorielle Läsion
		Blickwendung nach einer Seite, durch VOR nicht zu ändern → infratentorielle Läsion
		Fixierte Bulbusstellung → tiefstes Koma oder Hirntod
	Miosis	Hirnstammläsion (Pons), Intoxikation (Opioide, Organophosphate, Clonidin)
	Mydriasis beidseitig	Intoxikation (trizyklische Antidepressiva, MDMA, Kokain, Atropin), Mittelhirnläsion
	Mydriasis einseitig	Okulomotoriusparese (unkale Herniation), Atropin (Augentropfen)
	Nystagmus horizontal	Intoxikation (Alkohol, Antikonvulsivum, Halluzinogene), Wernicke-Enzephalopathie
	Nystagmus vertikal	Hirnstammläsion, Halluzinogene
Reaktion auf Reize	Prompt – verzögert – fehlend	Glasgow Coma Scale, s. unten
Reflexe	Auslösbar -abgeschwächt – gesteigert – seitenungleich	Muskeleigenreflexe, Prüfung von Babinski-, Würge-, Hustenreflex

Schweregrade der Bewusstseinsstörung

Befunde bei quantitativen Bewusstseinsstörungen

Kriterium/Test	Reaktion			
	Benommenheit	Somnolenz	Sopor	Koma
Vigilanz	Wach	Schläfrig, leicht erweckbar	Schwer erweckbar	Nicht erweckbar
Kommunikation	Ungestört	Verzögert, sonst ungestört	Bruchstückhaft	Keine
Frage (Name, Geburtsdatum, Jahr, Tagesdatum, Wochentag)/ lautes Rufen	Normale Antwort, Augenöffnung, Blickwendung zum Untersucher	Verzögerte Antwort, Augenöffnung	Keine	Keine
Motorische Reaktion (akustischer, taktiler, schmerzhafter Stimulus)	Prompt, gerichtet	Verzögert, gerichtet	Verzögert, ungerichtet	Ein- oder beidseitige Beuge- oder Streckbewegungen (Synergismen) oder fehlend
Pupillenreaktion auf Licht (direkt und indirekt)	Prompt	Prompt	Träge	Ausgefallen
Kornealreflex	Prompt	Prompt	Abgeschwächt	Abgeschwächt oder ausgefallen
VOR	Normal	Tonisch	Tonisch oder divergent	Divergent oder ausgefallen
Kalorische Stimulation mit Eiswasser auf einer Seite	Horizontaler Nystagmus zur Gegenseite	Nystagmus zur Gegenseite oder kein Nystagmus	Langsame konjugierte Augapfel-Abweichung zur selben Seite oder divergente Abweichung	Divergente Augapfel-Abweichung oder keine Reaktion

- **Skalierung der Bewusstseinsstörung**

Glasgow Coma Scale (GCS)					
Augenöffnung	Score	Beste verbale Reaktion	Score	Beste motorische Reaktion (Arme)	Score
Spontan	4	Orientiert	5	Befolgen von Aufforderungen	6
Spontan	4	Orientiert	5	Gezielte Abwehr von Schmerzreizen	5
Spontan	4	Verwirrt	4	Zurückziehen bei Schmerzreizen	4
Nach Aufforderung	3	Einzelne Wörter	3	Beugung auf Schmerzreize	3
Nach Schmerzreiz	2	Lautäußerung	2	Streckung auf Schmerzreize	2
Keine Reaktion	1	Keine Reaktion	1	Keine Reaktion	1

Dokumentation jeweils pro Spalte (z. B. 4-4-5). Die Summe der Scores entspricht 13–15 Somnolenz, 9–12 Sopor und 3–8 Koma

2.5.5 Kurzbefund

		Ja	Nein
Anamnese	Unfall/Trauma		
	Tumorleiden		
	Diabetes		
	Epilepsie bekannt		
	Intoxikation		
Untersuchung	Keine fokalen Symptome, kein Meningismus		
	Meningismus, keine fokalen Symptome		
	Fokale zerebrale Symptome		

Anlassbezogene neurologische Untersuchung

		Ja	Nein
Beurteilung	Benommenheit		
	Somnolenz (GCS 13–15)		
	Sopor (GCS 9–12)		
	Koma (GCS 3–8)		
Aktion	EKG		
	Zerebrale Bildgebung (CT oder MRT, ggf. mit Gefäßdarstellung)		
	Routine-Laborwerte		
	Laborwerte entsprechend Verdacht		
	Lumbalpunktion		
	EEG		
	Röntgen HWS, Thorax		
	Internistische Konsiliaruntersuchung		
	Neurologische Konsiliaruntersuchung		

- **Laborwerte entsprechend Verdacht**

Blutkulturen, Urinstatus (metabolische/Nierenfunktionsstörung), Schilddrüsenhormone, Virusserologie, Kortisol (M. Addison), Carboxyhämoglobin (CO-Vergiftung), Cyanid (Rauchgasvergiftung), Urin/Serum/Magensaft für Toxikologiescreening (z. B. Blei, Arsen, Thallium, Medikamente), ggf. Proben für spätere Analyse asservieren.

2.6 Delir (akuter Verwirrtheitszustand)

Annemarie Gawehn

2.6.1 Ausgangslage

Akut (innerhalb von Stunden) bis subakut (über Tage) sich entwickelnder Verwirrtheitszustand mit gesteigerter, reduzierter oder fluktuierender (gemischter) psychomotorischer Aktivität.

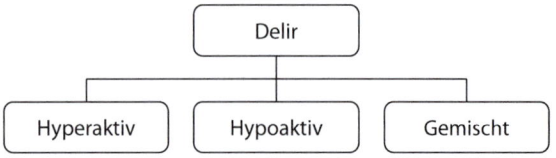

2.6.2 Merkmale

- **Prodromale Symptome**

Konzentrationsstörungen, Unruhe, Angst, Reizbarkeit, Überempfindlichkeit für Licht oder Geräusche, leichte Ablenkbarkeit, gestörter Schlaf-Wach-Rhythmus.

- **Delir**

Eine akut bis subakut beginnende, gering bis schwerwiegend ausgeprägte Einschränkung der Wahrnehmung, Verarbeitung und Speicherung von Informationen. Das Delir wird durch eine strukturelle (organische) zerebrale oder systemische extrazerebrale Erkrankung verursacht. Die Betroffenen sind leicht reizbar, schreckhaft und ängstlich. Unzusammenhängende, verworrene Sprache. Störung des Schlaf-Wach-Rhythmus mit der Tendenz einer Zunahme von Symptomen in den Nachtstunden. Das Verhalten kann erregt-aggressiv (hyperaktives Delir) oder bewegungsarm-apathisch (hypoaktives Delir) sein. Im Verlauf können sich diese Verhaltensänderungen wechselnd manifestieren bzw. es zeigen sich sowohl Symptome der Hyper- wie Hypoaktivität (gemischtes Delir). Vegetative Störungen (Fieber, Hypertonus, Tremor, Schwitzen, Tachykardie) können hinzukommen, sind aber für sich genommen kein charakteristisches Symptom eines Delirs.

Kennzeichen des Delirs nach ICD-10 (F05.-)	
Störung	**Symptome eines Delirs**
Bewusstsein	Akute Verwirrtheit, rascher Wechsel möglich
Plus mindestens zwei der folgenden Störungen	
Aufmerksamkeit	Nur kurzzeitige Fokussierung, suggestibel, leicht ablenkbar
Wahrnehmung	Illusionäre Verkennungen, visuelle Halluzinationen, räumlich-zeitlich desorientiert (zur Person meist orientiert)
Denken	Inkohärent, gestörtes abstraktes Denken, verringerte Auffassung

Anlassbezogene neurologische Untersuchung

Kennzeichen des Delirs nach ICD-10 (F05.-)	
Störung	Symptome eines Delirs
Gedächtnis	Eingeschränktes Sofort- und Kurzzeitgedächtnis, relativ intaktes Langzeitgedächtnis
Psychomotorik (Antrieb, Verhalten)	**Hyperaktiv**: unruhig, erregt, ruhelos, Nesteln (Kleidung, Katheter, Infusion), ungerichtete Aktivität, verstärkte Schreckreaktion
	Hypoaktiv: keine bis geringe Reaktion auf externe Stimuli, kein Augenkontakt, wirkt benommen bis schläfrig, verlängerte Reaktionszeit, reduzierte Spontanbewegungen
	Fluktuierend: spontaner Wechsel zwischen Hyper- und Hypoaktivität
Emotionalität	Angst, Aggressivität, Reizbarkeit, Euphorie
	Traurige Verstimmung, Apathie, Ratlosigkeit
Schlaf-Wach-Rhythmus	Nachts ruhelos, tagsüber schläfrig, Alpträume

Praxistipp

Die Dauer eines Delirs ist, abhängig von der jeweiligen Ursache, zeitlich begrenzt (Stunden bis Tage). Länger (Wochen) anhaltende Symptome sind gelegentlich vorhanden. Bedrohliche hypoaktive Delirien werden, weil die Betroffenen ruhig und weniger auffällig sind, seltener diagnostiziert als hyperaktive.

Die ein Delir verursachenden Faktoren können ein bisher klinisch nicht deutlich erkennbares demenzielles Syndrom deutlich werden lassen, vorbestehende zerebrale Läsionen verschlimmern oder zu weiteren strukturellen Hirnschädigungen führen.

Qualitative Bewusstseinsstörungen werden, je nach der im Vordergrund stehenden Verhaltensstörung, auch bezeichnet als:
- Hirnorganisches Psychosyndrom (HOPS)
- Akuter Verwirrtheitszustand
- Durchgangssyndrom
- Amentielles Syndrom
- Metabolisch-toxische Enzephalopathie
- Postoperatives Delir („post-operative delirium" = POD)

- Postoperative kognitive Dysfunktion („post-operative cognitive dysfunction" = POCD)
- Akuter exogener Reaktionstyp
- Dämmerzustand (eingeschränkte Aufmerksamkeit bei erhaltener oder wenig herabgesetzter Vigilanz)
- Benommenheit (verzögerte Reaktion bei ungestörter Vigilanz)
- Verwirrtheit (Desorientierung örtlich/zeitlich/situativ/zur Person, unzusammenhängendes Denken, Gedächtnisstörung)

2.6.3 Anamnese

Die Erhebung der Vorgeschichte zielt in erster Linie darauf ab, die für ein Delir verantwortlichen Risikofaktoren und Auslöser (Tabelle „Mögliche Auslöser/Trigger eines Delirs") einzugrenzen.

Praxistipp

Vor Erhebung der weiteren Anamnese sind folgende Fragen zu beantworten:
- Kann der Patient ausreichend kommunizieren?

Wenn nein, dann ist die Erhebung der Fremdanamnese vordringlich.
- Sind die aktuell vorhandenen Symptome akut bzw. subakut aufgetreten **und** waren sie bisher in der jetzigen Ausprägung nicht vorhanden (Abgrenzung des Delirs gegenüber einer Demenz)?

Wenn nein, dann ist ein Delir wenig wahrscheinlich.

- **Risikofaktoren für die Entwicklung eines Delirs**
- Alter > 65 Jahre
- Vorbestehende neurodegenerative (Demenz, Parkinson-Syndrom) oder psychiatrische Erkrankungen (Depression)
- Multimorbidität
- Vorbestehende Infektionskrankheiten, SIRS
- Epilepsie
- Polypharmakotherapie (ab 5 verschiedenen Wirkstoffen steigt das Risiko deutlich an)
- Chronischer Substanzgebrauch (Alkohol, Drogen, Barbiturate, Benzodiazepine)
- Eingeschränktes Seh- oder Hörvermögen

Mögliche Auslöser/Trigger eines Delirs	
Anlass	**Syndrom/Substanz/Situation**
ZNS-Erkrankungen	Schlaganfall (insbesondere mit Aphasie, Neglekt, Hemianopsie), Demenz, Schädel-Hirn-Trauma, Hirntumor, Hirnmetastasen, autoimmune Enzephalopathie (limbische Enzephalitis, SREAT, Vaskulitis)
Infektionen	Pneumonie, Harnwegsinfekt, Sepsis, Meningitis, Enzephalitis, Hirnabszess
Stoffwechselstörungen	Hypo-/Hyperglykämie, Elektrolytstörungen (Na^+, K^+, Ca^{2+}), Dehydrierung, hepatische Enzephalopathie, Urämie, Hypo-/Hyperthyreose, Cushing-Syndrom, Vitaminmangel B_1/B_{12}
Herz-Kreislauf-Erkrankungen	Anämie, Hypoxie, Kreislaufschock (hypovolämisch, kardiogen), Herzrhythmusstörungen, Myokardinfarkt, Herzinsuffizienz
Intoxikation	Substanzen (Alkohol, Cannabis, Opiate/Opioide, LSD, Phencyclidin, MDMA, Amphetamine, Kokain), Industrie-/Haushaltschemikalien, Kohlenmonoxid
Substanzentzug	Alkohol, Benzodiazepine, Opiate/Opioide, Barbiturate
Medikamentennebenwirkung	Polypharmakotherapie, Anticholinergika, Dopaminergika, Lithium, Antikonvulsiva, Kortikosteroide, Immunsuppressiva, Antiarrhythmika, Chemotherapeutika, Antihistaminika, Theophyllin
Operation, Intensivtherapie	Größere operative Eingriffe (z. B. Herz-/Aortenchirurgie, Lungenoperation, orthopädische Operationen), Trauma, Beatmung, Schmerzen
Epilepsie	Epileptischer Anfall, nichtkonvulsiver Status epilepticus
Ungewohnte Umgebung	Ortswechsel, fremde Umgebung, stationäre Krankenhausbehandlung
Bewegungseinschränkung	Durch Infusionen, Blasenkatheter, Fixierung (Bettgitter, Tischbrett, Fixiergurte)

2.6.4 Untersuchung

Klinische Befunde + Nachweis der verantwortlichen zerebralen strukturellen oder systemischen Ursache = Diagnose Delir.

Prüfung	Schwerpunkte
Körperliche Untersuchung	Vitalparameter (Puls, Blutdruck, Körpertemperatur, Sauerstoffsättigung)
	Orientierende allgemeine körperliche Untersuchung: Verletzungen, Ernährungszustand, Hautturgor, Auskultation Herz/Lunge/Abdomen, Schmerzen
	Neurologische Untersuchung: Hinweise auf fokale neurologische Defizite, Rigor, Tremor, Koordinationsstörungen, Babinski-Reflex, Myoklonien, Seh-/Hörstörung
Laboruntersuchungen	BB, Elektrolyte, BZ, CRP, TSH, Leber- und Nierenwerte, Urin-Status, BGA, Blutalkohol, Drogenscreening
Delir-Screening	Testinstrumente, s. unten
Apparative Untersuchung	12-Kanal-EKG, Röntgen-Thorax
	CT des Kopfes bei fokalen neurologischen Defiziten, nach Schädel-Hirn-Trauma oder Sturz

Folgeuntersuchungen wie EEG, Liquoranalyse oder spezielle Labordiagnostik abhängig von Auffälligkeiten in den Erstuntersuchungen und klinischen Befunden gezielt einsetzen.

Praxistipp

Bei rasch zunehmender (quantitativer) Bewusstseinsstörung (Somnolenz, Entwicklung eines Komas) und/oder fokalen neurologischen Befunden (Hemiparese, Hemianopsie, Meningismus, Anisokorie, Aphasie) ist eine unverzügliche Bildgebung des Kopfes (in der Regel CT-Untersuchung) unverzichtbar.

Differenzialdiagnostisch muss insbesondere eine krisenhafte Zunahme von Symptomen einer Demenz bzw. Depression, Aphasie oder transiente globale Amnesie (TGA) gegenüber einem Delir abgegrenzt werden.

Eine gesteigerte Bewusstseinshelligkeit (Bewusstseinserweiterung) zeigt sich durch Drogen oder bei Psychosen (Manie, schizophrener Wahn).

Erregung und Unruhe können bei einer Manie oder Schizophrenie im Vordergrund stehen.

- **Testinstrumente**

Ziel ist die frühzeitige Diagnose eines Delirs, um zeitgerecht mit vorbeugenden und therapeutischen Maßnahmen beginnen zu können. Deshalb wird – besonders bei vorhandenen Risikofaktoren – eine tägliche Durchführung von Testuntersuchungen empfohlen. Der jeweils angewandte Test wird vom Anlass und der Situation bestimmt.

Test	Situation	Beurteilung von
MOTYB (Monate rückwärts)	Ambulant, Notaufnahme, Allgemeinstation	Aufmerksamkeit
CAM	Allgemeinstation, Notaufnahme	Aufmerksamkeit, Denkstörung
ICDSC	Intensivstation	Bewusstseinslage, Aufmerksamkeit, Orientierung, Halluzination, Agitation, Sprache, Schlafmuster

Die Testinstrumente im Einzelnen:

- **MOTYB (Months Of The Year Backwards Test)**
– Monate des Jahres von Januar bis Dezember vorwärts aufzählen,
– danach von Dezember bis Januar rückwärts aufzählen.

Beurteilung: Keine Aufmerksamkeitsstörung, wenn Rückwärtsaufzählung bis Juli korrekt war.

- **CAM (Confusion Assessment Method)**

Merkmal	Kriterium	Test/Fragen
Delir wahrscheinlich, wenn A und B zutreffen		
A Akuter Beginn oder/und fluktuierender Verlauf	Veränderung des Patienten im Tagesverlauf	Haben Sie sich in den letzten 24 Stunden durcheinander gefühlt? Hatten Sie in den vergangenen 24 Stunden das Gefühl woanders zu sein? Haben Sie Dinge gesehen, die nicht wirklich da waren?

Merkmal	Kriterium	Test/Fragen
B Aufmerksamkeit	Konzentrationsstörung, Schwierigkeit, Gespräch oder Handlung zu folgen	Wochentage rückwärts aufzählen, Beginn mit Sonnabend Drücken Sie die Hand jedes Mal, wenn ich „A" sage (C-A-S-A-B-L-A-N-C-A) Beurteilung: Aufmerksamkeitsstörung, wenn jeweils > 1 Fehler
PLUS entweder C oder D		
C Denkstörung	Denkvorgänge sprunghaft, unzusammenhängend, rascher Themenwechsel	Welches Jahr haben wir jetzt? In welchem Gebäude befinden Sie sich jetzt?
D Bewusstseinslage	Schläfrig	RASS -5 bis -1
	Exzitatorisch	RASS +1 bis +4

- **ICDSC (Intensive Care Delirium Screening Checklist)**

Merkmal/Symptom	Kriterium	Punktwert
Bewusstsein	RASS -3 oder RASS ≥ +2	1
Aufmerksamkeit	Unfähig, die Augen zu öffnen oder einfache Fragen mit Kopfnicken zu beantworten	1
Orientierung	Nicht orientiert zu Zeit (Monat + Jahr), Ort oder Person	1
Halluzinationen und/oder Wahn	Verhalten, das wahrscheinlich auf Halluzination oder Wahnvorstellung beruht	1
Unruhe oder Verlangsamung	Hyperaktivität mit Fremd- oder Eigengefährdung Hypoaktivität oder klinisch erkennbare Verlangsamung	1
Sprache oder Stimmung	Unzusammenhängende oder unangemessene Sprechweise (keine Aphasie), unangemessene Gefühlsregungen (Lachen, Weinen, Schimpfen)	1
Gestörter Schlaf-Wach-Zyklus	Schlaf < 4 h nachts oder > 4 h tagsüber oder häufiges spontanes Aufwachen	1

Anlassbezogene neurologische Untersuchung

Merkmal/Symptom	Kriterium	Punktwert
Fluktuierende Symptome	Wechselndes Auftreten eines der Merkmale oder Symptome über 24 h	1

Beurteilung: ab 4 Punkte Delir, 2–4 Punkte subsyndromales Delir (nach Bösel und Schönenberger 2018)

- **RASS (Richmond Agitation Sedation Scale)**

Befund	Beschreibung	Punktwert
Streitlustig	Gewalttätig, unmittelbare Gefahr für Personal (fremdgefährdend)	+4
Stark agitiert	Zieht an Schläuchen und Katheter, aggressiv (eigengefährdend)	+3
Agitiert	Häufig ungezielte Bewegungen, atmet gegen das Beatmungsgerät	+2
Unruhig	Ängstlich, aber Bewegungen nicht aggressiv oder lebhaft	+1
Aufmerksam, ruhig		0
Schläfrig	Nicht ganz aufmerksam, durch Ansprechen erweckbar, wach und Blickkontakt > 10 s	-1
Leicht sediert	Nur kurz erweckbar durch Ansprechen, wach und Blickkontakt < 10 s	-2
Mäßig sediert	Bewegungen/Augenöffnen durch Ansprechen, aber kein Augenkontakt	-3
Tief sediert	Keine Reaktion durch Ansprechen, aber durch Berührung	-4
Nicht erweckbar	Keine Reaktion – weder durch Ansprechen noch durch Berührung	-5

2.6.5 Kurzbefund

		Ja	Nein
Anamnese	Risikofaktor		
	Hinweis auf Auslöser		
Untersuchung	Vitalparameter regelrecht		
	Allgemeiner körperlicher Befund normal		
	Neurologischer Befund ohne fokale Defizite		
	Basislabor ohne Normabweichungen		
	EKG normal		
	Kraniales CT Normalbefund		
Beurteilung	Hyperaktives Delir		
	Hypoaktives Delir		
	Gemischtes Delir		
	Kein Delir		
Aktion	Neurologische Konsiliaruntersuchung		
	Psychiatrische Konsiliaruntersuchung		
	Internistische Konsiliaruntersuchung		
	Spezielle Zusatzuntersuchungen		

2.7 Doppelbilder

Matthias Kaste

2.7.1 Ausgangslage

Doppelbilder als Wahrnehmung zweier Bilder eines einzelnen Objektes oder eines gestörten Sehempfindens (Verschwommensehen).

Anlassbezogene neurologische Untersuchung

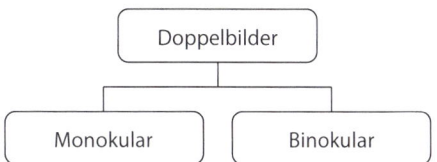

2.7.2 Merkmale

- **Monokulare Doppelbilder**

Selten. Ursachen sind zumeist eine fehlerhafte Refraktion, Veränderung der Kornea (z. B. Astigmatismus) oder der Linse (insbesondere Katarakt) eines Auges. Daher ist immer als erstes eine augenärztliche Untersuchung notwendig.

- **Binokulare Doppelbilder**

Sie entstehen durch eine erworbene, andauernd (z. B. Hirnnervenkompression) oder wechselnd (z. B. Myasthenie) gestörte Ausrichtung der Sehachse beider Augen. Die Ursachen können zum einen in einer Läsion im Hirnstamm (supranukleär), der Kerngebiete (nukleär) oder des Verlaufs (infranukleär) der die äußeren Augenmuskeln innervierenden Hirnnerven III, IV oder VI liegen. Zum anderen kann die Bewegung der Augenbulbi durch Störungen der neuromuskulären Übertragung oder der Augenmuskeln selbst beeinträchtigt sein. Schmerzen können begleitend hinzutreten.

Binokulare Diplopie ohne begleitende Schmerzen			
Symptom	Syndrom	Störung der Okulomotorik	Ursache
Supra-/internukleäre Läsion (Hirnstamm)			
Doppelbilder horizontal bei Blick zur Gegenseite des betroffenen Auges	Internukleäre Ophthalmoplegie (INO)	Adduktionsschwäche des betroffenen, Nystagmus des abduzierenden Auges (dissoziierter Blickrichtungsnystagmus), Konvergenzreaktion ungestört	Schädigung des medialen longitudinalen Fasciculus (MLF; multiple Sklerose, Hirnstamminfarkt, Tumor, Wernicke-Enzephalopathie)

Binokulare Diplopie ohne begleitende Schmerzen

Symptom	Syndrom	Störung der Okulomotorik	Ursache
Doppelbilder horizontal	Eineinhalb-Syndrom (selten)	Horizontale Bewegungen des betroffenen („ein") und Adduktion des anderen Auges („einhalb") nicht möglich, Konvergenzreaktion ungestört	Läsion in der Region des Abduzenskerns + MLF (multiple Sklerose, Hirnstamminfarkt, Basilaristhrombose, Tumor)
Doppelbilder vertikal	Augendivergenzstellung („skew deviation", Hertwig-Magendie-Schielstellung)	Vertikal steht ein Auge höher als das andere. Ist zusätzlich eine Kopfneigung (zur Seite des tiefer stehenden Auges) vorhanden und eine Drehung des Augapfels in der Sehachse (Zyklotorsion, klinisch nicht, nur mit Fundusfotografie erkennbar), liegt eine Auge-Kopf-Kippung („ocular tilt reaction") vor	Hirnstammläsion (Infarkt, Blutung, Tumor, multiple Sklerose)

Nukleäre/faszikuläre Hirnnervenläsionen
Regelhaft kombiniert mit weiteren Hirnstammsymptomen und fokal-neurologischen Ausfällen. Klinisch weitgehend identisch mit einer entsprechenden infranukleären Läsion

Infranukleäre Läsion (peripherer Hirnnerv)

| Ptosis (tritt meist zuerst auf), schräg versetzte Doppelbilder nach passiver Lidhebung | Äußere und innere Okulomotoriusparese („komplette Okulomotoriusparese") | Parese aller extraokulären Muskeln bis auf M. rectus lateralis und M. obliquus superior (äußere Ophthalmoplegie) + Mydriasis (interne Ophthalmoplegie) | Kompression des N. oculomotorius (Aneurysma, Schädelbasistumor, Schädel-Hin-Trauma, Sinus-cavernosus-Thrombose/Fistel) |

Binokulare Diplopie ohne begleitende Schmerzen

Symptom	Syndrom	Störung der Okulomotorik	Ursache
Doppelbilder schräg versetzt	Äußere Okulomotoriusparese („inkomplette Okulomotoriusparese")	Parese M. rectus superior	Infarkt, Aneurysma, Entzündung (multiple Sklerose, Guillain-Barré-Syndrom/ Miller-Fisher-Syndrom, Arteriitis, Sarkoidose, Herpes zoster, Meningitis), Trauma, Neoplasie, Wernicke-Enzephalopathie, Diabetes, idiopathisch
		Parese M. rectus inferior	
		Parese M. obliquus inferior	
Doppelbilder horizontal		Parese M. rectus medialis	
	N.-abducens-Läsion (Abduzensparese)	Parese M. rectus lateralis	
Doppelbilder schräg versetzt	N.-trochlearis-Läsion (Trochlearisparese)	Parese M. obliquus superior	

Neuromuskuläre Störung

Wechselnde Doppelbilder, asymmetrische Ptosis	Myasthenie, myasthenes Syndrom	Belastungsabhängige, im Tagesverlauf zunehmende Doppelbilder und Ptosis	Myasthenie, Lambert-Eaton-Myasthenie-Syndrom (LEMS)

Binokulare Diplopie mit Begleitschmerzen

Symptom	Syndrom	Störung der Okulomotorik	Ursache
Ptosis, schräg versetzte Doppelbilder, meist keine Pupillenstörung, Schmerzen auch vor Beginn der Parese	Äußere Okulomotoriusparese	Parese aller extraokulären Muskeln bis auf M. rectus lateralis und M. obliquus superior	Meist bei Diabetes mellitus

Binokulare Diplopie mit Begleitschmerzen			
Symptom	Syndrom	Störung der Okulomotorik	Ursache
Doppelbilder horizontal/schräg versetzt, Schmerzen bei Augenbewegungen, Rötung/Schwellung (Lider, Bindehaut), Visusminderung	Endokrine Orbitopathie	Exophthalmus mit eingeschränkter Augenbeweglichkeit	Autoimmune Schilddrüsenerkrankung (M. Basedow, selten Hashimoto-Thyreoiditis)
Doppelbilder in der Mehrzahl horizontal, Schmerzen bei Augenbewegung	Okuläre Myositis	Meist sind die Mm. recti, insbesondere der M. rectus medialis, betroffen	Autoimmune Erkrankung, ca. 30 % beidseitig auftretend, selten mit Exophthalmus, Lidrötung/-Schwellung, Ptosis
Orbitale Schmerzattacken, unterschiedliche Doppelbilder im Verlauf	Tolosa-Hunt-Syndrom	Ausfälle der Hirnnerven III, IV, VI, V (1. und 2. Ast)	Granulomatöse Entzündung in der Region der oberen Orbitafissur/Sinus cavernosus
Verschiedenartig stark ausgeprägte Doppelbilder, Ptosis, Rötung/ Schwellung	Andere orbitale Prozesse	Schmerzen im Bereich der Orbita, Protrusio bulbi, Schwellung periorbital	Orbitale Tumore (Meningeom, Kavernom, Metastase, Optikusgliom), Entzündungen (Orbita-Phlegmone, Vaskulitis, Pilzinfektionen, Sarkoidose), Karotis-Sinus-cavernosus-Fistel (pulssynchrones Geräusch kranial auskultierbar)

2.7.3 Anamnese

Kernfragen	Hinweis auf	
Beginn der Doppelbilder	Akut – subakut	Hirnstamminfarkt, Aneurysma, multiple Sklerose, Metastase/ Meningeosis neoplastica, Trauma, Wernicke-Enzephalopathie, Miller-Fisher-Syndrom
	Allmählich – chronisch progredient	M. Basedow, orbitaler Tumor
Dauer	Wechselnd/ belastungsabhängig	Myasthenie
	Chronisch	Schädelbasistumor
Begleitende Beschwerden	Schwindel, Lähmung/ Sensibilitätsstörung Arm, Bein oder Körperseite	Hirnstammläsion (Infarkt, multiple Sklerose, Basilaristhrombose)
	Schmerzen im Bereich des Auges/Orbita, Exophthalmus	Diabetische Okulomotoriusparese, okuläre Myositis, endokrine Orbitopathie, orbitaler Tumor
	Starke Kopfschmerzen	Aneurysma

2.7.4 Untersuchung

Prüfung	Befund/Ursache	
Visus (Schrifttafel)	Visusstörung Bei unzureichendem Visus ist der Cover-Test (wechselseitige Abdeckung der Augen zur Prüfung einer Augenfehlstellung) nur eingeschränkt zu verwerten	
Wechselndes Abdecken der Augen (Cover-Test)	DB nur bei Abdecken eines Auges	Monokulare DB, nicht organische DB
	DB verschwinden beim Abdecken eines Auges	Binokulare DB

Prüfung	Befund/Ursache	
Doppelbilder bei Blick nach ... (◘ Abb. 2.38)	Lateral	Rectus-medialis-Parese, Max. DB bei Blick nach medial
	Unten und lateral	Rectus-superior-Parese, Max. DB bei Blick lateral und oben
	Oben und lateral	Rectus-inferior-Parese, Max. DB bei Blick lateral und unten
	Unten und medial	Obliquus-inferior-Parese, Max. DB bei Blick medial und oben
	Oben und medial	Obliquus-superior-Parese, Max. DB bei Blick medial und unten
	Medial	Rectus-lateralis-Parese, Max. DB bei Blick lateral
	Lateral	Nystagmus des kontralateralen Auges, Adduktionsschwäche des betroffenen Auges, Konvergenz erhalten → INO
	Vertikale Augendivergenzstellung („skew deviation")	Unterschiedliche vertikale Augenstellung. Prüfung durch Cover-Test, s. ► Abschn. 2.16
Ptosis, extraokuläre Paresen	Mydriasis	Äußere und innere Okulomotoriusparese („komplette Okulomotoriusparese")
	Keine Pupillenstörung	Diabetische Okulomotoriusparese, Myasthenie
Belastungsinduzierte Doppelbilder (Simpson-Test)	Myasthenie, Lambert-Eaton-Syndrom	

Anlassbezogene neurologische Untersuchung

Prüfung	Befund/Ursache	
Doppelbilder plus fokale weitere neurologische Ausfälle	Hemiparese, Arm-/Bein-Parese, erhöhter intrakranieller Druck	Zerebrale Raumforderung
	Meningismus, Ataxie, Bewusstseinsstörung	Raumforderung hintere Schädelgrube, Meningeosis neoplastica

DB = Doppelbilder; Max. = Maximum

Praxistipp

Die doppelten Bilder sind dann am weitesten voneinander entfernt, wenn der Blick zum jeweils paretischen extraokulären Augenmuskel gerichtet ist (z. B. bei Abduzensparese links mit einer Lähmung des linken M. rectus lateralis bei Blickrichtung nach links). Dabei gehört das äußere Bild zum betroffenen Auge.

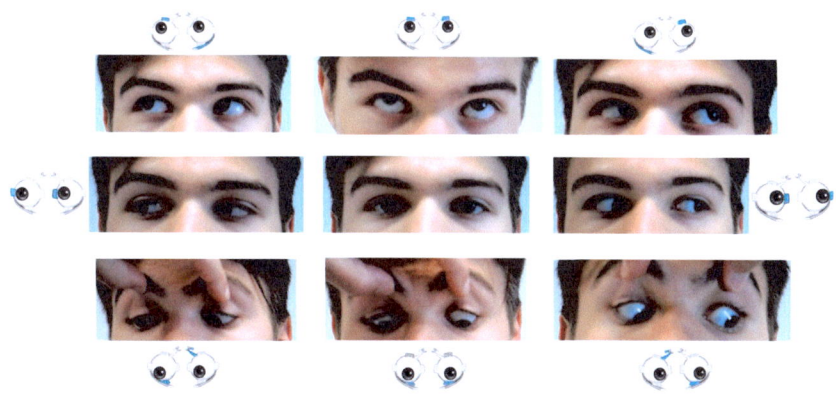

Abb. 2.38 Konjugierte Augenbewegungen in neun unterschiedliche Blickrichtungen mit Schema zu den jeweils aktiven Augenmuskeln (blau), ausgehend vom Geradeausblick (Bildmitte)

2.7.5 Kurzbefund

		Ja	Nein
Anamnese	Akut aufgetretene Doppelbilder		
	Belastungsabhängige Doppelbilder		
	Orbitale/periorbitale Schmerzen		
	Protrusio bulbi		
	Schwindel		
	Kopfschmerzen		
	Hemiparese, Arm-/Bein-Parese		
Untersuchung	Monokulare Doppelbilder		
	Binokulare Doppelbilder		
	Hirnnervenläsion III		
	Hirnnervenläsion VI		
	Hirnnervenläsion IV		
	Mydriasis		
	Hemiparese		
	Ataxie		
	Meningismus		
	Bewusstseinsstörung		
Beurteilung	Doppelbilder bei Hirnstammläsion		
	Okulomotoriusparese		
	Abduzensparese		
	Trochlearisparese		
	Myasthene Doppelbilder		
	Meningitis, Meningeosis		
	Zerebrale Raumforderung		

Anlassbezogene neurologische Untersuchung

		Ja	Nein
Aktion	Umgehende Bildgebung bei Bewusstseinsstörung (CT)		
	Umgehende Bildgebung bei Hirnstammläsion (MRT)		
	Neurologische Konsiliaruntersuchung		
	Ophthalmologische Konsiliaruntersuchung		
	Internistisch-endokrinologische Konsiliaruntersuchung		

2.8 Gangstörung

Matthias Kaste

2.8.1 Ausgangslage

Beeinträchtigung der Mobilität und/oder der Körperhaltung mit erhöhter Sturzgefährdung.

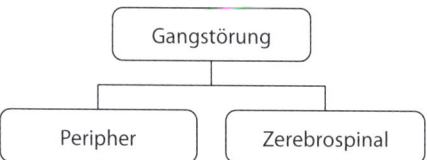

2.8.2 Merkmale

- **Periphere Gangstörungen**

Hauptsächliche Ursachen sind degenerative Knochenerkrankungen, Neuro- und Myopathien.

Symptome/Kennzeichen		Ursache
Parese der Fußhebung, klatschendes Auftreten	Einseitig (Steppergang, Hahnentritt, Storchengang)	Läsion des N. peroneus, L5-Nervenwurzelläsion
	Beidseitig	Polyneuropathie, Polyradikulopathie, Motoneuron-Krankheit

Symptome/Kennzeichen		Ursache
„Watschelgang", „Entengang"	Ein- oder beidseitige Schwäche der Glutealmuskulatur	Parese der Hüftabduktoren (Mm. gluteus medius/ minimus) → Trendelenburg-Zeichen bei ausgeprägter Parese (Beckenabkippung zur Gegenseite bei Einbeinstand), Hüftdysplasie, hohe Hüftluxation
	Mit kompensatorischer Rumpfbeugung zur betroffenen Seite → Duchenne-Hinken/-Zeichen	Muskeldystrophie
Hüft-/Beinschmerzen beim Gehen, verkürzte Belastung des schmerzenden Beines → Humpeln	Beckendrehung zur betroffenen Seite (Versteifungshinken)	Koxarthrose (primär, sekundär)
	Schonhaltung, Fehlbelastung (Schonhinken)	Gonarthrose, Hallux rigidus, Genu recurvatum (Quadrizepsparese, posttraumatisch, Spitzfuß), Ankylose, rheumatoide Arthritis
	Belastungsabhängige, zunehmend ausstrahlende Schmerzen in beide Beine (Claudicatio spinalis)	Lumbale Spinalkanalstenose
Stand-/Gangunsicherheit, ausladende, ungezielte Beinbewegungen mit stampfendem Auftreten	Bei schlechter Beleuchtung, Dunkelheit, Visusminderung verstärkt	Sensible/afferente Ataxie (Polyneuropathie, Polyradikulopathie)
Langsames, beschwerliches, breitbeiniges Gangbild, kleine Schritte	Erschwertes Aufstehen aus dem Sitzen, mühsames Treppensteigen, reduzierte Armmitbewegungen	Sarkopenie, Gebrechlichkeit (Frailty), Myopathie

Anlassbezogene neurologische Untersuchung

▪ Zerebrospinale Gangstörungen

Insbesondere verursachen vaskuläre, neurodegenerative oder psychosomatische Erkrankungen Gangstörungen.

Symptome/Kennzeichen		Ursache
Breitbeiniger, unsicherer, zögernder Gang, verkürzte, unregelmäßige Schrittfolge mit drehenden Rumpfbewegungen	Ataktischer Gang	Hirnstammläsion, Kleinhirnläsion/-erkrankung (zerebellare Ataxie), zervikale Myelopathie
Keine Symptome in Ruhe (Sitzen, Liegen), verstärkt bei schlechter Beleuchtung/ Dunkelheit, unebenem Boden, Abweichung zur Seite		Unilaterale oder bilaterale Vestibulopathie, sensible Ataxie bei Hinterstrangläsion (funikuläre Myelose, Tabes dorsalis)
Torkelnd, schwankend, ausladende Körperbewegungen		Akute einseitige Vestibulopathie, Intoxikation (Alkohol, Drogen), medikamentös (Neuroleptika, Benzodiazepine, Antiepileptika, Antidepressiva)
Versteifte Beinhaltung mit bogenförmiger seitlicher Beinbewegung (Zirkumduktion), die Fußspitze des gestreckten Beines schleift auf dem Boden, Arm in Beugehaltung	Spastischer Gang	Schlaganfall mit spastischer Hemiparese (Wernicke-Mann-Gangbild), multiple Sklerose
Langsames Gehen mit schiebenden, steifen Beinbewegungen, Beine vermehrt adduziert (Scherengang)		Paraparese mit Spastik z. B. bei multipler Sklerose, spinaler Raumforderung, zervikaler Myelopathie, Myelitis, spinalem Infarkt, hereditärer spastischer Spinalparalyse, primärer Lateralsklerose
Startverzögerung. Schlurfendes, verlangsamtes, breitbeiniges kleinschrittiges Gehen, Füße streifen schiebend über den Boden, marionettenartige Bewegungen („Robotergang"), Standunsicherheit (posturale Instabilität), teilweise spärliche Armmitbewegungen	Hypokinetischer, verzögerter Gang, frontale Gangstörung	Parkinson-Krankheit, Multisystematrophie, progressive supranukleäre Parese, Frontalhirnläsion/-tumor, Normaldruckhydrozephalus, subkortikale vaskuläre Enzephalopathie, Alzheimer-Krankheit

Symptome/Kennzeichen		Ursache
Vorsichtig, zögerndes, verlangsamtes, breitbasiges, kleinschrittiges Gehen („walking on ice"), deutliche Besserung mit (leichter) Hilfestellung	Ängstlicher, übermäßig vorsichtiger (protektiver) Gang	Im höheren Lebensalter („fear of falling" = FOF), bei kognitiven Störungen/Demenz, Visusminderung
Unwillkürliche, ruckartige, ausladende oder drehende Bewegungen, können nur situationsgebunden auftreten (Rennen, Rückwärtsgehen)	Gangstörung bei Dystonie	Chorea Huntington, Wilson-Krankheit, Dopa-responsive Dystonie, Hemiballismus
Bizarrer, deutlich verlangsamter Bewegungsablauf, angestrengt wirkende, zögernde, zittrig-ausladende Bewegungsmuster, plötzliches Einknicken, ohne zu stürzen	Psychogene Gangstörung	Psychosomatische Störung, Simulation

2.8.3 Anamnese

Kernfragen		Hinweis auf
Stürze	Sturzhäufigkeit in den vergangenen 4–6 Monaten, Art und Schwere der Sturz-Verletzungen	Erhöhtes Sturzrisiko insbesondere bei Fußheberparese(n), ataktischer, spastischer oder frontaler Gangstörung
Sensibilitätsstörungen	Parästhesien und/oder Dysästhesien	Distal: Arme und Beine → zervikale Myelopathie, Beine → Polyneuropathie, Polyradikulopathie, lumbale Spinalkanalstenose
Blasenstörungen	Gleichzeitig mit Beginn der Gangstörung	Spinale Raumforderung, Schlaganfall
	Im Verlauf seit Beginn der Gangstörung	Lumbale Spinalkanalstenose, zervikale Myelopathie, Normaldruckhydrozephalus, Frontalhirntumor

Anlassbezogene neurologische Untersuchung

Kernfragen		Hinweis auf
Kognitive Störungen	(Zunehmende) Gedächtnis-/ Orientierungsstörungen	Subkortikale vaskuläre Enzephalopathie, Normaldruckhydrozephalus, Frontalhirntumor, progressive supranukleäre Parese
Situativ zunehmende Gangstörungen	Schmerzen/ Beinschwäche, zunehmend beim Gehen, Rückgang in Ruhe (Stehen, Sitzen)	Lumbale Spinalkanalstenose
	Verstärkt im Dunkeln, bei unebener Bodenbeschaffenheit	Uni-/bilaterale Vestibulopathie, Polyneuropathie, sensible Ataxie
	Verstärkt außerhalb der Wohnung	Ängstliche Gangstörung, phobischer Schwankschwindel
	Sehstörungen (Oszillopsien) bei Kopfbewegungen, im Gehen	Bilaterale Vestibulopathie
Medikamente	Neuroleptika, Sedativa, Antidepressiva, Diuretika, Antihypertensiva, Antiarrhythmika	
Substanzgebrauch	Alkohol, psychotrope Substanzen	

2.8.4 Untersuchung

Prüfung		Beurteilung
Gangbild	Patient geht in selbstgewähltem Tempo	Körperhaltung, Gehgeschwindigkeit, asymmetrische Bewegungen, Bewegungsrhythmus, Schrittweite, Variabilität, Hinken, Fußstellung, Koordination (taumeln, schwanken, schleudernde Bewegungen)
Aufstehen aus dem Sitz	Mit verschränkten Armen	Aufstehen ohne Armhilfe (Muskelkraft Becken/Oberschenkel)
	Gehimpuls	Startverzögerung (z. B. bei Parkinson-Syndrom, subkortikaler vaskulärer Enzephalopathie)

Prüfung			Beurteilung
Koordination		Romberg-Versuch, Tandem-Stand, Seiltänzergang	Standsicherheit (Störung bei Polyneuropathie, spinaler Hinterstrangläsion, vestibulärer oder zerebellarer Erkrankung)
		Trendelenburg-Zeichen (s. ◘ Abb. 2.30)	Absinken des Beckens zur Gegenseite (Parese Mm. gluteus medius/minimus)
		Finger-Nase-Versuch, Finger-Finger-Versuch	Zielgenauigkeit (gestört bei Kleinhirnläsion, spastischer Parese)
		Knie-Hacke-Versuch	
		Zugtest (Pull-Test)	Posturale Stabilität
Okulomotorik		Augenbewegungen	Blickrichtungsnystagmus bei Kleinhirnläsion/Intoxikation, vertikale Blickparese bei progressiver supranukleärer Parese
Reflexe		Muskeleigenreflexe	Abgeschwächt/ausgefallen (Polyneuropathie, Polyradikulopathie), lebhaft/gesteigert (Spastik)
		Pathologische Reflexe	Babinski-Reflex (bei spastischer Parese, zerebrospinaler Läsion)
Muskelatrophie, Kraftprüfung, Muskeltonus		s. ► Abschn. 2.11	Neuromuskuläre Defizite
Sensibilität		s. ► Abschn. 2.18	Sensibilitätsstörungen
Funktionsprüfung der Gelenke		Halswirbelsäule, Schultergelenk, Hüftgelenk, Kniegelenk, Sprunggelenk	Bewegungseinschränkungen (Dokumentation mit Neutral-Null-Methode), Schmerzen

- **Testinstrument**

Short Physical Performance Battery (SPPB), s. ▶ Abschn. 2.22.

2.8.5 Kurzbefund

		Ja	Nein
Anamnese	Sturzgefährdung		
	Blasenstörungen		
	Kognitive Störungen		
	Belastungsabhängige Schmerzen		
Untersuchung	Fußheberparese		
	Hemiparese		
	Paraparese		
	Spastische Gangstörung		
	Hypokinetische Gangstörung		
	Ataktische Gangstörung		
	Trendelenburg-Zeichen		
	Romberg-Versuch pathologisch		
	Sensibilitätsstörungen peripher (z. B. sockenförmig, radikulär)		
	Sensibilitätsstörungen zentral (z. B. Hemihypästhesie)		
Beurteilung	Periphere Gangstörung		
	Zerebrospinale Gangstörung		
	Orthopädische Gangstörung		
	Psychogene Gangstörung		
Aktion	Neurologische Konsiliaruntersuchung		
	Orthopädische Konsiliaruntersuchung		

2.8.6 Abbildungen und Videos

Im Folgenden finden sich Darstellungen zu den genannten Untersuchungsmethoden (◘ Abb. 2.39, 2.40, 2.41, 2.42, 2.43 und 2.44).

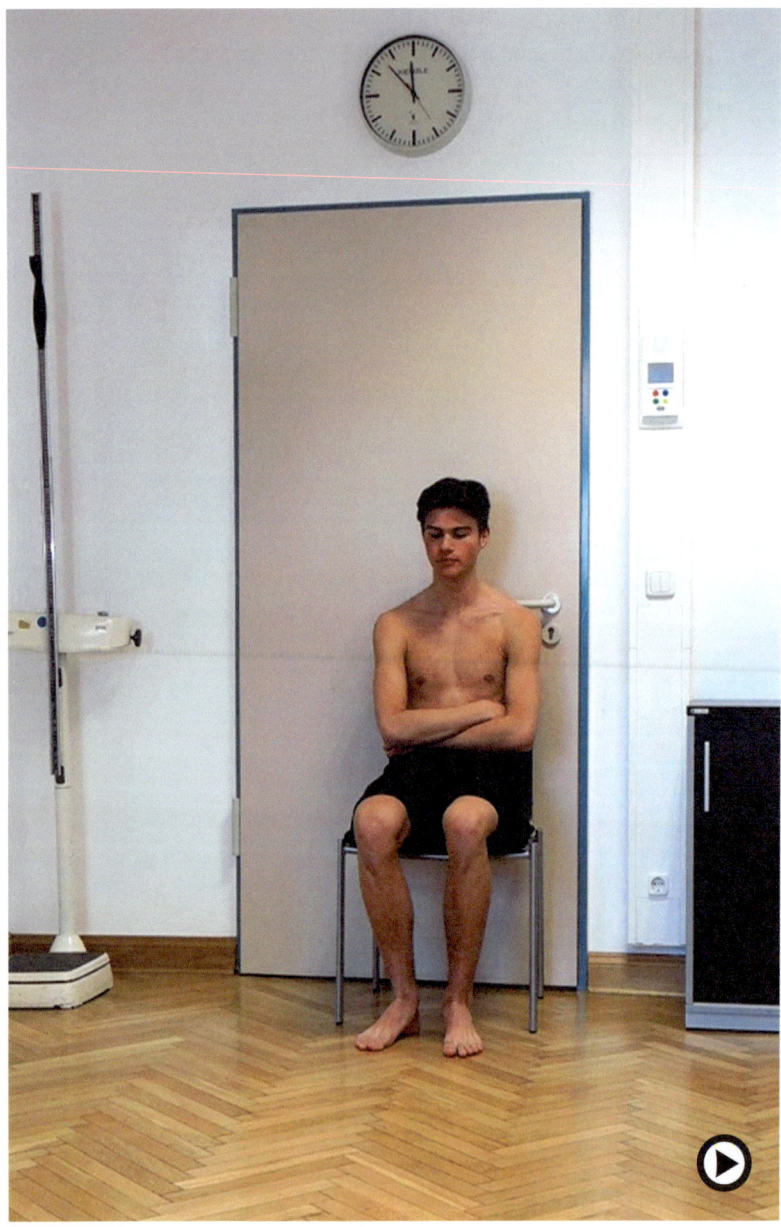

Abb. 2.39 Prüfung der Kraft der Becken-/Oberschenkelmuskultur, der Schnelligkeit des Aufstehens mit verschränkten Armen aus dem Sitzen und des Gangbildes (https://doi.org/10.1007/000-2me)

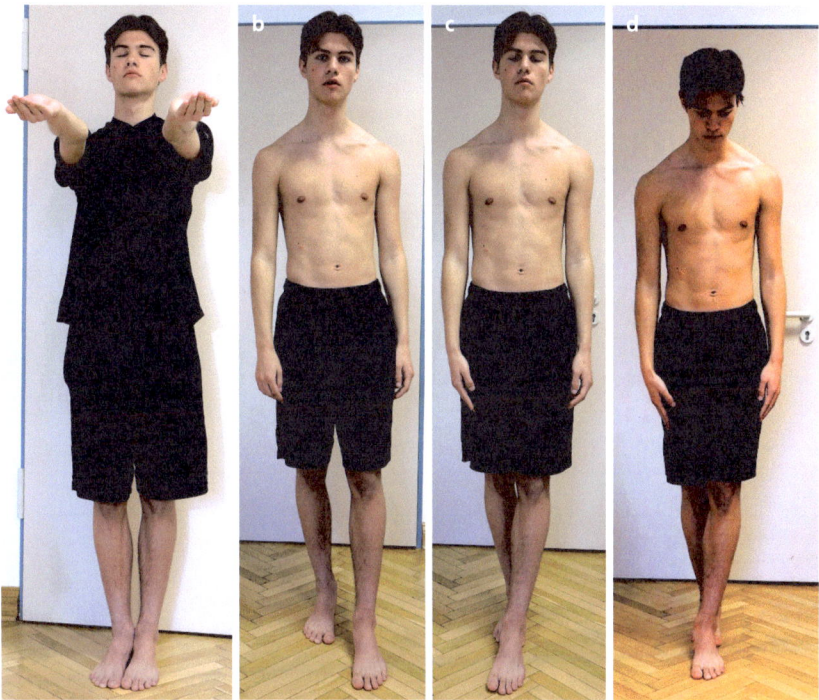

Abb. 2.40 a–d Romberg-Versuch zur Beurteilung der Standsicherheit. Prüfung mit enger Beinstellung, geschlossenen Augen und ausgestreckten Armen. Geringer ausgeprägte Koordinationsstörungen können durch eine erschwerte Ausführung des Romberg-Versuches (Tandem-Stand) und/oder Seiltänzergangs (Video), jeweils mit offenen oder geschlossenen Augen, verdeutlicht werden (Video ◘ Abb. 4.51)

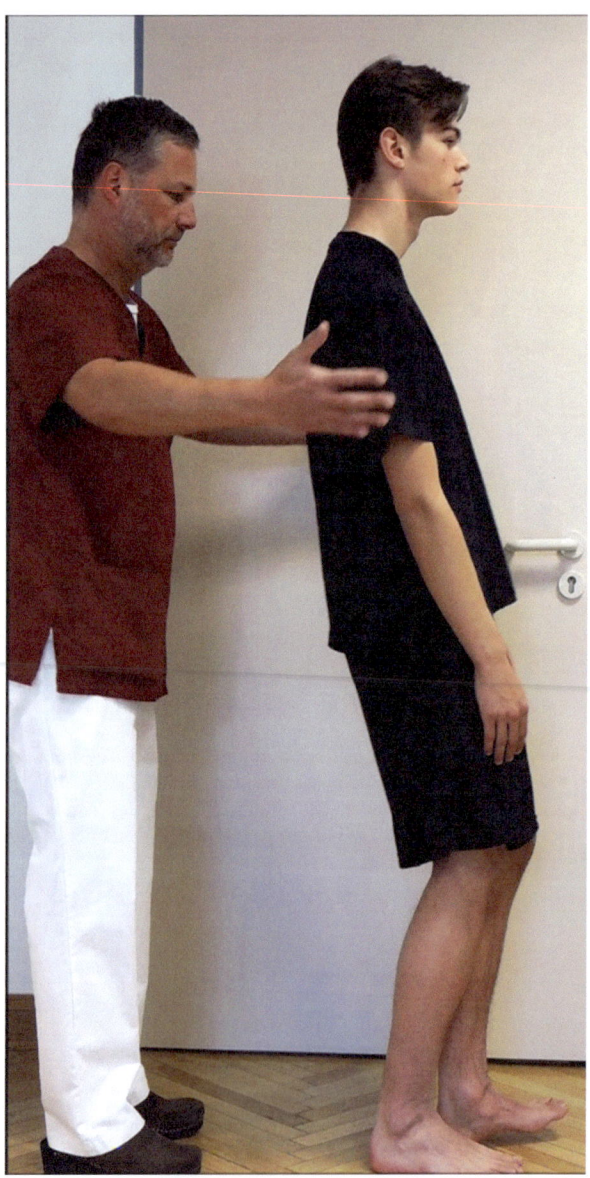

○ **Abb. 2.41** Zugtest (Pull-Test) zur Prüfung der Reflexe zur Gleichgewichtskontrolle (posturale Reflexe). Aus dem Stand mit leicht offener Beinstellung und geöffneten Augen erfolgt nach Ankündigung durch den hinter dem Patienten stehenden Untersucher ein kräftiger Zug an beiden Schultern nach dorsal. Bei mehr als zwei Ausfallschritten oder Zurückfallen (Retropulsion) ist eine posturale Instabilität vorhanden (Video ○ Abb. 4.67)

Anlassbezogene neurologische Untersuchung

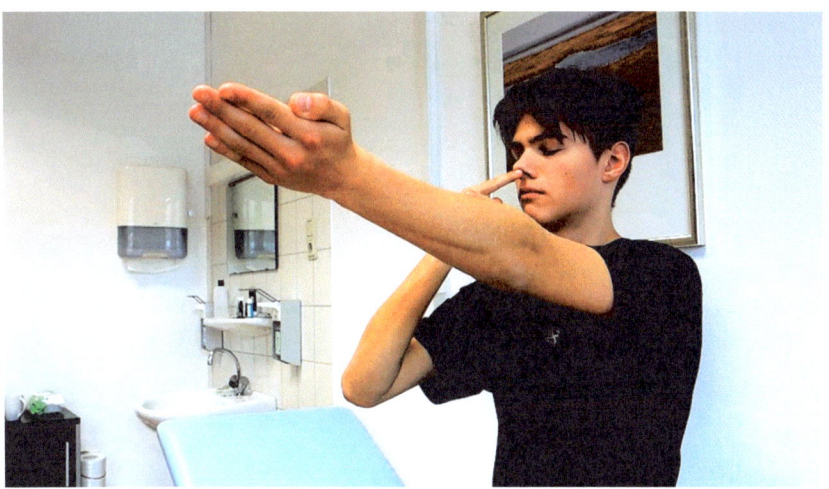

◘ Abb. 2.42 Finger-Nase-Versuch zur Prüfung der Zielgenauigkeit und koordinierten Zielbewegung. Störungen treten als Dysmetrie (hypo- bzw. hypermetrisch) oder unsichere Bewegungslinie (Tremor) mit terminal zunehmender Amplitude (Intentionstremor) auf (Video ◘ Abb. 4.64)

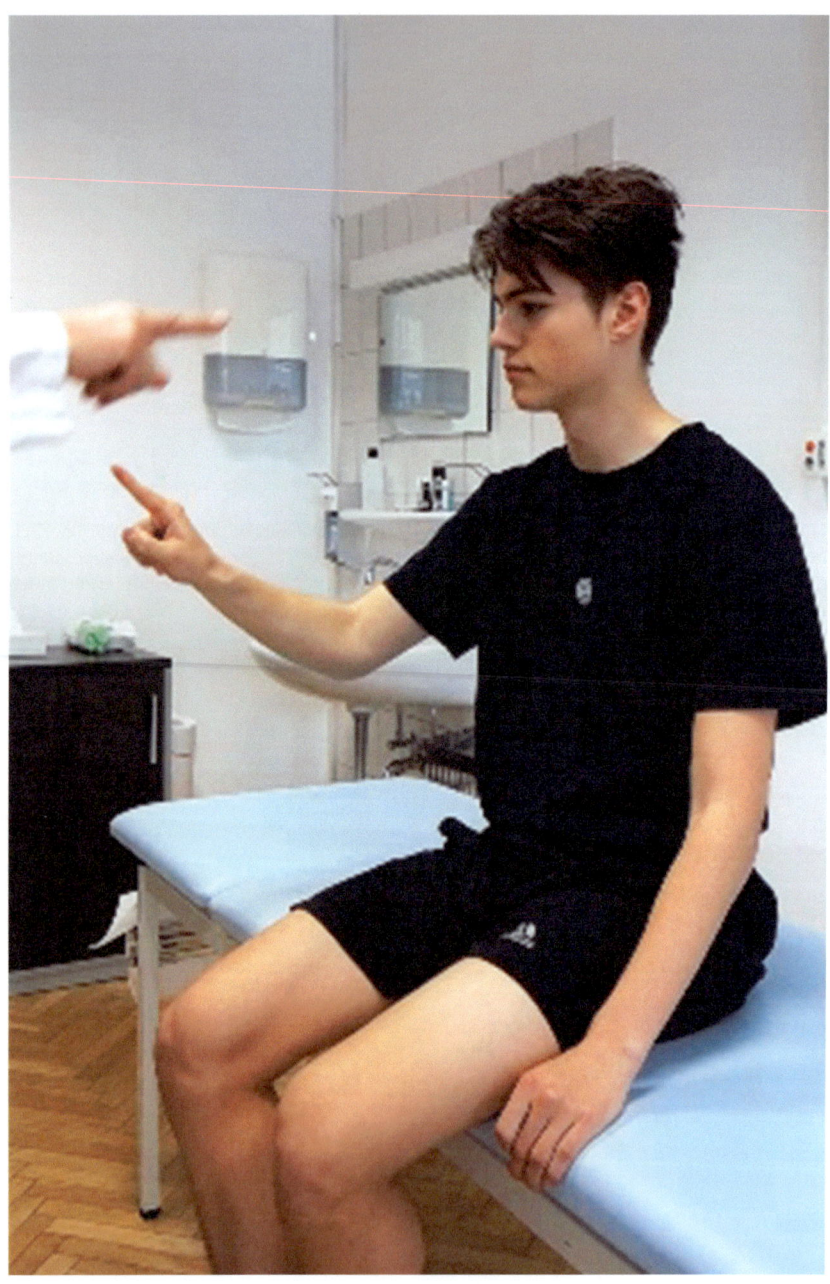

◘ **Abb. 2.43** Finger-Finger-Versuch. Zusätzlich zu den Prüfungen beim Finger-Nase-Versuch werden hier die Reaktionsschnelligkeit und die Augen-Arm-Hand Koordination geprüft (Video ◘ Abb. 4.65)

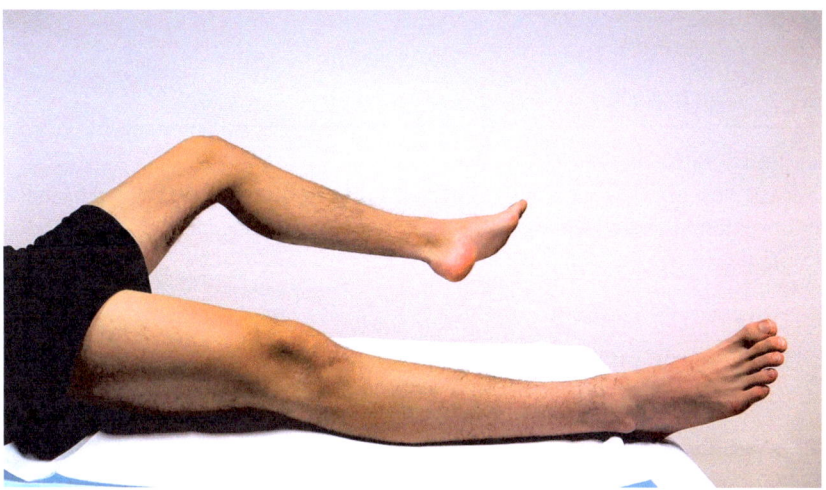

◘ **Abb. 2.44** Knie-Hacke-Versuch. Im Liegen Prüfung der koordinierten Bewegung der Ferse ab Kniehöhe entlang der Schienbeinkante. Eine ungenaue Positionierung der Ferse (Oberschenkel statt Knie, Verfehlung des Knies) und/oder einer ungenauen Folge entlang der Schienbeinkante tritt bei einer Dysmetrie, Ataxie oder leichten Beinparese auf (Video ◘ Abb. 4.66)

2.9 Gedächtnisstörung

Annemarie Gawehn

2.9.1 Ausgangslage

Beeinträchtigung oder Verlust erworbener Gedächtnisinhalte (Amnesie). Hinzu können unterschiedliche Störungen der Informationsaufnahme, Informationsverarbeitung, Orientierung, Sprache, Urteilskraft, Abstraktionsfähigkeit sowie der zielgerichteten und zweckmäßigen Handlungsweise kommen.

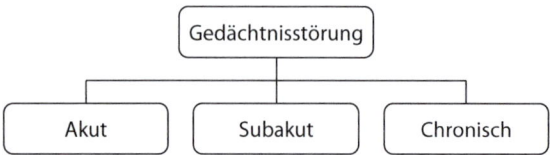

2.9.2 Merkmale

- **Retrograde Amnesie**

Verlust von erst kürzlich gespeicherten und erlernten Informationen, meist nach einem Schädel-Hirn-Trauma. Länger zurückliegende Begebenheiten können erinnert werden.

- **Anterograde Amnesie**

Mangelnde Fähigkeit, neue Informationen zu lernen, zu speichern und wiederzugeben.

- **Konfabulation**

Gedächtnislücken werden durch ungenaue, falsche, nicht plausible Angaben ausgefüllt.

- **Demenz-Kriterien (F00-F09 in ICD-10-GM Version 2020):**
  — Verlust alltagspraktischer Fähigkeiten (z. B. Dokumentation mit Barthel-Index)
  — Es sind wenigstens zwei von folgenden kognitiven Funktionen beeinträchtigt (aufgrund Eigen-/Fremdanamnese, neuropsychologischer Tests):
    – Gedächtnisfunktion,
    – Urteilsfähigkeit,
    – Erledigung komplexer Aufgaben,
    – Sprache,
    – räumlich visuelle Zuordnung,
    – Persönlichkeit,
    – Verhalten.
  — Die Symptome sind mindestens seit 6 Monaten vorhanden.
  — Ein Delir oder eine psychiatrische Erkrankung sind ausgeschlossen.

Erkrankungen mit Gedächtnisstörungen		
Beginn	Syndrom/Ursache	Kennzeichen/Beispiel
Akut (Sekunden bis Stunden)	Delir	s. ▶ Abschn. 2.6
	Enzephalitis	Herpesenzephalitis, limbische Enzephalitis
	Funktionelle (dissoziative, psychogene) Amnesie	Akzentuierte Störung des Erinnerungsvermögens für persönliche traumatisierende emotionale Erlebnisse (isolierte retrograde Amnesie, Gedächtnislücke), Merkfähigkeit bleibt erhalten (keine wiederkehrenden gleichen Fragen), kann Minuten bis Jahre andauern
	Intoxikation	Alkohol („Blackout"), Ketamin, Kohlenmonoxid
	Medikamente	Benzodiazepine als Sedativa/Hypnotika, SSRI, Ranitidin. Amnesie zumeist anterograd für die Wirkzeit der Medikamente
	Metabolisch	Hypoglykämie, Wernicke-Enzephalopathie, Hyponatriämie. Amnesie häufig retro- und anterograd
	Posttraumatische Amnesie	Nach leichtem bis mittlerem Schädel-Hirn-Trauma („Commotio cerebri"). Amnesie für Sekunden bis 24 h
	Transiente epileptische Amnesie (TEA)	Kurzdauernde (meist 20–30 min) wiederkehrende Amnesie ohne Störung weiterer kognitiver Funktionen. Meist nach dem Aufwachen aus dem Schlaf, Geruchshalluzinationen und Automatismen können begleitend auftreten, die Merkfähigkeit kann ungestört sein, Vorkommen mittleres bis höheres Lebensalter
	Transiente globale Amnesie (TGA; amnestische Episode)	Maximal 24 h (im Mittel 6–8 h) andauernde Gedächtnisstörung ohne Beeinträchtigung des Bewusstseins. Oft nach vorhergehender körperlicher oder emotionaler Belastung, selten nach zerebraler Angiographie. Betroffene stellen mehrfach gleiche Fragen, Vorkommen mittleres bis höheres Lebensalter
	Vaskuläre Amnesie	Thalamusinfarkt (beidseitig), Basilaristhrombose, Infarkt der A. cerebri posterior, Ruptur A. communicans anterior Aneurysma
Subakut (Stunden bis Tage)	Epilepsie	Non-konvulsiver Status epilepticus (NKSE)
	Medikamente	Benzodiazepine, trizyklische Antidepressiva
	Metabolisch	Hypothyreose, Leber- (Leberzirrhose)/Nierenfunktionsstörung (Urämie)
	Schädel-Hirn-Trauma	Subduralhämatom

Erkrankungen mit Gedächtnisstörungen		
Beginn	**Syndrom/Ursache**	**Kennzeichen/Beispiel**
Chronisch progredient (länger als 12 Wochen)	Chronische Intoxikation	Alkohol, Drogen, Medikamente
	Entzündliche, immunvermittelte Erkrankungen	Neurosarkoidose, limbische Enzephalitis, multiple Sklerose
	Hypoxisch-ischämische Enzephalopathie	Nach Herz-Kreislauf-Stillstand, Kohlenmonoxidintoxikation
	Infektionskrankheit	Progressive multifokale Leukenzephalopathie (PML), Neurosyphilis, Whipple-Krankheit, Creutzfeldt-Jakob-Krankheit (CJD), Residualsymptom nach einer Herpes-Enzephalitis, HIV-Enzephalopathie
	Korsakow-Syndrom	Residualzustand einer Wernicke-Enzephalopathie
	Genetisch	M. Wilson, mitochondriale Enzephalopathie/ MELAS, Huntington-Krankheit
	Neoplasie	Maligner Hirntumor (z. B. Glioblastom), Metastase/Meningeosis neoplastica
	Neurodegenerative Erkrankung	Leichte kognitive Beeinträchtigung („mild cognitive impairment" = MCI), Demenz vom Alzheimer-Typ, Demenz mit Lewy-Körpern, Demenz bei Parkinson-Krankheit, vaskuläre Demenz, frontotemporale Demenz, progressive supranukleäre Blickparese, kortikobasale Degeneration
	Normaldruck-Hydrozephalus	Gangstörung, Demenz, Harninkontinenz (Hakim-Trias)
	Psychiatrische Erkrankung	Depression
	Schweres Schädel-Hirn-Trauma	Posttraumatische Amnesie
	Vaskuläre Enzephalopathie	Territoriale (strategische) Hirninfarkte, Mikroangiopathie (subkortikale vaskuläre Enzephalopathie = SVE, Amyloidangiopathie, Vaskulitis, CADASIL, CARASIL, M. Fabry)

Anlassbezogene neurologische Untersuchung

2.9.3 Anamnese

Kernfragen		Hinweis auf
Seit wann fallen die Gedächtnisstörung und eventuelle weitere Beschwerden auf (Mitteilung vom Betroffenen/ Angehörigen/Begleitpersonen)	Akut – subakut	Schädel-Hirn-Trauma, Hypoglykämie, TGA, TEA, Thalamusinfarkt, Wernicke-Enzephalopathie, Herpesenzephalitis, Intoxikation
	Allmählich – chronisch progredient	MCI, Alzheimer-Krankheit, Parkinson-Krankheit, Normaldruck-Hydrozephalus, vaskuläre Enzephalopathie, Hirntumor/-Metastase, M. Wilson, CJD, PML, Depression
Begleitbeschwerden	Kopfschmerzen	Subduralhämatom
	Infektion, Fieber	Enzephalitis
Vorerkrankungen		Sturz, Schädel-Hirn-Trauma, kardiovaskuläre Erkrankungen (Herzrhythmusstörungen, Bluthochdruck, koronare Herzkrankheit), Diabetes mellitus, Schilddrüsenerkrankungen, Epilepsie, Leber-/ Nierenerkrankung, Schlafapnoe-Syndrom, Depression oder andere psychiatrische Erkrankungen
Neurovegetative Funktionen		Schlafstörungen (gestörter Tag-/Nacht-Rhythmus, Traum-Schlaf-Verhaltensstörung), Inkontinenz
Verhaltens-/ Persönlichkeitsveränderungen		Plötzliche Änderung gewohnter Tagesabläufe und/oder sozialer Kontakte, Interessenverlust, Störung erlernter Bewegungsabläufe und Handlungen (Apraxie)
Medikamente		Insbesondere Sedativa, Analgetika, Anticholinergika, Opiate, Neuroleptika, Glukokortikoide
Alkohol, Drogen		Chronischer Konsum

2.9.4 Untersuchung

- **Akute und subakute Gedächtnisstörungen**
Eine neurologische Konsiliaruntersuchung ist erforderlich, um ggf. die gezielte weiterführende Diagnostik und Behandlung einzuleiten.

- **Chronische progrediente Gedächtnisstörungen**
Ziele der Untersuchung sind:
— Diagnostik einer behandelbaren Erkrankung (z. B. chronisches Subduralhämatom, Hirnabszess, primäres zerebrales Lymphom, Normaldruck-Hydrozephalus),
— Differenzierung primärer Demenzerkrankungen (wie vaskuläre Enzephalopathie, leichte kognitive Beeinträchtigung, Alzheimer-Krankheit, frontotemporales Demenz, Demenz bei Parkinson-Krankheit),
— Quantifizierung der kognitiven Leistungsdefizite.

Prüfung		Befund
Allgemeiner Befund	Blutdruck, kardiopulmonaler Befund, Gefäßstatus	Arterieller Hypertonus, Herzrhythmusstörung, pAVK
Mentaler Status	Orientierung	Person, Ort, Datum, Jahr
Affekt, Stimmung	Verhaltens-/ Persönlichkeitsänderung	Depression, Ängstlichkeit, Euphorie, abrupte Stimmungswechsel, leichte Reizbarkeit, Antriebsminderung, Essstörungen
Gedächtnis, Aufmerksamkeit, Denken	Gedächtnis-, Denkstörungen	Denkprozess (Gedankenablauf, Weitschweifigkeit, eingeengtes Denken, Perseveration, Ideenflucht, Inkohärenz, Abstraktionsverlust), Denkinhalt (Halluzinationen, Wahn, Ich-Störungen)

Anlassbezogene neurologische Untersuchung

Prüfung		Befund
Räumlich-visuelle Fähigkeiten, Praxie	Apraxie (◘ Abb. 2.45 Luria-Sequenz)	Neglekt, Anosognosie, Astereognosie, ideomotorische/ideatorische Apraxie, Ankleideapraxie
Sprache	Aphasie	Infarkt der A. cerebri media (Vasospasmus bei Subarachnoidalblutung, Embolie), intrazerebrale Blutung, Hirnabszess/-tumor, Enzephalitis, epileptischer Anfall („speech arrest"), Subduralhämatom, Metastase
Reflexe	Pathologische Reflexe	Babinski-Reflex (Pyramidenbahnläsion, zerebrospinale Läsion), Enthemmungsreflexe (Orbicularis-oris-Reflex/Schnauzreflex, Palmomentalreflex, Greifreflex, Saugreflex)
Motorik, Koordination, Gang	Bewegungs-, Gangstörungen	Myoklonien (Creutzfeldt-Jakob-Krankheit), Chorea (Huntington-Krankheit), Ataxie (Wernicke-Enzephalopathie), posturale Instabilität/Tremor/Rigor (Parkinson-Syndrom)
Labor	Basisuntersuchungen	Differenzialblutbild, BSG, Elektrolyte (Na^+, K^+, Cl^-, Ca^{2+}), Nieren-/Leberfunktionswerte, Blutglukose, Cholesterin, Triglyzeride, Vitamin B_1/B_{12}, Folsäure, TSH, Urinstatus

- **Testinstrumente**

Zur vereinfachten Dokumentation einer Gedächtnisstörung eignen sich der DemTect, der Mini-Mental-Status-Test (MMST), der Montreal-Cognitive-Assessment-Test (MoCA Test; ▶ https://www.mocatest.org) und der Uhren-Test.

Als alleinige Begründung der Diagnose „Demenz" ohne entsprechende klinische Befunde sind diese Kurzteste nicht geeignet. Eine ausführliche neuropsychologische Untersuchung sollte bei fraglicher oder leichtgradiger Demenz zur differenzialdiagnostischen Einordnung vorgenommen werden.

2.9.5 Kurzbefund

		Ja	Nein
Anamnese	Akuter/subakuter Beginn		
	Chronischer, progredienter Verlauf		
Untersuchung	Aphasie		
	Apraxie		
	Bewegungsstörungen		
	Räumlich-visuelle Störung		
	Pathologische Reflexe		
	MMST 21–26 (gering)		
	MMST 10–20 (leicht)		
	MMST 10–14 (mittel)		
	MMST < 10 (schwer)		
Beurteilung	Akute/subakute Gedächtnisstörung		
	Chronische/progrediente Gedächtnisstörung		
Aktion	Neurologische Konsiliaruntersuchung		
	Psychiatrische Konsiliaruntersuchung		
	Internistische Konsiliaruntersuchung		
	Neurochirurgische Konsiliaruntersuchung		

MMST: Punktwerte der Untersuchung mit dem Mini-Mental-Status-Test

Anlassbezogene neurologische Untersuchung

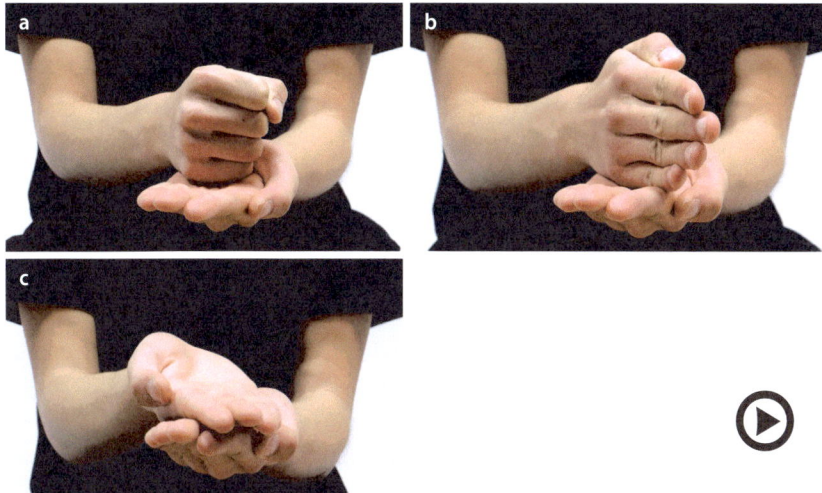

Abb. 2.45 a–c Dreistufen-Handsequenz (Luria-Sequenz) zur Untersuchung der motorischen Flexibilität. Vom Untersucher wird die Bewegungsabfolge ca. 3-mal vorgemacht. Danach soll der Patient die Sequenz mehrfach ausführen (Video). Störung bei Frontalhirnläsion, frontotemporaler und Alzheimer-Demenz (https://doi.org/10.1007/000-2md)

2.9.6 Abbildungen und Videos

Abb. 2.45 Durchführung der Luria-Sequenz (s. auch Abb. 4.1).

2.10 Kopfschmerz

Pawel Kermer

2.10.1 Ausgangslage

Schmerzen der Kopf- und Gesichtsregion, die plötzlich oder allmählich beginnen. Sie können wiederkehrend auftreten oder chronisch andauern.

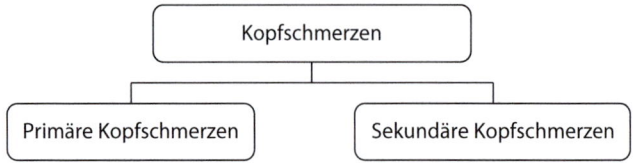

2.10.2 Merkmale

- **Primäre Kopfschmerzen**

Durch typische Symptome charakterisierte Kopfschmerzsyndrome, die nicht die Folge einer anderen Erkrankung sind.

Migräne, Kopfschmerzen vom Spannungstyp (Spannungskopfschmerzen) und Clusterkopfschmerzen treten am häufigsten auf.

Schmerztyp	Dauer (unbehandelt) (◘ Abb. 2.46)	Begleitsymptome/ Kennzeichen	Syndrom
Einseitige, pulsierende Kopfschmerzen, verstärkt durch körperliche Aktivität	4–72 h	Übelkeit, Erbrechen, gesteigerte Licht-/ Geräusch- Empfindlichkeit, Betroffene bevorzugen Ruhe im abgedunkelten Raum	Migräne ohne Aura
		Aura: den Kopfschmerzen vorausgehende, minutenlange, vollständig reversible ZNS-Symptome (visuell als „Flimmerskotom"/ Sehverlust, Sprachstörung, Parästhesien einer Körperseite, Hemiparese), anschließende Kopfschmerzen können ausbleiben	Migräne mit Aura

Schmerztyp	Dauer (unbehandelt) (◨ Abb. 2.46)	Begleitsymptome/ Kennzeichen	Syndrom
Beidseitige, drückende Kopfschmerzen, keine Verstärkung durch körperliche Aktivität	30 min bis 7 Tage	Keine Übelkeit, kein Erbrechen, es kann entweder eine gesteigerte Licht- oder eine Geräusch-Empfindlichkeit vorhanden sein, meist keine wesentliche Einschränkung körperlicher Aktivitäten	Episodischer Spannungskopfschmerz
	Stunden bis Tage oder andauernd	Leichte Übelkeit, gesteigerte Licht- oder Geräusch-Empfindlichkeit kann jeweils als Einzelsymptom hinzutreten, kein Erbrechen oder starke Übelkeit	Chronischer Spannungskopfschmerz
Immer einseitige, sehr intensive, reißend-stechende periorbitale/ temporale Schmerzen	15–180 min	Auf der Schmerzseite: Augenrötung/-tränen, Nasenlaufen/verstopfte Nase, Lidschwellung, vermehrtes Schwitzen Stirn/Gesicht, Miosis, Ptosis, agitiert, Betroffene gehen ruhelos auf und ab, überwiegend bei Männern, oft nächtliches Auftreten aus dem Schlaf heraus, Schmerzattacken treten episodisch auf (Cluster)	Clusterkopfschmerz

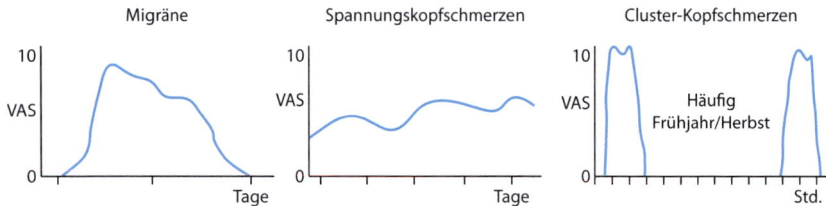

□ **Abb. 2.46** Zeitlicher Verlauf der Schmerzintensität (VAS = Visuelle Analogskala)

> **Praxistipp**
>
> Etwa 95 % aller Patienten mit Kopfschmerzen leiden unter primären Kopfschmerzen, am häufigsten unter Migräne. Der neurologische Untersuchungsbefund ist in der Regel normal. Eine bildgebende Diagnostik (CT oder MRT) ist nur bei Erstdiagnose, untypischen primären Kopfschmerzen oder pathologischem neurologischem Befund indiziert. Erstmalige primäre Kopfschmerzen nach dem 50. Lebensjahr sind sehr ungewöhnlich und daher eine Ausschlussdiagnose.

- **Sekundäre Kopfschmerzen**

Kopfschmerzen als Symptom einer Erkrankung, die die Ursache dieser Kopfschmerzen ist.

Schmerztyp	Syndrom/Ursache	Kennzeichen/Symptome
Schlagartig (perakut, Donnerschlagkopfschmerz) stärkste Kopfschmerzen	Subarachnoidalblutung	Meningismus, ggf. Übelkeit, Anisokorie, Bewusstseinstrübung, epileptischer Anfall
	Reversibles zerebrales Vasokonstriktionssyndrom (RCVS)	Im Zusammenhang mit sexueller Aktivität, körperlicher Anstrengung, vasoaktiven Drogen/Medikamenten
Akut starke Kopfschmerzen mit neurologischen Ausfällen (z. B. Hemiparese, Horner-Syndrom, Bewusstseinsstörung, epileptischer Anfall, Aphasie)	Vaskuläres Syndrom (arterielle Dissektion, arteriovenöse Malformation, primäre/sekundäre zerebrale Vaskulitis, intrazerebrale Blutung, epidurales/subdurales Hämatom, Hirnvenenthrombose, maligner Hypertonus, Hirninfarkt)	Die Kopfschmerzen projizieren sich je nach beteiligter Gefäßregion meist einseitig nuchal/okzipital, temporal, periorbital oder in die Halsregion

Schmerztyp	Syndrom/Ursache	Kennzeichen/Symptome
Akut starke Kopfschmerzen mit Fieber	Meningitis, Enzephalitis, Hirnabszess, systemische Infektion/Sepsis	Nackensteife, Photo-/Phonophobie, epileptischer Anfall, fokale neurologische Ausfälle (Hemiparese, Aphasie), Bewusstseinsstörung
Erstmalig akute Kopfschmerzen im Alter > 50 Jahre	Riesenzellarteriitis	BSG↑, meist bitemporal lokalisierte Schmerzen, Myalgie, Sehstörungen, Schmerzen beim Kauen (Claudicatio masticatoria)
Einseitiger Nacken-/Hinterkopfschmerz mit Ausstrahlung nach frontal	Zervikogene Kopfschmerzen	Durch Kopfbewegungen/bestimmte Kopfpositionen ausgelöste Schmerzen, Verstärkung durch Kopfbewegungen, eingeschränkte Kopfbeweglichkeit/Schonhaltung
Gesichtsschmerzen	Trigeminusneuralgie	Kurze, blitzartig einschießende Schmerzen immer einseitig (2./3. Ast N. trigeminus → Wange/Kinn, sehr selten 1. Ast → Stirn), Provokationsfaktoren (Essen, Rasieren, Kämmen)
	Sinusitis	Schmerzen beidseitig (Stirn, periorbital, Kieferregion), Zunahme beim Vornüberbeugen, druckschmerzhafte Nervenaustrittspunkte
	Akutes Winkelblockglaukom (Glaukomanfall)	Starke Kopf- und Augenschmerzen, Sehverlust, Mydriasis (lichtstarr), extrem harter Augapfel
Akute Kopfschmerzen bei Immunsuppression, maligner Neoplasie	Zerebrale Metastasen, Meningeosis neoplastica, opportunistische Infektion	Bewusstseinsstörung, Meningismus, epileptische Anfälle, Hemiparese
Positions-/lageabhängiger Kopfschmerz	Liquorunterdrucksyndrom (spontan, postpunktionell)	Schmerzen (frontal, okzipital, nuchal) im Stehen, Gehen, Sitzen. Rückbildung im Liegen

Schmerztyp	Syndrom/Ursache	Kennzeichen/Symptome
Chronischer holozephaler Kopfschmerz	Posttraumatischer Kopfschmerz	Beschwerden ähnlich dem chronischen Spannungskopfschmerz
	Erhöhter intrakranieller Druck (Hirndruck)	Hirntumor, chronisches Subduralhämatom
	Idiopathische intrakranielle Druckerhöhung (Pseudotumor cerebri)	Schmerzverstärkung im Liegen/morgens nach dem Aufwachen, Schmerzminderung im Stehen/Sitzen, Übelkeit, Sehstörungen. Risikofaktoren: Adipositas, endokrinologische Veränderungen, Tetrazykline, hohe Vitamin-A-Dosen
Akute Kopfschmerzen in der Schwangerschaft	Präeklampsie	Bluthochdruck, Proteinurie, Ödeme, Erbrechen, Sehstörungen
	Zerebrale Venenthrombose	Erbrechen, fokale epileptische Anfälle, Mono-/Hemiparese

2.10.3 Anamnese

Der wichtigste Teil bei der Untersuchung von Kopfschmerzen ist die Anamnese.

■ **Schritt 1**
Fragen nach sekundären Kopfschmerzen

Kernfragen		Hinweis auf
Systemische/ Allgemeinsymptome	Fieber, Schüttelfrost, Myalgien, Gewichtsverlust, Nachtschweiß, morgendliches Erbrechen	Riesenzellarteriitis, Infektion, Hirntumor, zerebrale Metastasen, Meningitis

Anlassbezogene neurologische Untersuchung

Kernfragen		Hinweis auf
Neurologische Symptome	Fokale Defizite (Paresen, Schmerzen in anderen Körperregionen), Verhaltens-/Persönlichkeitsveränderungen, Doppelbilder, wechselnde Sehstörungen	Subduralhämatom, intrazerebrale Blutung, Hirnvenenthrombose, Enzephalitis, Hirntumor, zerebrale Metastase
O („onset"), schlagartiger Beginn („Donnerschlag"), Intensität der Kopfschmerzen	Wie plötzlich und intensiv hatten die Kopfschmerzen eingesetzt, waren die Schmerzen so stark wie nie zuvor	Subarachnoidalblutung, RCVS, Sinusvenenthrombose, arterielle Dissektion
O („onset after age 50 years"), erstmaliger Kopfschmerz im Alter > 50 Jahre	In welchem Lebensalter sind die Kopfschmerzen erstmalig aufgetreten	Hirntumor, zerebrale Metastase, Vaskulitis, Riesenzellarteriitis
P („pattern change"), Veränderung vorbekannter Kopfschmerzen	Zunehmende Verschlimmerung der Schmerzen	Hirntumor, intrakranielle Drucksteigerung, chronisches Subduralhämatom
	Intensivierung mit körperlicher Belastung (Valsalva-Manöver) oder Kopfbewegungen	Sinusitis, Hirntumor
	Lageabhängige Veränderung der Schmerzen	Liquorunterdrucksyndrom, Hirntumor
	Sehstörungen (Doppelbilder, Gesichtsfeldausfall, kurzfristige Sehstörungen auf einem Auge)	Intrakranielle Drucksteigerung, Riesenzellarteriitis, Hirninfarkt, intrakranielle Blutung
	Dauerhaft vermehrte Einnahme von Medikamenten	Kopfschmerzen durch übermäßigen Medikamentengebrauch („medication overuse headache" = MOH)

Merkformel SNOOP nach Dodick 2010

> **Praxistipp**
>
> Trifft eine dieser Kategorien in „SNOOP" zu, handelt es sich sehr wahrscheinlich um einen sekundären Kopfschmerz.

- **Schritt 2**
Fragen nach primären Kopfschmerzen

Kernfragen	Hinweis auf
Treten die Kopfschmerzen wiederholt attackenartig auf	Migräne, Clusterkopfschmerz, episodischer Spannungskopfschmerz
Verhalten während der Kopfschmerzen	Ruhebedürfnis: Migräne
	Unruhe: Clusterkopfschmerz
Attackendauer, kopfschmerzfreie Intervalle	Sekunden bis Minuten: Clusterkopfschmerz
	4–72 h: Migräne
	Tage: episodischer Spannungskopfschmerz
Begleitsymptome	Fokalneurologie vor Kopfschmerzen: Migräne mit Aura
	Rhinorrhoe, Lakrimation, Chemosis: bei Clusterkopfschmerz häufig
	Licht/Geräusche unangenehm (Photo-/Phonophobie): bei Migräne häufig, beim Spannungskopfschmerz möglich
	Schwindel, Übelkeit, Erbrechen: Migräne mit/ohne Aura, vestibuläre Migräne (auch ohne Kopfschmerzen)
	Dysarthrie, Schwindel, Tinnitus, Doppelbilder: Migräne mit Hirnstammaura („Basilarismigräne")
Beeinträchtigen der Alltagsaktivitäten durch die Kopfschmerzen	Migräne, Clusterkopfschmerz, beim Spannungskopfschmerz ist die Beeinträchtigung gewöhnlich nicht hoch (Arbeitsfähigkeit meist gegeben)
Gefühl des zu engen Huts, Schraubstockgefühl	Episodischer/chronischer Spannungskopfschmerz

2.10.4 Untersuchung

Prüfung	Hinweis auf
Fieber, Nackensteife, Meningismus, Übelkeit, Erbrechen	Meningitis, Enzephalitis, Subarachnoidalblutung
Positives Zeichen nach Kernig, Bragard, Brudzinski und/oder Lasègue	
Schmerzunahme bei Kopf-/Rumpfbeugung, seitenbetonte druckschmerzhafte Nervenaustrittspunkte	Sinusitis
Pupillendifferenz, Doppelbilder, Gesichtsfeldausfall	Aneurysma, Subarachnoidalblutung, erhöhter intrakranieller Druck (Hirndruck)
Sehstörung auf einem Auge	Migräne mit Aura, Riesenzellarteriitis, akutes Winkelblockglaukom
Hemiparese, Aphasie	Intrazerebrale Blutung, Hirninfarkt, Hirntumor/-metastase, arterielle Dissektion
Bewusstseinsstörung	Intrazerebrale Blutung, Subarachnoidalblutung
Verhaltens-/Persönlichkeitsveränderung	Hirntumor
Horner-Syndrom, Schmerzen im lateralen Halsdreieck	Dissektion der A. carotis

Praxistipp

Bei primären Kopfschmerzen ist der neurologische Befund normal.

Neben Fieber, Schnupfen, Husten und Halsschmerzen stehen bei Atemwegsinfekten häufig holozephale bzw. frontal betonte Kopfschmerzen im Vordergrund der Beschwerden.

2.10.5 Kurzbefund

		Ja	Nein
Anamnese	Hinweis auf primäre Kopfschmerzen		
	Hinweis auf sekundäre Kopfschmerzen		
Untersuchung	Primäre Kopfschmerzen: Normalbefund		
	Sekundäre Kopfschmerzen: entsprechender pathologischer Befund		
Beurteilung/Verdacht auf	Migräne mit/ohne Aura		
	Spannungskopfschmerz episodisch/chronisch		
	Clusterkopfschmerz		
	Meningitis		
	Enzephalitis		
	Subarachnoidalblutung		
	Zerebrale Raumforderung		
	Riesenzellarteriitis		
	Akutes Winkelblockglaukom		
	Erhöhter intrakranieller Druck		
	Sinusitis		
	Posttraumatische Kopfschmerzen		
	Subduralhämatom		
Aktion	Neurologische Konsiliaruntersuchung		
	HNO-ärztliche Konsiliaruntersuchung		
	Augenärztliche Konsiliaruntersuchung		
	Neurochirurgische Konsiliaruntersuchung		
	Internistische Konsiliaruntersuchung		

2.11 Lähmung

Matthias Kaste

2.11.1 Ausgangslage

Kompletter (Plegie) oder partieller (Parese) Verlust der Muskelkraft.

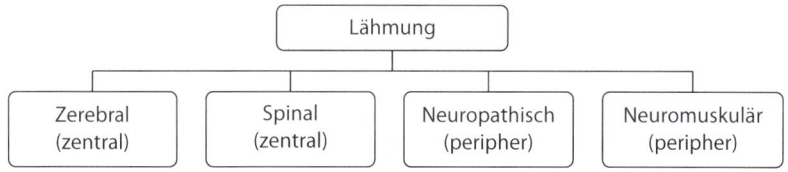

2.11.2 Merkmale

- **Zerebrale Lähmung**

Die Lähmung betrifft nicht einzelne Muskeln, sondern Muskelgruppen. Neurogene Muskelatrophien finden sich nicht. Feinmotorische Tätigkeiten sind meist deutlicher als die (grobe) Kraftentwicklung eingeschränkt. Die körpernahe Muskulatur ist wenig bis gar nicht von der Lähmung betroffen. Weitere klinische Befunde sind Spastik, insbesondere der Flexoren (Arme) und Extensoren (Beine), gesteigerte Muskeleigenreflexe, abgeschwächte oder aufgehobene Fremdreflexe sowie pathologische Reflexe (z. B. Babinski-Reflex).

- **Spinale Lähmung**

Akute komplette spinale Querschnittsyndrome führen zu einem Ausfall aller vegetativen Funktionen (wie Blase, Darm, Schwitzen), der Muskeleigenreflexe und der Sensibilität (spinaler Schock) unterhalb der Rückenmarkläsion. Atemlähmung bei Läsionen oberhalb des 3. Halswirbelkörpers (C4).

Chronische komplette spinale Querschnittsyndrome verursachen vegetative Funktionsstörungen, eine Tetra- oder Paraspastik und Sensibilitätsstörungen unterhalb der spinalen Läsionshöhe.

Bei inkompletten spinalen Querschnittsyndromen entstehen, abhängig von dem Umfang der Rückenmarkläsion, unterschiedliche klinische Syndrome.

- **Neuropathische Lähmung**

Der Kraftverlust der innervierten Muskeln oder Muskelgruppen entspricht dem Versorgungsgebiet der betroffenen Nervenwurzel bzw. dem peripheren Nerven. Nach etwa 3 Wochen treten zunehmende Muskelatrophien auf. Darüber hinaus sind typische klinische Befunde ein reduzierter (schlaffer) Muskeltonus, abgeschwächte bis aufgehobene Muskeleigenreflexe und Faszikulationen.

- **Neuromuskuläre Lähmung**

Die belastungsabhängige myasthene Schwäche wird durch eine gestörte neuromuskuläre Übertragung verursacht. Kennzeichnender Befund ist eine fluktuierend-zunehmende Schwäche im Tagesverlauf, die sich in Ruhephasen bessert.

Eine myopathische Schwäche ist die Folge eines primären (z. B. Muskeldystrophie) oder sekundären (z. B. bei Hypo-/oder Hyperthyreose, Rhabdomyolyse) Muskelschädigung. Die Muskeleigenreflexe sind entsprechend der Kraftminderung der Muskulatur abgeschwächt auslösbar. Pathologische Reflexe fehlen. Ausmaß und Lokalisation von Muskelatrophien sind abhängig von der zugrunde liegenden Muskelkrankheit und entsprechen nicht dem Innervationsmuster von Nervenwurzeln oder peripheren Nerven.

Die Sensibilität ist bei neuromuskulären Lähmungen ungestört.

Merkmale von zentralen, peripheren und neuromuskulären Lähmungen			
Syndrom	Symptom	Ursache	Anmerkung
Zerebrale Lähmung			
Kortikale Monoparese	Schlaffe distale Lähmung des Armes oder Beines, abgeschwächte MER, kein Babinski-Reflex	Kontralaterale kortikale fokale Läsion der Präzentralregion	Differenzialdiagnose zur (peripheren) Radialis- bzw. Peroneusparese

Merkmale von zentralen, peripheren und neuromuskulären Lähmungen

Syndrom	Symptom	Ursache	Anmerkung
Hemiparese, Hemiplegie	Ungleich ausgeprägte spastische Lähmung einer Körperseite	Kortikale/ subkortikale Läsion des Motorkortex (erstes Motoneuron)	Abhängig vom Läsionsort kann die Lähmung betont Gesicht, Arm oder Bein betreffen bzw. von weiteren kortikalen Syndromen begleitet sein (Aphasie, Neglekt, Apraxie)
	Durchgängige spastische Lähmung einer Körperseite	Läsion der Capsula interna	Meist zusätzlich Sensibilitätsstörungen (Hemihypästhesie)
		Basalganglienläsion	Meist ohne Sensibilitätsstörungen („pure motor stroke"), kein Neglekt, keine Aphasie
	Schwäche einer Körperseite mit ausgeprägten Sensibilitätsstörungen	Thalamusläsion	Meist vorübergehende Hemiparese, begleitend Hemiataxie, homonyme Hemianopsie
Hirnstammsyndrom	Spastische Lähmung einer Körperseite plus Sensibilitätsstörungen, Hirnnervenläsion und weitere Hinstammsymptome	Läsion mesenzephal, pontin oder Medulla oblongata	Gekreuzte Syndrome (z. B. ipsilaterale Okulomotoriusparese + kontralaterale Hemiparese = Weber-Syndrom, Wallenberg-Syndrom)
Man-in-the-barrel-Syndrom	Spastische Lähmung beider Arme	Beidseitige Marklagerläsion (Grenzzone A. cerebri anterior/ media)	Differenzialdiagnose: hohe Halsmarkläsion (A.-spinalis-anterior-Syndrom), amyotrophe Lateralsklerose (keine Sensibilitätsstörungen)
Mantelkantensyndrom	Spastische Lähmung beider Beine	Kortikale präzentrale bilaterale Läsion	Differenzialdiagnose zur spinalen Paraparese und zum Konus-/ Kauda-Syndrom

Merkmale von zentralen, peripheren und neuromuskulären Lähmungen			
Syndrom	Symptom	Ursache	Anmerkung
Pseudobulbärparalyse	Spastische Lähmung beider Arme und Beine	Beidseitige Läsion kortikobulbärer Bahnen	Dysphagie, Dysarthrie, emotionale Labilität („Zwangsweinen/-lachen")
Spinale Lähmung			
Komplettes spinales Querschnittsyndrom	Spastische Lähmung beider Arme und Beine	Obere/hohe Halsmarkläsion (C1–C4)	Nackenschmerzen, Atemstörung, Schulter-/Armschwäche
		Untere Halsmarkläsion (C5–C8)	Mögliches Horner-Syndrom (Halsmark, Läsionshöhe Th1), gürtelförmige Schmerzen, Atemstörungen bei oberer Brustmarkläsion
	Beidseitige Beinlähmung	Spinale Läsion in Höhe des Brustmarks	
		Lumbalmarkläsion (L1–3)	Schlaffe Paraplegie (keine Spastik) Differenzialdiagnose: Konus-Syndrom (Blasen-/Mastdarmstörung, kein Analreflex, keine Lähmung bei Läsion ab S2, Sensibilitätsstörung S3–S5), Kauda-Syndrom (neben Paraparese, reithosenähnliche Sensibilitätsstörungen, Blasen-/Mastdarmstörung)

Merkmale von zentralen, peripheren und neuromuskulären Lähmungen			
Syndrom	Symptom	Ursache	Anmerkung
Inkomplettes spinales Querschnittsyndrom	Einseitige Beinlähmung	Halbseitige Rückenmarkläsion	Ipsilaterale spastische Parese, kontralaterale dissoziierte Sensibilitätsstörung (Brown-Séquard-Syndrom)
	Initial schlaffe Paraparese, im Verlauf Spastik	Ischämie der A. spinalis anterior (A.-spinalis-anterior-Syndrom)	Ringförmig ausstrahlende Schmerzen/ Parästhesien in Läsionshöhe, dissoziierte Sensibilitätsstörungen kaudal der Läsion, Harn-/Stuhlinkontinenz
	Paraparese	Ischämie der A. spinalis posterior (sehr selten)	Hinterstrangsyndrom (Störung Lagesinn, Bewegungsempfinden, sensible Ataxie, Missempfindungen)
	Lähmung der von den betroffenen Motoneuronen innervierten Muskelgruppen	Spinale Vorderhornganglienzellen (zweites Motoneuron, Vorderhornsyndrom)	Keine Sensibilitätsstörung, Reflexe abgeschwächt oder aufgehoben, Faszikulationen, im Verlauf ausgeprägte Muskelatrophie, schmerzlos, bei Beteiligung des ersten Motoneurons (ALS) → spastische Lähmung

Merkmale von zentralen, peripheren und neuromuskulären Lähmungen

Syndrom	Symptom	Ursache	Anmerkung
Neuropathische Lähmung			
Radikuläres Syndrom, Wurzelsyndrom	Schlaffe Lähmung der von Nervenwurzeln innervierten Muskeln	Läsion eines Spinalnerven	Sensibilitätsstörungen im zugehörigen Segment, radikuläre Schmerzen
Polyradikulopathie		Läsion mehrerer Spinalnerven	Symmetrische beidseitige Paresen und Parästhesien (Guillain-Barré-Syndrom, Miller-Fisher-Syndrom), selten rein motorische Polyradikulopathien
Plexopathie, Plexusläsion	Schlaffe Lähmungen der von mehreren Nerven innervierten Muskeln	Läsion des Arm- oder Beinnervenplexus	Kombinierte sensomotorische Paresen, die dem Innervationsgebiet mehrerer peripherer Nerven entsprechen
Mononeuropathie	Schlaffe Lähmung der von einem einzelnen Nerven innervierten Muskulatur	Läsion eines peripheren Nerven	Sensomotorische (gemischter Nerv) oder motorische (rein motorischer Nerv) Ausfälle
Polyneuropathie	Schlaffe Lähmungen der von mehreren Nerven innervierten Muskulatur	Axonale und/oder demyelinisierende Läsion mehrerer peripherer Nerven	Oft distal symmetrische (handschuh-, sockenförmige) Sensibilitätsstörungen (schmerzhafte, brennende und/oder kribbelnde Parästhesien), trophische Störungen, Lähmungen beginnen meist als Fußheberparese, im Verlauf nach proximal zunehmend („dying back neuropathy")

Merkmale von zentralen, peripheren und neuromuskulären Lähmungen			
Syndrom	Symptom	Ursache	Anmerkung
Neuromuskuläre Lähmung			
Myasthenia gravis, Lambert-Eaton-Myasthenie-Syndrom (LEMS)	Myasthene Lähmung	Neuromuskuläre Übertragungsstörung	Abnorme, belastungsabhängige Ermüdbarkeit der Muskulatur, Schwerpunkt proximal, begleitend Doppelbilder, Ptosis, Dysphagie
Primäre und sekundäre Myopathien	Myopathische Lähmung	Hereditäre, metabolische, entzündliche oder toxische Ursachen	Meist beidseitig symmetrische Muskelschwäche: generalisiert (z. B. kongenitale Myopathien) oder mit Betonung der Schulter-/Beckenregion (z. B. Duchenne-Muskeldystrophie, Polymyositis), mit vorwiegend distaler (z. B. myotone Dystrophie, Einschlusskörpermyositis) bzw. kranialer (z. B. mitochondriale Myopathie, okulopharyngeale Muskeldystrophie) Manifestation

2.11.3 Anamnese

Kernfragen		Hinweis auf
Beginn und Verlauf der Lähmung	Akut (Minuten bis Stunden)	Vaskuläre Ursache (Infarkt, Blutung), Trauma (Sturz), spinale Kompression (Raumforderung, Bandscheibenvorfall)
	Subakut (Stunden bis Tage),	Guillain-Barré-Syndrom, Polymyositis, metabolisch-toxische Myopathie, Trauma (Subduralhämatom)
	Wechselnd/ belastungsabhängig	Myasthenia gravis, LEMS
	Chronisch-progredient (> 12 Wochen)	Pseudobulbärparalyse, amyotrophe Lateralsklerose, chronische inflammatorische Polyradikulitis (CIDP), Tumor (zerebral, spinal), hereditäre Myopathie
Verteilung der Lähmungen	Monoparese	Zerebrale kortikale Läsion, radikuläres Syndrom, Plexopathie, periphere Nervenläsion
	Hemiparese	Zerebrale supratentorielle oder infratentorielle Läsion
	Tetraparese	Hirnstammläsion (Blutung, Basilaristhrombose), hohes spinales komplettes/inkomplettes Querschnittsyndrom, Polyradikulitis
	Paraparese	Brustmarkläsion, Konus-/Kauda-Syndrom, Polyneuropathie, Polyradikulitis
Begleitsymptome	Schmerzen	Arm-/Beinschmerzen (s. ▶ Abschn. 2.2 und ▶ Abschn. 2.3), thorakale ring-/gürtelförmige Schmerzen (A.-spinalis-anterior-Syndrom)
	Blasen-/ Mastdarmstörungen	Beidseitige zerebrale Läsionen, komplettes/inkomplettes spinales Querschnittsyndrom
	Sensibilitätsstörungen	Umschrieben (bei Monoparese), halbseitig (bei Hemiparese), symmetrisch (bei Polyneuropathie, Polyradikulitis)

Anlassbezogene neurologische Untersuchung

Kernfragen		Hinweis auf
Medikamente	Polyneuropathie, Myopathie	Kortikosteroide, Statine
Endokrinologische/ metabolische Störungen		Hypo-/Hyperthyreose, Hyponatriämie, Hyperkalzämie, Hyperkaliämie, Diabetes mellitus
Toxische Substanzen		Alkohol, Kokain

2.11.4 Untersuchung

Prüfung	Befund
Inspektion	Stand, Gang, Körperhaltung: Vernachlässigung von Arm, Bein oder Körperseite bei willkürlichen/unwillkürlichen Bewegungen, Mimik, Wernicke-Mann-Gangbild (Flexorenspastik des Armes Extensorenspastik des Beines)
	Bettlägeriger Patient: Bewegungsumfang spontan/nach Aufforderung, Mimik
	Muskelfaszikulationen
Muskeltrophik	Atrophie oder normale Trophik
Muskeltonus	Reduziert (schlaff) oder erhöht (spastisch)
Kraftprüfung	Graduierung der Muskelkraft (MRC-/Janda-Klassifikation)
	Halteversuche Arm und Bein
	Alternierende Bewegungen im Seitenvergleich: Arm-Roll-Test Finger-Roll-Test, wechselnde Berührung der Fingerkuppen 2–4 mit der Daumenkuppe, im Sitzen rasches Klopfen mit dem Fuß bei aufgesetzter Ferse
	Monopedales Hüpfen im Seitenvergleich
Reflexe	Muskeleigenreflexe, Bauchhautreflexe, Babinski-Reflex

Praxistipp

Leichtgradige Lähmungen lassen sich bei der klinischen Untersuchung am besten im Seitenvergleich bei simultanen Arm-/Beinbewegungen feststellen:

schnelles Gehen, rasch wechselnde Fingerbewegungen, „Fahrradfahren" im Liegen (Tretbewegungen der Beine in liegender Position), abwechselndes monopedales Hüpfen, Arm-/Finger-Roll-Test (beide Unterarme bzw. 2 Zeigefinger werden vor dem Körper schnell umeinander rotiert).

Bei akuten zentralen Lähmungen ist der Muskeltonus im Beginn in der Regel schlaff und eine Muskelatrophie fehlt. Dann ist die Unterscheidung einer zentralen gegenüber einer peripheren Lähmung anhand der Kriterien Muskeltonus und Muskelatrophie nicht möglich. Ein Babinski-Reflex ist immer ein Zeichen für eine zentrale Lähmung (Pyramidenbahnläsion).

- **Klassifikation der Muskelkraft**

Kraftgrad (modifiziert nach Medical Research Council = MRC)	
Grad	Bedeutung
0/5	Plegie
1/5	Sichtbare und/oder tastbare Kontraktion ohne Bewegung
2/5	Aktive Bewegung unter Ausschaltung der Schwerkraft
3/5	Aktive Bewegung gegen Schwerkraft
4/5	Aktive Bewegung gegen Widerstand
5/5	Normale Kraft

Kraftgrad (modifiziert nach Janda)		
Grad	Schwäche (Prozent der normalen Muskelkraft)	Bedeutung
0/5	0	Plegie, keine erkennbare Muskelkontraktion
1/5	10	Muskelanspannung ohne Bewegung
2/5	25	Aktive Bewegung unter Ausschaltung der Schwerkraft (Lagerung auf Unterlage)
3/5	50	Aktive Bewegung gegen Schwerkraft, ohne zusätzlichen Widerstand
4/5	75	Aktive Bewegung gegen leichten bis mittelgroßen Widerstand
5/5	100	Aktive Bewegung in vollem Umfang, auch gegen einen starken äußeren Widerstand

2.11.5 Kurzbefund

		Ja	Nein
Anamnese	Akute Lähmung		
	Subakute Lähmung		
	Chronisch-progrediente Lähmung		
	Blasen-/Mastdarmstörungen		
	Schmerzen		
Untersuchung	Zentrale Lähmung		
	Periphere Lähmung		
	Neuromuskuläre Lähmung		
	Monoparese		
	Hemiparese		
	Paraparese		
	Tetraparese		
Beurteilung	Zerebral		
	Spinal		
	Neuropathisch		
	Neuromuskulär		
Aktion	Neurologische Konsiliaruntersuchung		
	Neurochirurgische Konsiliaruntersuchung		
	Orthopädische Konsiliaruntersuchung		

2.11.6 Abbildungen und Videos

Im Folgenden finden sich Übersichten zu Dermatomen und Sensibilitätsarealen (◘ Abb. 2.47, 2.48, und 2.49) sowie eine Darstellung zur Auslösung des Babinski-Reflexes (◘ Abb. 2.50).

- **Dermatome und Sensibilitätsareale**

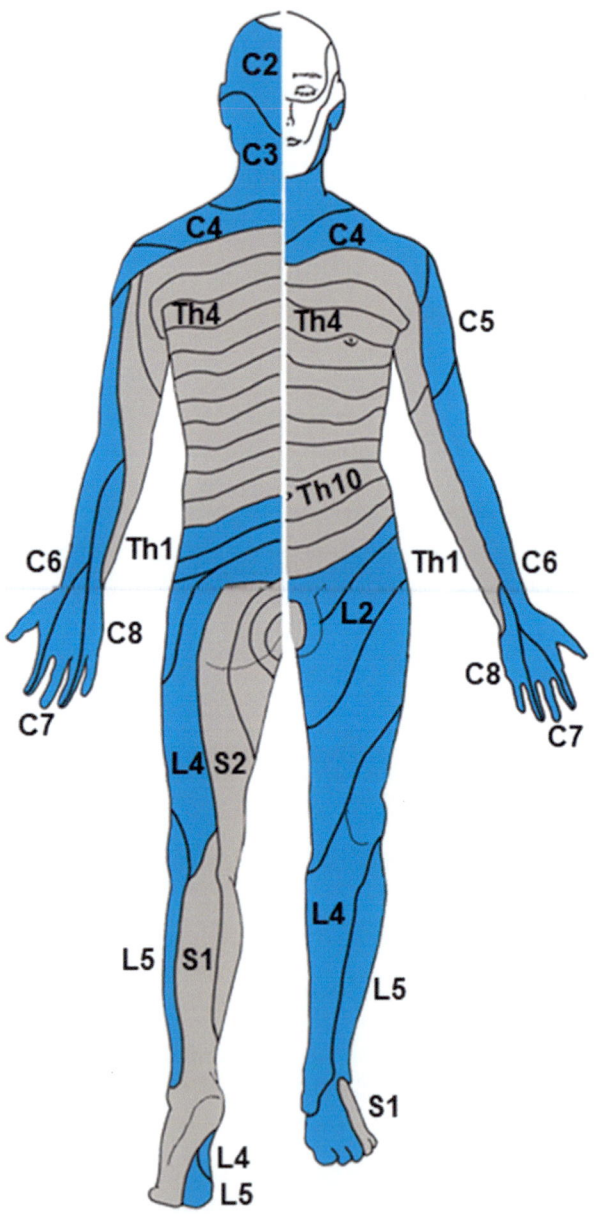

Abb. 2.47 Dermatome (Ansicht links posterior, rechts anterior)

Anlassbezogene neurologische Untersuchung

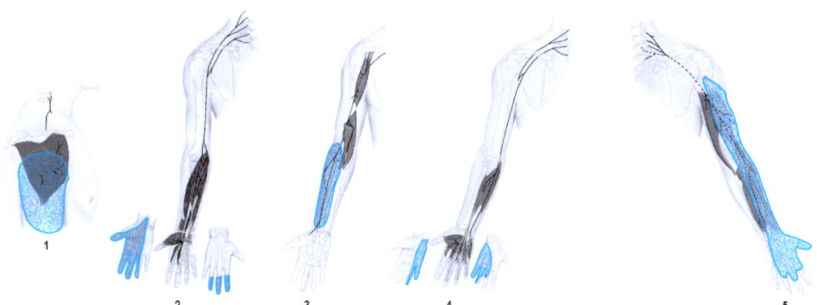

○ **Abb. 2.48** Sensibilitätsareale (blau) und Muskeln (dunkel) peripherer Armnerven. 1: N. axillaris, 2: N. medianus, 3: N. musculocutaneus, 4: N. ulnaris, 5: N. radialis

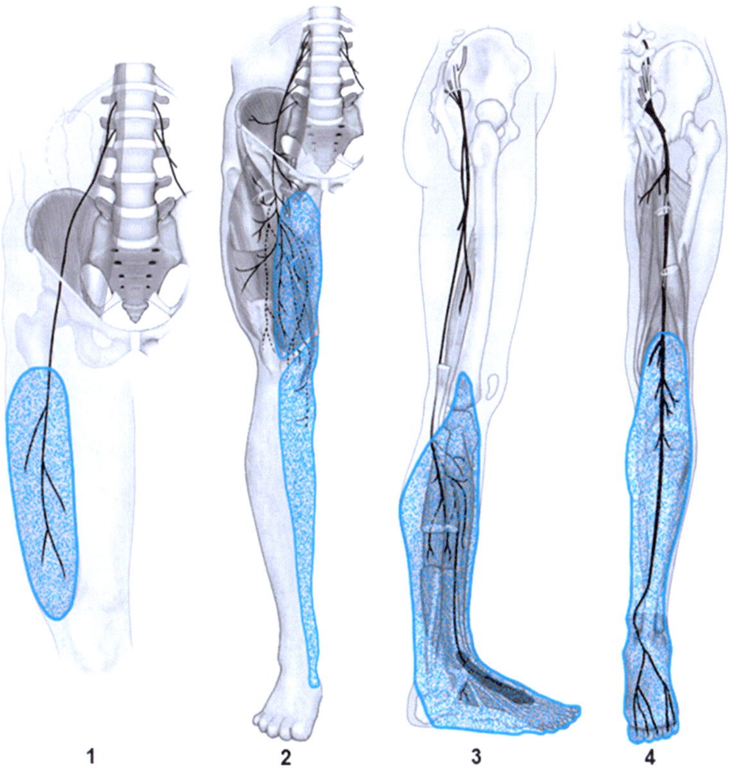

○ **Abb. 2.49** Sensibilitätsareale (blau) und Muskeln (dunkel) peripherer Beinnerven. 1: N. cutaneus femoris lateralis, 2: N. femoralis (Rr. cutanei anteriores, N. saphenus), 3. N. fibularis (peroneus) communis (N. ischiadicus), 4: N. tibialis (N. ischiadicus)

- **Auslösung des Babinski-Reflexes**

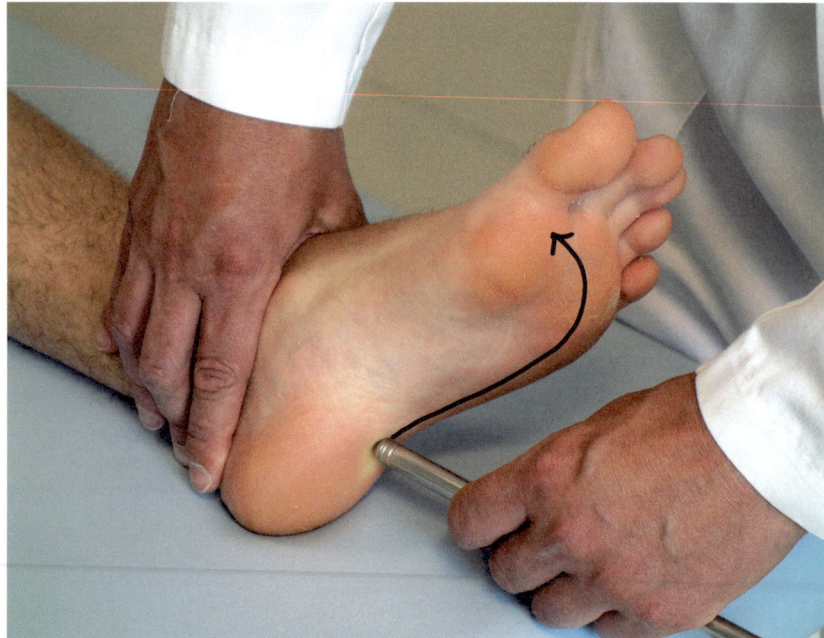

○ **Abb. 2.50** Auslösung des Babinski-Reflexes durch wiederholtes Bestreichen ab Fersenregion der lateralen Fußsohle bogenförmig bis Höhe der zweiten Zehe. Der Ballen der Großzehe soll dabei nicht erfasst werden, weil dies zu einer (rhythmischen) Großzehenextension führen kann, die von der tonischen Extension der Großzehe beim Babinski-Reflex abzugrenzen ist. Mögliches Spreizphänomen der übrigen Zehen nach Bestreichen der lateralen Fußsohle. Der Babinski-Reflex ist ein Hinweis auf eine kortikospinale (Pyramidenbahn-) Läsion. Wird ein „diskreter" oder „suspekter" Babinski-Reflex bei Unsicherheit in der Beurteilung dieses Reflexes festgestellt, sollte dies Anlass zu einer Wiederholung der Untersuchung und zur eindeutigen Beurteilung des Reflexes sein

2.12 Muskelschmerz (Myalgie)

Reinhard Rohkamm

2.12.1 Ausgangslage

In Ruhe oder nach muskulärer Belastung diffus oder lokal auftretende Schmerzen der Skelettmuskulatur. Zusätzlich können sicht- und/oder tastbare Muskelanspannungen vorhanden sein.

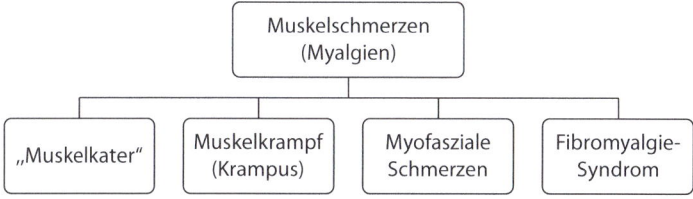

2.12.2 Merkmale

Syndrom	Kennzeichen	Charakteristika
Muskelschmerzen (Myalgien)	Schmerzen der Skelettmuskulatur, die in einzelnen Muskeln/Muskelgruppen (lokale Myalgien) oder mehr und weniger generalisiert (diffuse Myalgien) auftreten	Schmerzen werden als krampfartig, ziehend, reißend, stechend, schneidend, tief sitzend, drückend, brennend, muskelkaterartig oder bohrend wahrgenommen bzw. geschildert
„Muskelkater"	Als Folge einer ungewohnten schweren körperlichen Aktivität	Innerhalb von 24 h nach der Muskelbelastung einsetzende Schmerzen
Muskelkrampf (Krampus)	Unwillkürliche, vorübergehende, lokale, sicht- und tastbare schmerzhafte Muskelkontraktionen	Meist in Ruhe/nachts, häufig die Wadenmuskeln betreffend
Myofasziale Schmerzen (myofasziales Schmerzsyndrom, MSS)	Durch Druck auf einen empfindlichen Punkt (Trigger) im Bereich eines Muskelhartspanns (verhärteter Muskelstrang, „taut band") auslösbare, ausstrahlende und übertragene Schmerzen, begleitet von einer lokalen Muskelzuckung („twitch response")	Schmerzausstrahlung entspricht keinem Dermatom, rein klinische Diagnose, tastbare Knötchen („nodules") in den Triggerpunkten, meist in Muskelbauchnähe
Fibromyalgiesyndrom	Chronische vorwiegend in der gelenknahen Muskulatur empfundene Schmerzen mehrerer Körperregionen begleitet von multiplen weiteren Beschwerden (insbesondere Schlafstörungen, Müdigkeit, leichte Erschöpfbarkeit)	Schwacher Druck in multiplen empfindlichen Regionen löst dort Schmerzen aus („ tender points", meist am Muskel-Sehnen-Übergang ohne palpable Knötchen

> **Praxistipp**
>
> Das Symptom „Muskelschmerz" entsteht durch eine Stimulation von schmerzaufnehmenden Strukturen (Nozizeptoren) des Muskelhüllgewebes (Endomysium, Perimysium, Epimysium) und/oder der Muskelfaszien. Muskelfasern selbst enthalten keine Schmerzfasern.
> In Knochen, Gelenken, Gefäßen, Nervenwurzeln, peripheren Nerven, spinalen oder zerebralen Strukturen ablaufende Vorgänge verursachen häufig begleitende oder im Vordergrund stehende Muskelschmerzen. Darüber hinaus können psychische Störungen (z. B. Depression, belastende psychosoziale Lebenssituationen, Angsterkrankungen) mit Muskelschmerzen einhergehen.

2.12.3 Anamnese

Kernfragen		Beispiele
Wann	In Ruhe	Muskelkrampf, Muskelkater, Restless-Legs-Syndrom, Nervenwurzelschmerzen (radikuläre Syndrome), Polyneuropathie, Fibromyalgie, Myositis, Polymyalgia rheumatica, Parkinson-Syndrom
	Bei Belastung bzw. kurz danach	Myofasziale Schmerzen, metabolische Myopathie (z. B. Enzymdefekte des Glykogen-/Glukosestoffwechsels, mitochondriale Myopathie), einige Muskeldystrophien
	Morgenstunden	Polymyalgia rheumatica

Kernfragen		Beispiele
Wo	Einzelne Muskeln/ Muskelgruppen	Hämatom, Muskelkrampf, Muskelkater, Nervenwurzelschmerzen (radikuläre Schmerzen), Polymyalgia rheumatica (Schulter-/Beckengürtel), myofasziale Schmerzen
	Generalisiert (mehr oder weniger alle Muskeln)	Virale Myositis, Statin-assoziierte Myopathie, Rhabdomyolyse, Fibromyalgie, metabolische Myopathie, Muskeldystrophie, Parkinson-Syndrom, im Rahmen von Infektionen (z. B. Atemwegserkrankungen, Influenza, Sepsis)
Wie oft, Verlauf	Intermittierend, nach körperlicher Belastung	Muskelkrampf, Muskelkater
	Chronisch	Parkinson-Syndrom, Myositis, metabolische Myopathie, Fibromyalgie
Begleitbeschwerden	Muskelschwäche	Myositis, toxische Myopathie, alkoholische Myopathie, Hypokaliämie, Hypothyreose
	Muskelschwellung	Rhabdomyolyse, Hämatom, Kompartmentsyndrom, Fasziitis, fokale Myositis

Anlassbezogene neurologische Untersuchung

Kernfragen		Beispiele
Medikamente	Muskelkrampf	Anticholinergika, Clofibrat, Ciclosporin, Diuretika, Koffein, Betablocker, Lithium, Nifedipin, Terbutalin, Theophyllin, Statine
	Muskelschwäche, Rhabdomyolyse	Amiodaron, Chloroquin, Cimetidin, Ciclosporin, Clofibrat, Colchicin, Disulfiram, Emetin, Ergotamin, Finasterid, Gemfibrozil, Hydroxychloroquin, Hypokaliämie (Diuretika, Lakritze), Imipramin, Interferon-α, Isoniazid, Kortikosteroide, Lithium, Lovastatin, Meprobamat, Niacin, Penicillamin, Pentazocin, Phenytoin, Risperidon, Schilddrüsenhormone, Statine (u. a. mit Grapefruitsaft > 1 l/Tag), Tacrolismus, Vincristin, Venlafaxin, antiretrovirale Substanzen
	Lokale Muskelschmerzen	Heroin, Insulin, Meperidin, Fluorchinolone

Praxistipp

Muskelschmerzen treten bei bis zu 10 % der Patienten auf, die Statine einnehmen, wobei der Nocebo-Effekt groß ist. Ein Muskelzellzerfall (Rhabdomyolyse) durch Statine ist selten.

2.12.4 Untersuchung

Prüfung	Schwerpunkte
Inspektion	Hautveränderungen (Rötung, Atrophie), Muskelatrophie, Muskelschwellung, Faszikulationen
Palpation	Druckschmerz (Muskelbauch/„trigger points", Muskel-Sehnen-Übergang/„tender points")
Muskelkraftprüfung	Schmerzbedingte Minderinnervation beachten

Prüfung	Schwerpunkte
Muskeltonus	Rigor – Spastik – Dystonie
Gelenke	Passive Gelenkbeweglichkeit, Kontrakturen
Schmerzverteilung	Dermatomzuordnung beachten

Praxistipp

Muskeleigenreflexe sind bei einer Muskelatrophie oder Neuropathie abgeschwächt oder nicht auslösbar, bei einer ALS sind sie jedoch in der Regel lebhaft zu erhalten. Die Muskeleigenreflexe sind bei einer Spastik gesteigert.

2.12.5 Kurzbefund

		Ja	Nein
Anamnese	Lokale Myalgien		
	Generalisierte Myalgien		
Untersuchung	Muskelschwäche		
	Muskelatrophie		
	Muskelschwellung		
	Trigger points		
	Tender points		
	Reflexstörungen		
	Sensibilitätsstörungen		
Beurteilung	Syndromale Verdachtsdiagnose (z. B. Polymyalgia rheumatica, myofasziales Syndrom) eintragen		
	Myalgien bisher ungenauer Zuordnung		

Anlassbezogene neurologische Untersuchung

		Ja	Nein
Aktion	Laboruntersuchungen inklusive CK		
	Rheumatologisch-internistische Konsiliaruntersuchung (bei Hinweisen auf eine Fibromyalgie, Polymyalgia rheumatica, Vaskulitis)		
	Neurologische Konsiliaruntersuchung (bei Hinweisen auf eine Myopathie oder Neuropathie)		
	Bildgebende Untersuchung (Röntgen/CT → Knochen-/Gelenkveränderungen, muskuläre/fasziale Kalkanteile; MRT → muskuläre Entzündung/Atrophie; Ultraschall → Muskelödem)		
	EMG und Biopsie entsprechend konsiliarischer Empfehlung		

2.13 Nackensteife

Pawel Kermer

2.13.1 Ausgangslage

Die aktive Nackenbeugung ist schmerzhaft eingeschränkt oder gar nicht möglich. Einer passiven Kopfbeugung wird deutlicher Widerstand entgegengesetzt.

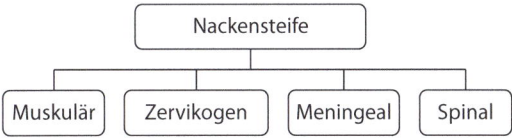

2.13.2 Merkmale

- **Nackensteife**

Die Kopfbeweglichkeit ist schmerzhaft sowohl bei Nackenbeugung als auch bei Seitwärtsbewegung des Kopfes eingeschränkt. Die Schmerzen können unterschiedliche Ursachen haben. Daher kann „Nackensteifigkeit" immer erst im Zusammenhang mit zusätzlichen Symptomen und Befunden einer spezifischen Ursache zugeordnet werden.

Besteht die Möglichkeit einer Verletzung der Halswirbelsäule, darf eine Prüfung der Nackensteifigkeit erst dann erfolgen, wenn eine Fraktur radiologisch ausgeschlossen wurde.

- **Meningismus**

Eine Reizung der Meningen und der meningealen Schmerzfasern mit daraus folgender reflektorischer schmerzhafter Steifigkeit der Nackenmuskulatur. Die seitliche Kopfbewegung ist nicht oder wesentlich geringer beeinträchtigt. Wahlweise können weitere Symptome wie Kopfschmerzen, Fieber, Übelkeit, Photophobie und Bewusstseinsstörung hinzutreten (meningitisches Syndrom).

Ein Meningismus ist trotz meningealer Irritation bei komatösen Patienten nicht nachweisbar oder kann bei Beginn einer Meningitis ausbleiben. Darüber hinaus „beweist" ein Meningismus nicht eine Meningitis, da er auch als Befund bei unterschiedlichen anderen Erkrankungen (s. folgende Tabelle) erhoben werden kann. Deshalb ist der Nachweis eines Meningismus immer eine Aufforderung zur paraklinischen Diagnostik (insbesondere Lumbalpunktion), um dessen Ursache zu klären.

- **Meningeosis**

Subarachnoidale und/oder leptomeningeale Absiedelung/Ausbreitung maligner Zellen bei Neoplasien (Meningeosis neoplastica). Tritt meist im späteren Verlauf einer malignen Erkrankung auf. Neben einer Nackensteifigkeit sind Übelkeit, Erbrechen, starke Schmerzen (Kopf, Nacken, Rücken, polyradikulär), Hirnnervenausfälle, erhöhter intrakranieller Druck, Blasen- und Mastdarmstörungen führende Beschwerden.

Differenzialdiagnose der Nackensteife

Nackensteife	Ursache		
Muskulär	Entzündungen im Nasen-/Rachenraum/retropharyngealer Abszess, Parkinson-Syndrom (Rigor), Tortikollis, generalisierter Tetanus, Zugluft („Verspannungen")		
Zervikogen	Halswirbelkörperfraktur, Beschleunigungsverletzung/HWS-Schleudertrauma, zervikaler Bandscheibenvorfall, zervikale Spondylodiszitis/Osteomyelitis, degenerative HWS-Veränderungen (Spondylose, Osteochondrose), rheumatoide Arthritis, Metastase		
Meningeal		Infektion	Meningitis (bakteriell, viral, fungal, parasitär), Hirnabszess, subdurales Empyem
		Subarachnoidalblutung	Aneurysma, Schädel-Hirn-Trauma, vaskuläre Malformation, primäre Angiitis des ZNS, Sinusvenenthrombose
		Andere vaskuläre Ursachen	Hirnstamm-/Kleinhirninfarkt, zervikale epidurale Blutung
		Medikamente, die selten eine aseptische Meningitis verursachen können	Antibiotika (u. a. Trimethoprim, Isoniazid, Cephalexin, Ceftazidem), Chemotherapeutika (Azathioprin, Cytarabin), intravenöse Immunglobuline, Lamotrigin, nichtsteroidale Antiphlogistika (Ibuprofen, Naproxen)
		Liquorzirkulation	Liquorunterdruck-Syndrom (spontan, nach Lumbalpunktion, nach Spinalanästhesie)
		Neoplasie	Meningeosis neoplastica, Raumforderung der hinteren Schädelgrube/kraniozervikaler Übergang
Spinal (Lhermitte-Zeichen)	Myelitis, Halsmarktumor, zervikale Spinalkanalstenose		

> **Praxistipp**
>
> Spontane akute Nackenschmerzen erfordern in erster Linie eine ausführliche klinische neurologische Untersuchung, um eine gezielte paraklinische Diagnostik (radiologisch, Laboruntersuchungen) zu planen.

2.13.3 Anamnese

Kernfragen	Kriterium	Hinweis auf
Kopfschmerzen	Schlagartiger Beginn, „Vernichtungskopfschmerz"	Subarachnoidalblutung
	Fieber, Bewusstseinsstörung	Meningitis, retropharyngealer Abszess, zervikale Spondylodiszitis/Osteomyelitis
	Hirnstammsymptome (Hirnnervenparese, Ataxie, Bewusstseinsstörung)	Infarkt/Blutung (Hirnstamm, Kleinhirn), Raumforderung der hinteren Schädelgrube/ kraniozervikaler Übergang
	Rückgang im Liegen, Zunahme im Sitzen/Stehen	Liquorunterdruck-Syndrom
	Chronisch zunehmend, Hirnnervenparese, Bewusstseinsstörung	Neoplasie, Meningeosis neoplastica
	Nach Schädel-Hirn-Trauma	Halswirbelkörperfraktur, Beschleunigungsverletzung/ HWS-Schleudertrauma
Parese, Gangstörung	Missempfindungen bei Nackenbeugung (Kribbeln, Elektrisieren) mit Ausstrahlung in beide Arme/ den Rücken	Zervikale Myelopathie, zervikale Myelitis, zervikaler Tumor
Nacken-/ Armschmerzen	Schmerzverstärkung bei Nackenbeugung, Kopfrotation	Zervikaler Bandscheibenvorfall, degenerative HWS-Veränderungen (Spondylose, Osteochondrose)

Anlassbezogene neurologische Untersuchung

2.13.4 Untersuchung

Prüfung		Beurteilung
Allgemeine orientierende Untersuchung		Insbesondere auf Fieber, Übelkeit und Photophobie achten
Orientierender neurologischer Befund	s. ▶ Kap. 1	Insbesondere auf Bewusstseinslage, Paresen und Gangstörung achten
Nackenbeugung (◘ Abb. 2.51)	Passive Nackenbeugung im Sitzen oder Liegen	Positives Lhermitte-Zeichen: vom Nacken ausstrahlende Missempfindungen in die Schultern/den Rücken
	Aktive Nackenbeugung (Kinn berührt Brust)	Wenn eingeschränkt/schmerzhaft, dann weitere Untersuchung
	Passive Nackenbeugung	Wenn eingeschränkt/schmerzhaft, dann seitliche Kopfbewegung prüfen
	Seitliche Kopfbewegung schmerzhaft	Wenn ja, dann kein Meningismus
Meningismus	Auf Zusatzsymptome achten (Kopfschmerzen, Fieber, Bewusstseinsstörung)	Hinweis auf meningeale Irritation
Zusätzliche Dehnungszeichen als Hinweis auf ein meningitisches Syndrom		
Lasègue-Test (◘ Abb. 2.52)	Im Liegen passive Hebung des gestreckten Beines (bis 45°)	Positiv: Lasègue beidseits führt zur Schmerzprovokation lumbal, Gesäß, Bein. Schmerzverstärkung durch Bragard-Handgriff
Kernig-Zeichen (◘ Abb. 2.53)	Im Liegen, bei 90° gebeugtem Hüftgelenk, passive Streckung des 90° im Kniegelenk gebeugten Beines	Positiv: starke Bein- und/oder lumbale Schmerzen und nur unvollständige Streckung des Beines im Kniegelenk möglich
Brudzinski-Zeichen	Im Liegen passive Nackenbeugung	Positiv: reflektorische Beugung der Beine im Hüft- und Kniegelenk

> **Praxistipp**
>
> Bei akuten Nackenschmerzen ist immer nach Meningismus und fokal-neurologischen Defiziten zu fahnden. Ein Meningismus liegt dann nicht vor, wenn der Patient den Nacken uneingeschränkt (Kopfbeugung, bis das Kinn das obere Sternum berührt) aktiv beugen kann oder die passive Kopfbeugung zwar beeinträchtigt ist, aber die seitliche Kopfbewegung ebenfalls deutlich schmerzhaft gehemmt wird.

2.13.5 Kurzbefund

		Ja	Nein
Anamnese	Stärkste, bisher nie erlebte Kopfschmerzen		
	Hinweis auf muskuläre Ursache		
	Hinweis auf degenerative Ursache		
	Hinweis auf entzündliche Ursache		
	Hinweis auf Trauma		
	Hinweis auf Neoplasma		
Untersuchung	Nackensteife, kein Meningismus		
	Meningismus		
	Parese (Arm, Bein, Hemiparese)		
	Hirnnervenparese		
Beurteilung	Verdacht auf Subarachnoidalblutung		
	Verdacht auf Meningitis		
	Nackensteife bisher unbekannter Ursache		
Aktion	Neurologische Konsiliaruntersuchung		
	Neurochirurgische Konsiliaruntersuchung		
	Unfallchirurgisch-orthopädische Konsiliaruntersuchung		

Anlassbezogene neurologische Untersuchung

> **Praxistipp**
>
> Zusätzliche dringliche paraklinische Diagnostik entsprechend den Konsiliarempfehlungen.

2.13.6 Abbildungen und Videos

Im Folgenden finden sich Darstellungen zu den genannten Untersuchungsmethoden (◘ Abb. 2.51, 2.52, und 2.53).

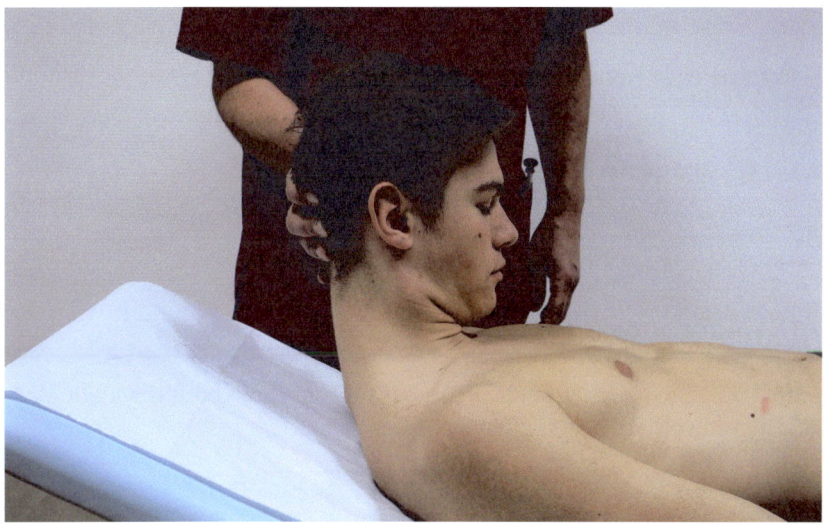

◘ **Abb. 2.51** Passive Nackenbeugung zur Prüfung des Meningismus (Video ◘ Abb. 4.61)

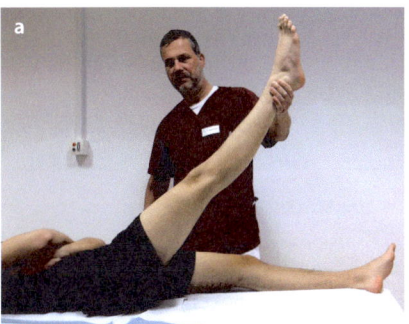 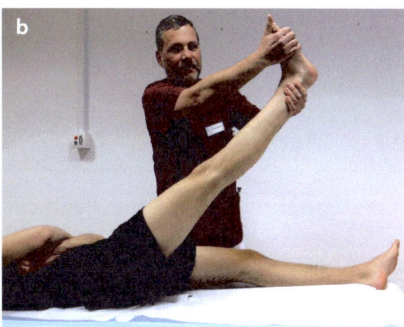

◘ **Abb. 2.52** a, b Lasègue-Test a, Bragard-Handgriff b

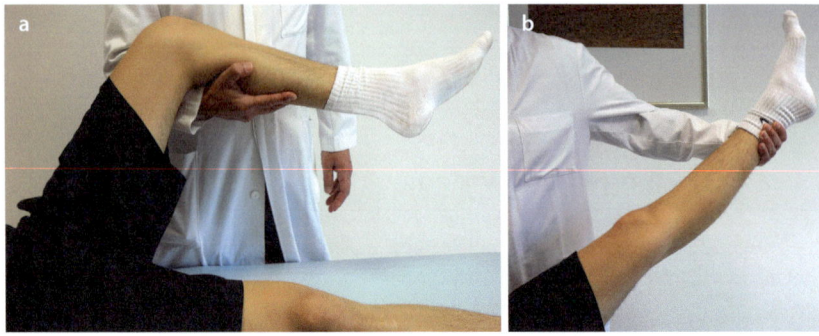

Abb. 2.53 a, b Kernig-Zeichen. **a** Ausgangsstellung bei ca. 90° gebeugtem Hüft- und Kniegelenk, **b** passive Streckung des Beines im Kniegelenk

2.14 Neurogene Schluckstörung

Reinhard Rohkamm

2.14.1 Ausgangslage

Durch eine Störung des Schluckvorgangs (Dysphagie) beeinträchtigte Aufnahme von geformter und flüssiger Nahrung.

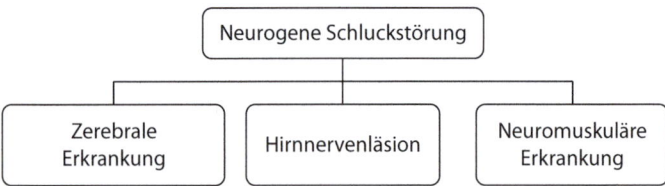

2.14.2 Merkmale

Klinische Hinweise auf eine Schluckstörung sind:
— häufiges Räuspern beim Essen,
— Husten, Würgen oder Erstickungsattacken beim Essen,
— Gefühl, als ob Speichel, Getränke oder Speisebrocken im Rachen feststecken (Bolusgefühl),

- Austritt von Flüssigkeit oder Speise aus der Nase,
- Abfließen von Speichel aus dem Mund (Sialorrhoe),
- Luftnot während oder nach dem Essen,
- Speisereste verbleiben nach dem Schlucken im Mund oder Rachenraum,
- „Gurgelnde" oder feuchte Stimmqualität während des Trinkens oder Essens,
- Verzögerter Beginn des Schluckvorgangs,
- Änderung der Kopfhaltung beim Schlucken (Vornüberbeugen des Kopfes),
- im Verlauf: Gewichtsverlust, wiederholt (Aspirations-) Pneumonien, Dehydratation.

Häufig mit einer Schluckstörung assoziierte neurologische Erkrankungen	
Zerebrale Erkrankungen	Hirninfarkt/Hirnblutung (im Besonderen Kleinhirn, Hirnstamm/Wallenberg-Syndrom), Schädel-Hirn-Trauma, Parkinson-Syndrom, multiple Sklerose, Alzheimer-Erkrankung, Hirntumoren, osmotische Demyelinisierung (zentrale pontine Myelinolyse), Meningoenzephalitis
Hirnnervenläsion	Fazialisparese (insbesondere beidseitig)
Neuromuskuläre Erkrankungen	Critical-Illness-Neuropathie/-Myopathie, Myasthenie, Guillain-Barré-Syndrom, Miller-Fisher-Syndrom, amyotrophe Lateralsklerose (bulbäre Symptome), Poly-/Dermatomyositis, Muskeldystrophien

Praxistipp

Eine Dysarthrie geht oftmals mit einer Dysphagie einher.

Bei einer stillen oder stummen Aspiration („silent aspiration") erfolgt keine normale Gegenreaktion wie z. B. Husten. Problematisch ist dabei, dass Schluckversuche bei der klinischen Untersuchung ohne Gegenreaktionen gelingen können. Eine Aspiration von Magensaft (Mendelson-Syndrom), Speichel oder Nahrungsbestandteilen verursacht im Verlauf zunehmende Atemnot bzw. eine Pneumonie. Eine entstehende Hypoxie macht sich anfangs mit zunehmender psychomotorischer Unruhe bemerkbar.

2.14.3 Anamnese

Kernfragen	Schwerpunkte
Verschlucken	Selten oder häufig
Kauen	Mühsam, verlangsamt
Während des Essens	Husten, Würgen oder Erstickungsattacken
	Austritt von Flüssigkeit oder Speise aus der Nase
	„Gurgelnde" oder feuchte Stimmqualität
	Änderung der Kopfhaltung beim Schlucken
Zeitdauer	Lange Kauphasen
	Erschwerter Beginn des Schluckvorgangs
	Speisebrei verbleibt lange in der Mundhöhle
Komplikationen	Gewichtsverlust
	Häufiger Pneumonien
	Hinweis für stumme Aspiration
	Dehydratation

2.14.4 Untersuchung

Screening mit standardisiertem Schluckversuch:

Anlassbezogene neurologische Untersuchung

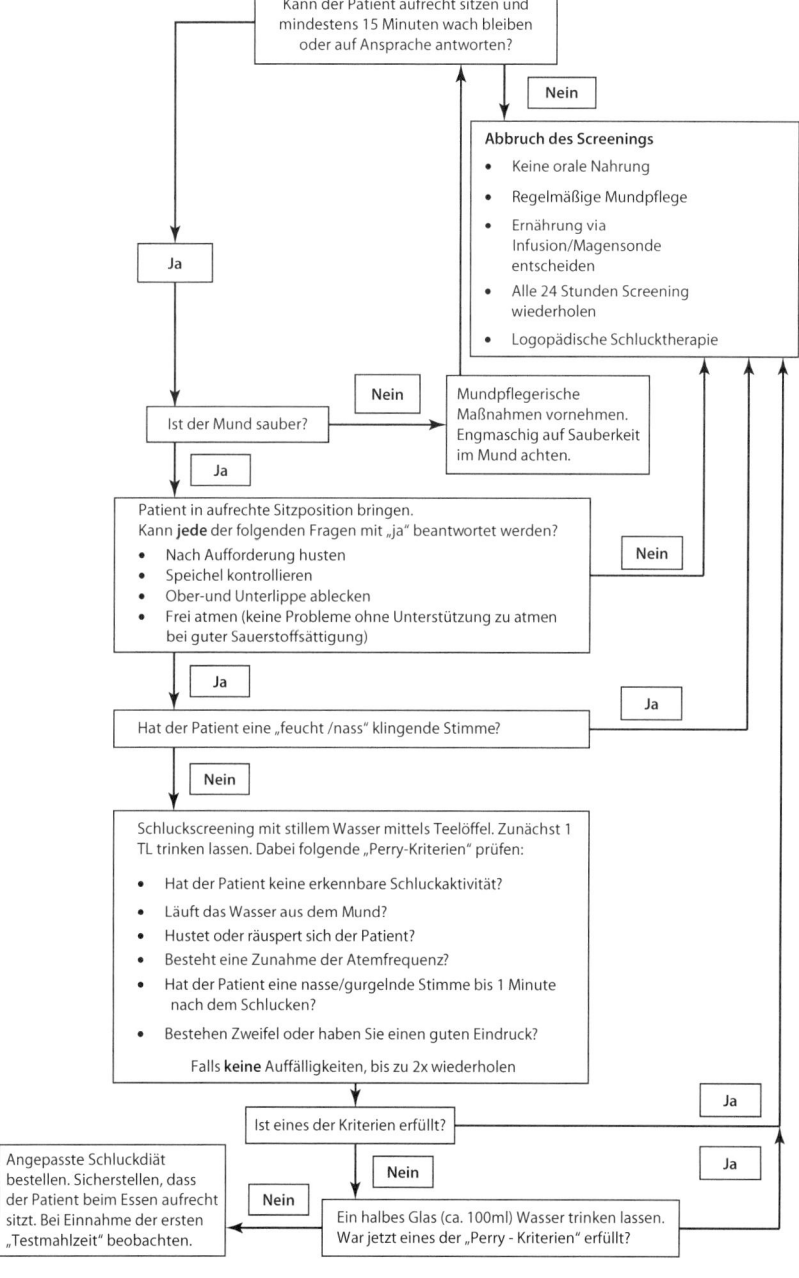

> **Praxistipp**
>
> Eine eingehende Untersuchung des Schluckaktes erfolgt fachgerecht durch Logopäden/Sprachtherapeuten. Darüber hinaus sollte bei jedem Verdacht auf eine Schluckstörung eine flexible endoskopische Evaluation des Schluckvorgangs (FEES) durchgeführt werden.

2.14.5 Kurzbefund

		Ja	Nein
Anamnese	Hinweis auf eine Schluckstörung		
Untersuchung	Positiver Schluckversuch (Screening)		
Beurteilung	(Verdacht auf eine) neurogene Schluckstörung		
Aktion	Logopädische Untersuchung		
	Nahrungskarenz bis zur logopädischen Untersuchung		
	Neurologische Konsiliaruntersuchung		
	HNO-ärztliche Konsiliaruntersuchung		
	Flexible Videolaryngoskopie (FEES)		

2.15 Rückenschmerz

Reinhard Rohkamm

2.15.1 Ausgangslage

Die Schmerzen treten lokal in der Rückenregion auf, breiten sich vom Rücken weiter aus oder strahlen in den Rücken ein.

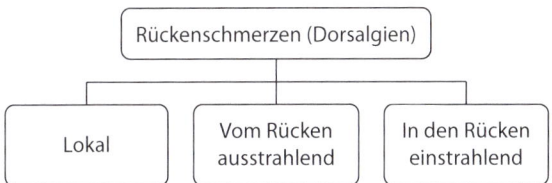

2.15.2 Merkmale

- **Lokale Rückenschmerzen**

Auf eine Region des Rückens begrenzte bzw. sich in axialer Richtung der Wirbelsäule ausbreitende Schmerzen.

- **Vom Rücken ausstrahlende Schmerzen**

Lokale Schmerzen, die von einer Rückenregion in Arm(e), Rumpf oder Bein(e) projiziert werden.

- **In den Rücken einstrahlende Schmerzen**

In den Rücken aus der Brust-, Bauch- oder Beckenregion übertragene Schmerzen.

- **Nicht-spezifische Rückenschmerzen**

Es sind keine Hinweise und Befunde zu erheben, die einen ursächlichen Zusammenhang mit den Schmerzsymptomen begründen.

- **Spezifische Kreuzschmerzen**

Es ist eine somatische Ursache vorhanden, deren gezielte Therapie den Krankheitsverlauf richtunggebend verbessern kann.

2.15.3 Ursachen

- **Lokale und/oder vom Rücken ausstrahlende Schmerzen**

Entsprechend ihrem Beginn und der Dauer werden Rückenschmerzen als akut (bis zu 6 Wochen), subakut (bis zu 12 Wochen) und chronisch (länger als 12 Wochen) eingeordnet. Rückenschmerzen werden als rezidivierend bezeichnet, wenn nach einem symptomfreien Intervall von mindestens 6 Monaten akute Schmerzen erneut einsetzen.

Schmerzdauer	Ursache	Beispiel
Akut	Bandscheiben- und/oder degenerative Wirbelsäulenkrankheit	Lumbago („Hexenschuss"), Muskelhartspann nach Überbelastung, Bandscheibenvorfall
	Entzündung, Infektion	Myelitis/Querschnittmyelitis, spinaler/epiduraler Abszess, Meningitis, rheumatoide Arthritis, Polyradikulitis, Zoster
	Trauma	Wirbelkörperfraktur, HWS-Distorsion (HWS-Beschleunigungstrauma)
	Vaskulär	Spinale Ischämie (Dissektion der Aorta abdominalis, Arteria-spinalis-anterior-Syndrom), spinale epidurale Blutung
	Wirbelkörperfraktur	Spontan bei Osteoporose
Subakut	Enger Wirbelkanal	Spinalkanalstenose, lumbale spinale epidurale Lipomatose
	Entzündung, Infektion	Spondylodiszitis, Neuroborreliose
	Neoplasie, Metastase	Spinaler Tumor (intradural extramedullär/intramedullär), Wirbelkörpermetastase (Bronchial-, Mamma-, Prostata-, Nierenzellkarzinom), multiples Myelom, Meningeosis neoplastica
Chronisch	Anlagebedingt	Kyphoskoliose, Spina bifida, Tethered-cord-Syndrom, Klippel-Feil-Syndrom

Schmerzdauer	Ursache	Beispiel
	Bandscheiben- und/oder degenerative Wirbelsäulenerkrankung	Bandscheibenprotrusion, Stenose (Foramen intervertebrale, Recessus lateralis), Facetten-Syndrom, Spondylose, Spondylolisthese, Baastrup-Syndrom, myofasziales Schmerzsyndrom, Spinalkanalstenose, zervikale Myelopathie
	Entzündung, Infektion	Arachnoiditis, axiale Spondyloarthritis (Morbus Bechterew), Postzosterneuralgie
	Metabolisch	Osteoporose, Osteopenie, Osteosklerose
	Myelopathie	Spinalkanalstenose, Syringomyelie
	Psychische Erkrankungen/ Belastungen	Depression, Angststörung, somatoforme Störung
	Vaskulär	Spinale vaskuläre Malformation (durale arteriovenöse Fistel, arteriovenöse Malformation)

- **In den Rücken einstrahlende Schmerzen**

Beginn und Dauer der Schmerzen werden von dem jeweiligen Krankheitsprozess bestimmt. Daher können die in die Rückenregion einstrahlenden Schmerzen sich im zeitlichen Verlauf verschiedenartig (akut, subakut, chronisch, rezidivierend) manifestieren.

Körperregion	Schmerzprojektion	Beispiel
Thorax	Mittlere Brustwirbelsäule	Meist akut: Aortendissektion, Lungenembolie, Myokardinfarkt, Pleuritis
Abdomen	Untere Brust-, obere Lendenwirbelsäule	Meist subakut bis chronisch: Nephrolithiasis, Pyelonephritis, perinephritischer Abszess, Retroperitonealfibrose, Pankreatitis, Bauchaortenaneurysma, Cholezystitis, penetrierendes Ulkus, Neoplasie mit retroperitonealer Ausbreitung
Becken	Untere Lendenwirbelsäule	Meist subakut bis chronisch: Harnleiterstein, Prostatitis, Prostatakarzinom, Endometriose, Uteruskarzinom, Menstruation

> **Praxistipp**
>
> Umgehend ist die Ursache von starken, akut auftretenden spezifischen Rückenschmerzen bei einer Kombination mehrerer klinischer Parameter („red flags") zu klären:
> - Schmerzen vor allem in Ruhe oder nachts
> - Radikuläre Schmerzen > 4 Wochen
> - Thorakale Wirbelsäulenschmerzen
> - Bestehende (chronische) Infektionen (Lunge, Harnwege)
> - Vorbekannte Tumorerkrankung
> - B-Symptomatik
> - Vorhergehendes Trauma (Sturz aus großer Höhe, Autounfall) bzw. Bagatelltrauma (Husten, Niesen, Heben von schweren Lasten) bei Alter > 50 Jahre
> - Alter > 70 Jahre
> - Immunsuppression, systemische Therapie mit Glukokortikoiden
> - Intravenöser Drogengebrauch
> - Akut aufgetretene Inkontinenz (Blasen-/Mastdarmstörung)
> - Radikuläre sensomotorische Ausfälle, Konus-/Kaudasyndrom
> - Kürzliche Operation im Wirbelsäulenbereich
> - Osteoporose
> - Vorherige lokale Infiltrationsbehandlung im Wirbelsäulenbereich

2.15.4 Anamnese

Kernfragen	Schwerpunkte
Schmerzregion	Lokal in der Hals-, Brust- oder Lendenwirbelsäule oder axiale Wirbelsäulenausdehnung
Schmerzbeginn	Akut – subakut – chronisch – rezidivierend, frühere Schmerzepisoden
Schmerzprojektion	Von der Wirbelsäule zum Arm, gürtelförmig zum Thorax, abdominal, zum Bein (spinale/radikuläre Läsion) ausstrahlend
	Von peripher zur Wirbelsäule einstrahlend (thorakales, abdominales oder pelvines Krankheitsgeschehen)
Belastungsabhängig	Intensität der Schmerzen stärker in Ruhe, nachts oder bei körperlicher Belastung/Pressen (Rückenmarkläsion, Nervenwurzelkompression, Polyradikulitis)

Kernfragen	Schwerpunkte
Schmerzintensität	Einschränkung bei Verrichtungen von Alltagsanforderungen, Schmerzempfinden entsprechend visueller Analogskala (VAS)
Trauma	Sturz, Verkehrsunfall, Sportunfall, Schmerzbeginn nach Husten, Niesen, Heben von Lasten (Bandscheibenvorfall)
Schmerzlinderung wodurch	Ruhe (Bandscheibenvorfall), Änderung der Körperhaltung, in Ruhe (lumbale Spinalkanalstenose)
Vorbehandlung	Eingenommene Medikamente, Infiltrationstherapie (Facetten, Quaddeltherapie)
Risikofaktoren spezifischer Rückenschmerzen	B-Symptome (Fieber, Nachtschweiß, Gewichtsverlust), Immunsuppression, vorbestehende Infektionskrankheit, Inkontinenz (Blase, Mastdarm), Abhängigkeit (Rauchen, Alkohol, i.v. Drogen), Übergewicht, mangelnde körperliche Aktivität, vorbekannte Gefäßerkrankungen/ Magen-Darm-Erkrankungen
Psychiatrische Vorerkrankung	Depression, Angststörung, Neigung zur Somatisierung, negative psychosoziale Dauerbelastungen (beruflich, familiär)
Berufliche körperliche Anforderungen	Regelmäßige schwere Hebetätigkeiten (degenerative Wirbelsäulenerkrankung, Bandscheibenvorfall), überwiegend sitzende Tätigkeiten, wenig körperliche Bewegung (degenerative Wirbelsäulenerkrankung)

> **Praxistipp**
>
> Patienten mit lumbaler Spinalkanalstenose erfahren häufig eine Schmerzentlastung beim Vornüberbeugen (Fahrradfahren, Treppensteigen).

2.15.5 Untersuchung

Siehe dazu auch ◘ Abb. 2.54. Weitere Details s. ▶ Abschn. 2.2 und ▶ Abschn. 2.3

Prüfung		Schwerpunkte
Infektionshinweise		Fieber, lokale Schwellung/Rötung, Labor (Entzündungsparameter)
Inspektion		Körperhaltung, Gang, Bewegungsablauf
Palpation		Klopfschmerz der Wirbelsäule (Wirbelkörperbefall bei Fraktur/Metastase, Spondylodiszitis), tastbarer abdominaler pelviner, rektaler Tumor (Metastase)
Neurologisch	Sensibilitätsstörung	Dermatomzuordnung (radikuläres Syndrom) vs. peripherer Nerv (polyradikuläre Läsion, Plexopathie)
	Motorik	Gangstörung, Prüfung der Muskelkraft radikulärer Kennmuskeln vs. einzelne Muskelgruppen bei peripherer Nervenläsion (Monoparese Arm/Bein, Paraparese, Tetraparese)
	Reflexe	Spinale Läsion: gesteigerte Reflexe, Babinski-Reflex, abgeschwächte/ausgefallene Bauchhautreflexe. Radikuläre/periphere Läsion: abgeschwächte/ausgefallene Reflexe

Praxistipp

Fehlen fokal-neurologische Defizite, ist eine neurologische Konsultation zunächst entbehrlich.

Anlassbezogene neurologische Untersuchung

2.15.6 Kurzbefund

		Ja	Nein
Anamnese	„Red flags" (akut bedrohliche Erkrankung)		
	Psychische Erkrankung/Belastung		
	Schmerzausstrahlung (Arm – Thorax – Bein)		
	Schmerzeinstrahlung (thorakal – abdominal – pelvin)		
	Inkontinenz (Blase – Mastdarm)		
Untersuchung	Infektionszeichen		
	Lokaler Klopfschmerz der Wirbelsäule		
	Radikuläre Ausfallserscheinungen		
	Reflexdifferenzen (Arm – Bein)		
	Babinski-Reflex		
	Nervendehnungszeichen (Lasègue-Test, umgekehrter Lasègue-Test)		
	Innen-/Außenrotation des Beins im Hüftgelenk schmerzhaft		
Beurteilung	Lokaler Rückenschmerz (HWS – BWS – LWS)		
	Ausstrahlende Schmerzen (Arm – thorakal – abdominal – Bein)		
	Einstrahlende Schmerzen (thorakal – abdominal – pelvin)		
	Radikuläres Syndrom (zervikal – thorakal – abdominal – lumbal)		
Aktion	Labor (insbesondere Blutgerinnungsstörung, Entzündungsparameter)		
	Bildgebung (Röntgen, Sonografie; ggf. CT, MRT)		
	Unfallchirurgisch-orthopädische Konsiliaruntersuchung		
	Internistisch-rheumatologische Konsiliaruntersuchung		
	Neurologische Konsiliaruntersuchung		
	Neurochirurgische Konsiliaruntersuchung		

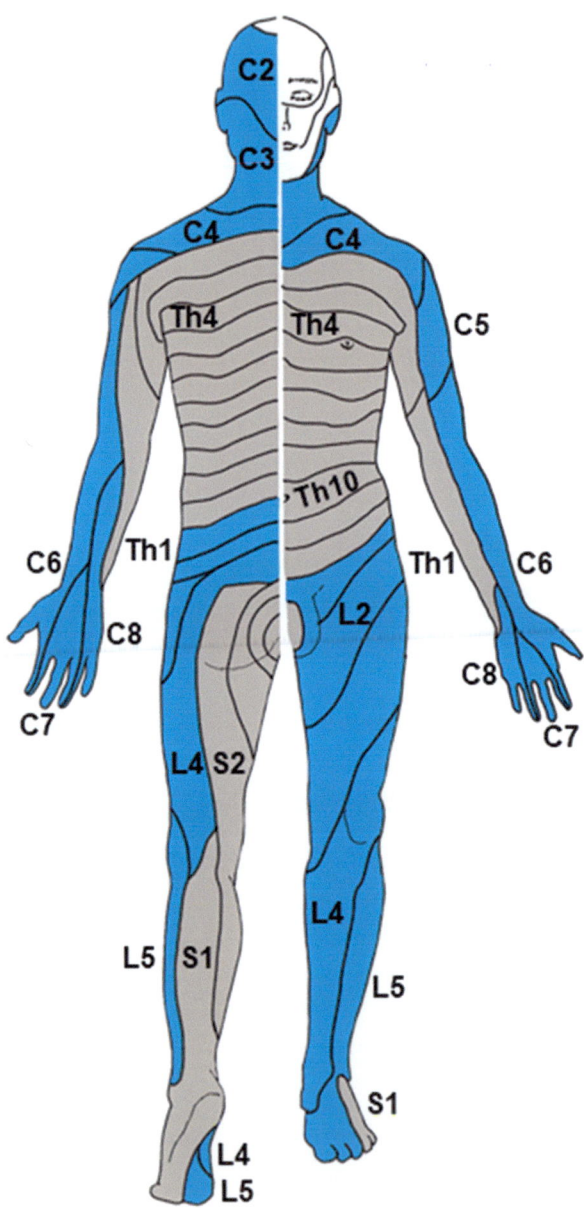

Abb. 2.54 Dermatome (Ansicht links posterior, rechts anterior)

Anlassbezogene neurologische Untersuchung

2.16 Schwindel

Reinhard Rohkamm

2.16.1 Ausgangslage

Häufig angegebene Beschwerden: Unsicherheit, Schwanken, Leeregefühl im Kopf, Drehen, Torkeln, Liftgefühl, scheinbare Eigen- und/oder Umgebungsbewegung.

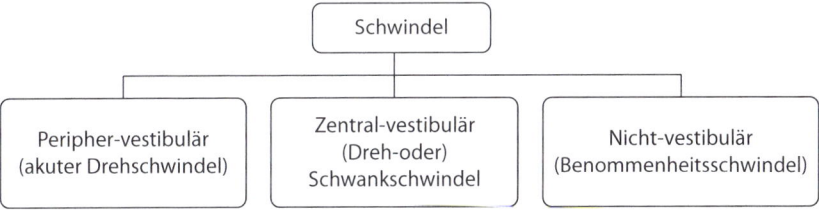

2.16.2 Merkmale

Die häufigsten akuten Schwindelsyndrome sind benigner peripherer paroxysmaler Lagerungsschwindel (BPPV) und die einseitige periphere Vestibulopathie.

Schwindelsyndrome			
Symptome	Schwindel	Läsionsort	Syndrom
Akuter (Dreh-) Schwindel: Fallneigung zur Läsionsseite, rotatorisch-horizontaler Spontannystagmus **mit** Zunahme unter Frenzelbrille, Übelkeit, ± Erbrechen, Stand-/Gangunsicherheit	Peripher-vestibulärer Schwindel (systematischer Schwindel)	Störung des Innenohrs oder des VIII. Hirnnerven	BPPV, einseitige periphere Vestibulopathie (Synonyme: akuter Vestibularisausfall, Neuropathia vestibularis, Neuronitis vestibularis), Morbus Menière, Vestibularisparoxysmie

Schwindelsyndrome

Symptome	Schwindel	Läsionsort	Syndrom
Dreh- oder Schwankschwindel: kurz (< 1 min) oder andauernd (Minuten bis Stunden), Nystagmus zur Läsionsseite **ohne** Zunahme unter Frenzelbrille + Hirnstammsymptome, Übelkeit, ± Erbrechen	Zentralvestibulärer Schwindel (systematischer Schwindel)	Störung im Hirnstamm, der vestibulären Bahnsysteme zum Kleinhirn, im Thalamus oder vestibulären Kortex	Vertebrobasilärer Schlaganfall bzw. TIA (Hirnstamm, Kleinhirn), vestibuläre Migräne, Vorboten einer Synkope (Präsynkope)
Ungerichteter Schwindel: attackenartig oder anhaltend, Stand- und Gangunsicherheit + weitere Symptome (z. B. Sehstörungen, Polyneuropathie, Vigilanzstörung, Herzrhythmusstörungen, spinale Läsion), Zunahme der Beschwerden bei schlechter Beleuchtung/ geschlossenen Augen/ unebenem Grund	Nicht-vestibulärer Schwindel (unsystematischer Schwindel, Benommenheitsschwindel)	Störung des visuellen Systems, Läsionen des Marklagers, des Kleinhirns oder des Rückenmarks, allgemeine körperliche Erkrankung, psychische Störung	Medikamentennebenwirkung (z. B. Phenytoin, Carbamazepin, Barbiturate, Lithium), Migräne (Aura), Polyneuropathie, bilaterale Vestibulopathie, Intoxikation (z. B. Alkohol, Kokain), metabolische oder kardiovaskuläre Erkrankungen, vaskuläre Enzephalopathie, Hirnstamm-/Kleinhirninfarkt, funktioneller/psychogener Schwindel, TIA, orthostatische Fehlregulation, phobischer Schwankschwindel, psychogener Schwindel

Anlassbezogene neurologische Untersuchung

Dauer und Ursachen von Schwindelsyndromen	
Dauer	**Syndrom**
Sekunden bis <1 min	Benigner peripherer paroxysmaler Lagerungsschwindel (BPPV), Vestibularisparoxysmie
Einige Minuten, möglicherweise rezidivierend	Vertebrobasiläre TIA, orthostatische Fehlregulation Selten: Bogengangdehiszens (ausgedünnte/fehlende knöcherne Abdeckung des oberen Bogengangs) → Schwindel verstärkt durch Geräusche/Lärm, Tinnitus, verstärkte Wahrnehmung eigner Körpergeräusche
Minutenlang bis Stunden, rezidivierend	Morbus Menière, vestibuläre Migräne, Hirnstamminfarkt, Medikamentennebenwirkung, phobischer Schwankschwindel
Tage bis Wochen	Akute einseitige periphere Vestibulopathie, Hirnstamm-/Kleinhirninfarkt, vaskuläre Enzephalopathie, psychogener Schwindel
Monatelang (> 3 Monate)	Bilaterale Vestibulopathie, neurodegenerative Krankheiten (Parkinson-Syndrome, Multisystematrophie), spontane/hereditäre/erworbene zerebellare Ataxien, psychogener Schwindel

Auslösende Faktoren bei Schwindelsyndromen	
Trigger/Situation	**Syndrom**
In Ruhe	Morbus Menière, einseitige periphere Vestibulopathie, Vestibularisparoxysmie, Hirnstamm-/Kleinhirninfarkt
Im Stehen, Gehen	Bilaterale Vestibulopathie, Polyneuropathie
Kopflageänderung	BPPV
Bei Valsalva-Manöver (Heben, Pressen, Husten, Niesen)	Bogengangdehiszens, Perilymphfistel (Kommunikation zwischen Innen- und Mittelohr: Syndrome des 3. mobilen Fensters)
In Menschenansammlungen (Kaufhaus, Theater, Kino)	Phobischer Schwankschwindel, psychogener (funktioneller) Schwindel

- **Nystagmus**
- Die schnelle Komponente der Augenbewegung definiert die Nystagmus-Richtung.
- Nystagmus als regelmäßige (rhythmische), unkontrollierbare Augenbewegungen tritt sowohl bei peripher- wie zentral-vestibulärem Schwindel auf.

- Spontannystagmus ist ein unmittelbarer, ohne äußere Einflüsse auftretender Nystagmus bei freiem Geradeaus-Blick.
- Der Blickrichtungsnystagmus zeigt sich erst bei Blick in eine bestimmte Richtung.
- (Kopf-) Lageänderung provoziert den Lagerungsnystagmus (z. B. Lagerungsprobe), der verzögert eintritt und mit ruhiger Kopfhaltung sistiert.
- Ein Lagenystagmus dagegen erscheint bei bestimmter Kopfhaltung ohne Verzögerung und sistiert nicht.

Nystagmus	Peripher-vestibulär	Zentral-vestibulär
Art	Horizontal, rotatorisch	Vertikal/horizontal rotatorisch
Richtung	Richtungskonstant, bei Blick in Nystagmus-Schlagrichtung verstärkt	Wechselt mit Blickrichtung oder regellos
Blickfixation	Suppression (unter Frenzelbrille verstärkter Nystagmus)	Meist keine Suppression (unter Frenzelbrille unveränderter Nystagmus)
Dauer	Kurzdauernd, Habituation	Meist andauernd
Neurologische Zusatzbefunde	Fehlen	Hirnstamm-/Kleinhirnsymptome
Schwindel als Begleitsymptom	Immer stark	Kann fehlen

Praxistipp

Einzelne Nystagmen in Endposition der Augenstellung sind physiologisch.

Ein Vertikalnystagmus nach oben oder unten (Upbeat-/Downbeat-Nystagmus) ist immer verdächtig auf eine zentrale Ursache.

Anlassbezogene neurologische Untersuchung

2.16.3 Anamnese

Kernfragen		Hinweis auf
Zeitlicher Verlauf	Kurzdauernde Attacke	BPPV, vertebrobasiläre TIA, Präsynkope, Vestibularisparoxysmie
	Akut und danach weiterhin über Tage andauernd	Morbus Menière, einseitige periphere Vestibulopathie, vestibuläre Migräne, Hirnstamm-/Kleinhirninfarkt
	Beschwerden seit Monaten	Bilaterale Vestibulopathie, neurodegenerative Krankheiten, psychogener Schwindel
Beschwerden	Drehen	BPPV, akute einseitige periphere Vestibulopathie, Hirnstamminfarkt, vestibuläre Migräne
	Schwanken	Hirnstamminfarkt/-TIA, vestibuläre Migräne, Präsynkope
	Benommenheit	Medikamentennebenwirkung, Migräne (Aura), Polyneuropathie, bilaterale Vestibulopathie, Intoxikation, vaskuläre Enzephalopathie, psychogener Schwindel
Provokation	Ohne Provokation (spontan, in Ruhe)	Morbus Menière, einseitige periphere Vestibulopathie, Hirnstamm-/Kleinhirninfarkt
	Beim Gehen, bei Lageänderung (Kopflageänderung, Kopfdrehung horizontal)	Bilaterale Vestibulopathie, Polyneuropathie, BPPV
	Situativ (Pressen/Niesen/ Husten, Lastenheben, Menschengruppen)	Bogengangdehiszens, Perilymphfistel, phobischer Schwankschwindel, psychogener Schwindel

Kernfragen		Hinweis auf
Begleitbeschwerden	Tinnitus, Hypakusis, Doppelbilder, Schluckstörungen, Sprechstörungen, Lähmungen, Koordinationsstörungen, Kopfschmerzen, Scheinbewegungen (Oszillopsien), Übelkeit, Erbrechen	Morbus Menière, Hirnstamm-/Kleinhirninfarkt, vaskuläre Enzephalopathie, vestibuläre Migräne, bilaterale Vestibulopathie, Intoxikation, superfizielle Siderose (selten)

2.16.4 Untersuchung

Prüfung		Befund
Augenstellung	Ausrichtung der Sehachse	Vertikale Augendivergenzstellung (engl. skew deviation): Unterschiedliche vertikale Augenstellung (Prüfung durch wechselnde Augenabdeckung)
Augenbewegungen (s. Video ▫ Abb. 2.55)	Spontannystagmus	Ein horizontaler rotatorischer Nystagmus wird meist peripher-vestibulär verursacht
	Konjugierte Augenfolgebewegungen in alle Blickrichtungen	Diskonjugierte Augenbewegungen bei externer Ophthalmoplegie oder Hirnstammläsion
	Ruckartige Augenfolgebewegungen (Sakkaden)	Sakkadierte Augenfolgebewegungen bei zentraler Okulomotorikstörung (z. B. Intoxikation, Medikamente, Kleinhirn-/Hirnstammläsion)

Prüfung		Befund
Nystagmus	Nystagmus unter Frenzel-Brille	Zunahme → peripher-vestibuläre Störung
		Gleichbleibend → zentral-vestibuläre Störung
	Nystagmusrichtung	Einseitiger richtungskonstanter horizontaler Nystagmus → peripher-vestibuläre Störung
		Nystagmus mit Richtungswechsel → Hirnstammläsion, Medikamentennebenwirkung, Alkohol
		Vertikaler (Upbeat-/Downbeat-) Nystagmus → Hirnstammläsion
	Nystagmus plus Tinnitus/ Hörminderung	Hinweis auf Morbus Menière
Hörprüfung (s. ◘ Abb. 2.56)	Finger-Reibegeräusche, Weber-/Rinne-Test	Hypakusis, M. Menière
Kopfimpulstest (KIT, Halmagyi-Curthoys, „head impulse test" = HIT, s. Video ◘ Abb. 2.57)	Störung des vestibulookulären Reflexes (VOR) durch eine periphere vestibuläre Unterfunktion	Pathologisch: Mitbewegung der Augen bei einer Kopfbewegung zur betroffenen Seite und anschließende Rückstellbewegung (Korrektur-Sakkade) zum Fixationsziel → Hinweis auf peripher-vestibuläre Störung
Lagerungsprüfung (s. ◘ Abb. 2.58a, b)	Erschöpflicher Nystagmus vertikal-rotatorisch (posteriorer Bogengang) oder linear-horizontal (horizontaler Bogengang)	BPPV
	Unerschöpflicher Nystagmus, der erst in Ausgangsposition sistiert (Lagenystagmus)	Bei verschiedenen Kopfpositionen sehr ähnliche Nystagmusrichtung, mit/ohne Richtungswechsel → zentrale oder periphere Störung
Augen-Kopf-Kippung („ocular tilt teaction")	Augendivergenzstellung plus zusätzliche Kopfneigung (zur Seite des tiefer stehenden Auges) und Drehung des Augapfels in der Sehachse (Zyklotorsion, klinisch nicht, nur mit Fundusfotografie erkennbar)	Immer zentrale Ursache

Prüfung		Befund
Drei-Stufen-Test bei akutem vestibulärem Schwindel (HINTS)	Kopfimpulstest	Ungestört → Hinweis auf zentral-vestibuläre Ursache (z. B. Hirnstamminfarkt)
		Gestört → Hinweis auf peripher-vestibuläre Ursache
	Nystagmus (Prüfung mit Frenzelbrille)	Bidirektionaler (Blickrichtungs-) Nystagmus → Hinweis auf zentral-vestibuläre Ursache (z. B. Hirnstamminfarkt)
		Einseitiger horizontaler Nystagmus → peripher-vestibuläre Störung
	Wechselnder Abdecktest („test of skew")	Vertikale Augendivergenz-Stellung → Hinweis auf zentral-vestibuläre Ursache
		Keine vertikale Augendivergenz-Stellung → Hinweis auf peripher-vestibuläre Ursache
Zusatzuntersuchungen (s. ▶ Abschn. 2.8)		
Romberg-Versuch	Standsicherheit mit offen und geschlossenen Augen	Störung bei Polyneuropathie, Hinterstrang- oder Kleinhirnläsion
Gehen	Gehfähigkeit, Gangsicherheit	Gestört bei peripher- oder zentral-vestibulärem Schwindel
Zeigeversuche	Finger-Nase-Versuch, Finger-Finger-Versuch, Knie-Hacke-Versuch	Ataxie (zentrale Lähmung, zentral-vestibuläre Störung, Kleinhirnläsion)

Praxistipp

Grundlegend ist die Abgrenzung eines akuten peripher-vestibulären (in der Regel gutartiger Schwindel) gegenüber einem zentral-vestibulären Schwindel (z. B. durch einen Hirnstamm- oder Kleinhirninfarkt). Klinisch hilft der Drei-Stufen-Test bei dieser Differenzierung (HINTS = **H**ead **I**mpulse, **N**ystagmus, **T**est of **S**kew).

Anlassbezogene neurologische Untersuchung

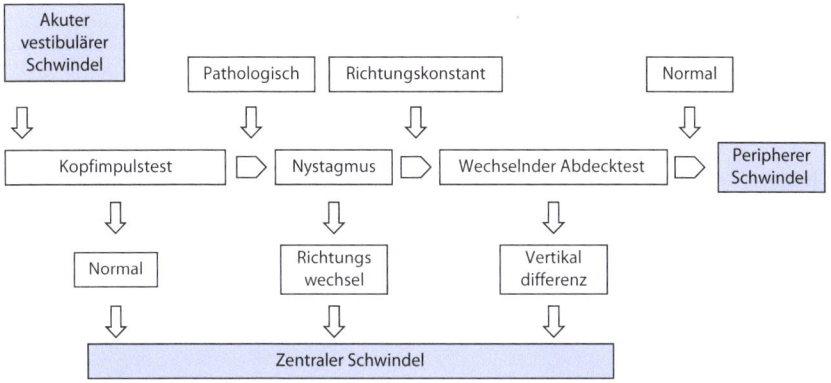

2.16.5 Kurzbefund

		Ja	Nein
Anamnese	Akuter Schwindel		
	Rezidivierende Schwindelattacken		
	Chronischer Schwindel		
Untersuchung	Peripher-vestibuläre Befunde		
	Zentral-vestibuläre Befunde		
	Keine vestibulären Befunde		
	Tinnitus, Hörstörung		
Beurteilung	Peripher-vestibulärer Schwindel		
	Zentral-vestibulärer Schwindel		
	Nicht-vestibulärer Schwindel		
Aktion	HNO-ärztliche Konsiliaruntersuchung		
	Neurologische Konsiliaruntersuchung		

Praxistipp

Ergibt der klinische Befund einen BPPV, dann Behandlung mit dem Sémont- oder Epley-Manöver anschließen, weil hierbei meist der hintere Bogengang betroffen ist. (Im Internet sind unter den Stichworten „Sémont" und „Epley" Anleitungen zu Durchführung dieser Manöver aufzufinden.)

2.16.6 Abbildungen und Videos

Im Folgenden finden sich Darstellungen zu den genannten Untersuchungsmethoden (◘ Abb. 2.55, 2.56, 2.57 und 2.58).

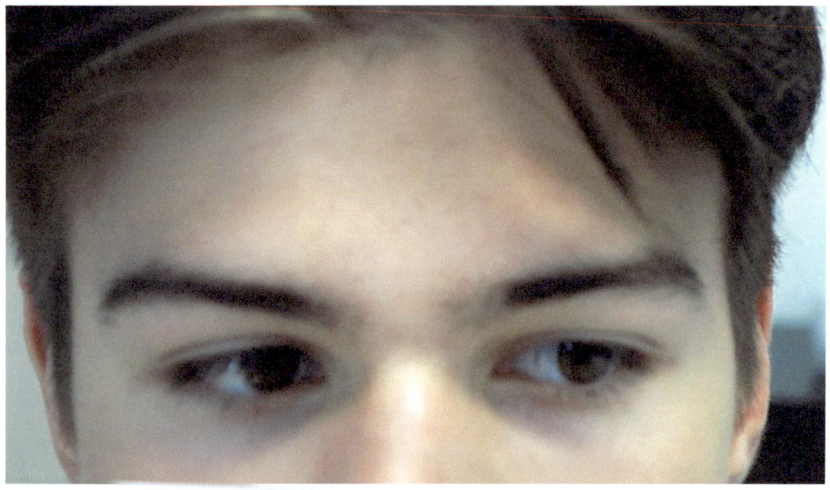

◘ **Abb. 2.55** Langsame Blickfolgebewegung zur Prüfung eines Nystagmus (Video ◘ Abb. 4.9)

Anlassbezogene neurologische Untersuchung

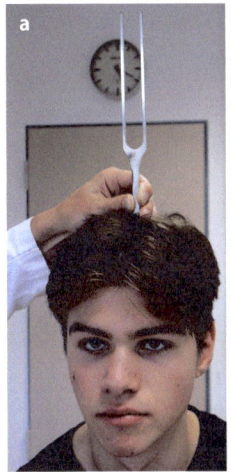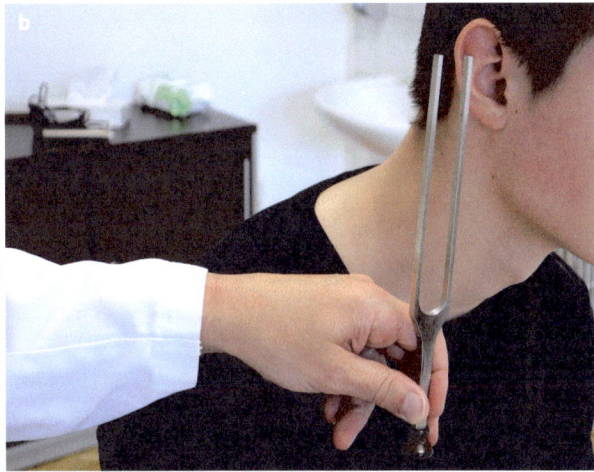

Abb. 2.56 a, b Prüfung des Gehörs mit dem Weber-Test **a** zur Feststellung von Seitenunterschieden. Es wird die Ton-Knochenleitung einer mittig auf dem Kopf gehaltenen schwingenden Stimmgabel untersucht. Der Patient wird befragt, wo er den Ton wahrnimmt. Wird der Ton seitengleich in Kopfmitte oder im ganzen Kopf gehört, ist der Test normal. Bei einer Lateralisation des Tons in einem Ohr wird dieser bei einer Schallleitungsschwerhörigkeit im betroffenen Ohr, bei einer Schallempfindungsschwerhörigkeit im **nicht** betroffenen Ohr deutlicher gehört. Der Rinne-Test **b** vergleicht die Knochen- mit der Luftfortleitung des Stimmgabeltons. Zuerst wird die schwingende Stimmgabel über dem Mastoid aufgesetzt. Der Patient wird gebeten anzugeben, wenn er den Ton nicht mehr hört. Direkt anschließend wird die weiterschwingende Stimmgabel vor das Ohr gehalten. Normal ist ein immer noch wahrgenommener Ton (Luftleitung > Knochenleitung, positiver Rinne-Test). Bei einer Schallleitungsschwerhörigkeit (Störung Gehörgang, Mittelohr) ist der Rinne-Test für das betroffene Ohr negativ (Luftleitung ≤ Knochenleitung), bei einer Schallempfindungsschwerhörigkeit (sensorineurale = kochleäre/retrokochleäre Hörstörung) fällt der Test bei beiden Ohren positiv aus

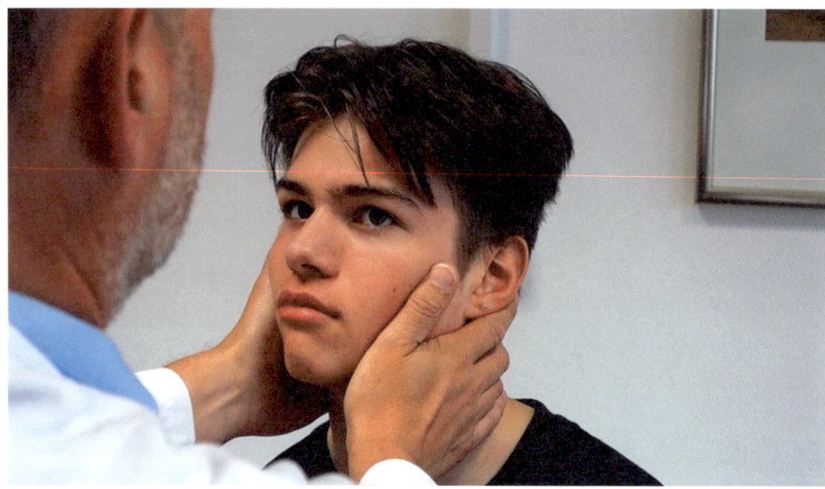

◼ **Abb. 2.57** Kopfimpulstest (KIT) zur Untersuchung des (horizontalen) vestibulookulären Reflexes (VOR). Der Patient fixiert einen Punkt, z. B. die Nase des Untersuchers. Dieser umfasst den Kopf beidhändig seitlich und bewegt den Kopf aus der Mittelstellung um 10–15° jeweils nach rechts oder links. Normal ist die Beibehaltung des Fixationspunktes durch den Patienten infolge des intakten VOR, der eine stabile Augenstellung im Raum ermöglicht. Bei einer einseitigen Störung des VOR folgen die Augen der Seitwärtsbewegung des Kopfes, die dann eine Korrektursakkade ausführen, um die Nase des Untersuchers wieder zu fixieren. Bei beidseitiger peripher-vestibulärer Störung (z. B. bilateraler Vestibulopathie) treten Korrektursakkaden sowohl bei der Rechts- wie der Linksdrehung des Kopfes auf. Die Untersuchung kann videobasiert (vKIT) dokumentiert werden (Video ◼ Abb. 4.15)

Anlassbezogene neurologische Untersuchung

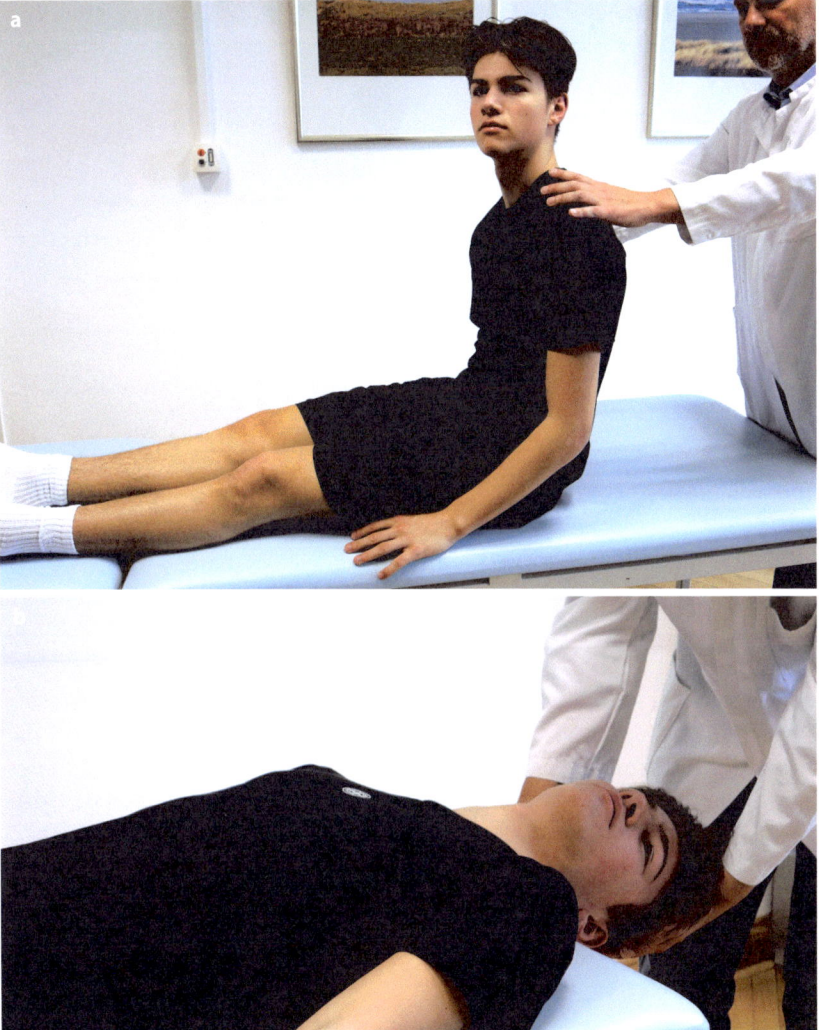

◧ **Abb. 2.58 a, b** Lagerungsprüfung nach Dix-Hallpike. Der Patient wird aus der sitzenden Position mit geöffneten Augen und dem um 45° zur betroffenen Seite gedrehten Kopf (Reklination um ca. 45°) rasch in Kopfhängelage positioniert, sodass das betroffene Ohr nach unten zeigt. In dieser Lage tritt bei einem BPPV mit einer Latenz von wenigen Sekunden ein rotatorischer, gegen den Uhrzeiger gerichteter erschöpflicher Nystagmus, begleitet von Drehschwindel, auf. Die Symptome gehen innerhalb ca. 1 min zurück. Nach dem Wiederaufrichten kann ein rotatorischer Nystagmus zur Gegenseite auftreten. Der Test sollte danach für die Gegenseite durchgeführt werden

2.17 Sehstörung

Matthias Kaste

2.17.1 Ausgangslage

Akute Sehstörungen veranlassen die Betroffenen in der Regel als erstes dazu, einen Augenarzt aufzusuchen. Daher ist meistens die neurologische der ophthalmologischen Untersuchung nachgeordnet.

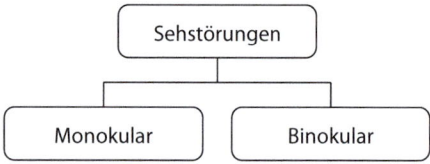

2.17.2 Merkmale

- **Monokulare (periphere) Sehstörungen**
Einschränkung des Visus auf einem Auge. Mögliche Ursachen sind Erkrankungen von Auge, Retina, N. opticus oder Orbita, Durchblutungsstörungen des Auges sowie Migräne. Daher ist eine augenärztliche (Mit-)Untersuchung erforderlich.

Symptome	Syndrom	Ursache
Schmerzlose Sehminderung/-verlust	Unterschiedliche Augenerkrankungen	Amotio retinae (Netzhautablösung), Glaskörperblutung, Zentralarterienverschluss, Zentralvenenthrombose, Konjunktivitis, Retinopathia centralis serosa, Leber-Optikusatrophie
Mit Schmerzen/ Druckgefühl einhergehende Sehminderung/-verlust		Trockenes Auge, Glaukomattacke, Endophthalmitis, Konjunktivitis mit Beteiligung der Kornea, Uveitis, Trauma
Schmerzlose Sehminderung/-verlust	Anteriore ischämische Optikusneuropathie (AION)	Arteriosklerose
Sehminderung/-verlust, Kopfschmerzen, Schmerzen beim Kauen, allgemeines Krankheitsgefühl, Polymyalgia rheumatica	AION bei Riesenzellarteriitis	Entzündliche Veränderungen der A. temporalis
Schmerzlose Sehminderung, als „schwarzer Vorhang" oder von peripher nach zentral sich ausbreitenden Sehstörungen (Nebel, Verdunklung, verschwommen). Dauer < 24 h, überwiegend Sekunden bis Minuten	Amaurosis fugax (transitorische monokulare Amaurose)	Vaskulär ischämisch (z. B. maligner arterieller Hypertonus, Polyzythämie, Orthostase-Syndrom) oder embolisch (z. B. ipsilaterale Karotisstenose/-dissektion)

Symptome	Syndrom	Ursache
Über Stunden bis Tage entstehende Sehminderung (Nebel, Milchglas), Schmerzen bei Augenbewegungen, Farbentsättigung (Helligkeit/Sättigung von Rot und anderen Farben ist reduziert)	Optikusneuritis (Neuritis n. optici)/Optikusneuropathie und rezidivierende Formen	Multiple Sklerose, Neuromyelitis-optica-Spektrum-Erkrankungen (NMOSD), Lupus erythematodes, Neurosarkoidose, virale/bakterielle Infektionskrankheiten
Wiederholte, komplett reversible Attacken von Sehstörungen (Skotom als Flimmern, Erblindung), Dauer 5–60 min, Kopfschmerzen treten zusammen mit oder innerhalb 1 h nach den Visusstörungen auf	Retinale Migräne („Augenmigräne")	Selten, Kopfschmerzen können auch fehlen
Visuelle Halluzinationen (z. B. Lichtblitze, geometrische Figuren, wiederkehrende Nachbilder, szenische Trugbilder) im betroffenen Gesichtsfeld	Charles-Bonnet-Syndrom (CBS)	Tritt insbesondere bei monokularen Sehstörungen auf (z. B. altersabhängige Makuladegeneration, Katarakt, Glaukom, diabetische Retinopathie)

- **Binokulare (zentrale) Sehstörungen**

Mehrheitlich handelt es sich um einen auf der gleichen Seite liegenden (homonyme inkomplette/komplette Hemianopsie), seltener um einen gegenüberliegenden (heteronyme/bitemporale Hemianopsie) Gesichtsfelddefekt beider Augen.

Anlassbezogene neurologische Untersuchung

Symptome	Syndrom	Ursache
Personen oder Gegenstände werden auf einer Seite nicht bemerkt bzw. Zusammenprall mit Hindernissen (z. B. Türrahmen, Personen), Schwierigkeiten beim Lesen, visuelle Halluzinationen im betroffenen Gesichtsfeld (ähnlich CBS) möglich	Kongruente (deckungsgleiche) oder nichtkongruente homonyme Hemianopsie	Läsion des Tractus opticus/ Radiatio optica auf der kontralateralen Seite (z. B. Infarkt der A. cerebri posterior, hintere Anteile der A. cerebri media, intrazerebrale Blutung, Tumor, Abszess, Metastase)
Fehlende Wahrnehmung einer vorhandenen Sehstörung	Visuelle Anosognosie (Anton-Syndrom)	Selten, beidseitiger okzipitaler Infarkt (A. basilaris, A. cerebri posterior)
Verschwommene, nebelartige Sehwahrnehmungen, Schwierigkeiten beim Lesen, Eindruck von Doppeltsehen	Bitemporale Hemianopsie (Chiasma-Syndrom, „Scheuklappenblindheit")	Läsion in Höhe des Chiasma opticum (z. B. Hypophysenadenom, Kraniopharyngeom, Meningeom, suprasellares Aneurysma)
Holozephale Kopfschmerzen, wechselnde Sehstörungen (undeutliches Sehen bis zum Visusverlust, Doppelbilder bei Abduzensparese, amblyope Attacke)	Idiopathische intrakranielle Druckerhöhung (Pseudotumor cerebri)	Beidseitige Stauungspapillen (Papillenödem)
Langsam über Tage bis Wochen zunehmende Sehstörungen	Toxische/metabolische/ medikamentöse Sehstörung	Vitamin A-/B_1-/B_{12}-/ Folsäure-Mangel, Methanol, Blei, Digoxin, Ethambutol, Chinin, Chemotherapeutika

Praxistipp

Die klinische Untersuchung liefert nur einen (orientierenden) Hinweis auf ein Skotom. Eine genaue Zuordnung erfordert augenärztliche Untersuchungsmethoden.

2.17.3 Anamnese

- **Spezielle Augenanamnese**

Insbesondere vorbestehende Augenerkrankungen, Brillenträger/Kontaktlinsen, eingenommene Medikamente/Augentropfen.

Kernfragen		Hinweis auf
Beginn	Akut	Amaurosis fugax, retinale Migräne, Trauma, AION, Zentralarterienverschluss, Zentralvenenthrombose, Amotio retinae, amblyope Attacke bei Stauungspapille
	Allmählich – chronisch progredient	Toxisch, medikamentös, metabolisch, neoplastisch, Stauungspapille, Optikusneuritis, lokale Augenerkrankung
Lokalisation	Ein Auge	Amaurosis fugax, Optikusneuritis, AION, lokale Augenerkrankung
	Beide Augen	Hirninfarkt/-blutung, Tumor, toxisch, medikamentös, metabolisch, Stauungspapille, Leber-Optikusatrophie
Dauer	Vorübergehend	Amaurosis fugax, retinale Migräne
	Andauernd	AION, Zentralarterienverschluss, Zentralvenenthrombose
Art der Sehstörung	Dunkles Gesichtsfeld	Amaurosis fugax
	Schleier-/nebelartig, Milchglas, Rotentsättigung	Optikusneuritis
	Undeutlich/unscharf	Katarakt, Makulakrankheit, Amotio retinae, Optikusneuropathie
	Schwarze Flocken („Rußregen")	Glaskörpereinblutung
	Verzerrtes Sehen, Blitze, Flimmern	Retinale Migräne
	Doppelbilder	s. ▶ Abschn. 2.7

Anlassbezogene neurologische Untersuchung

Kernfragen		Hinweis auf
Begleitende Beschwerden	Schmerzen	Optikusneuritis, idiopathische intrakranielle Druckerhöhung, Riesenzellarteriitis, Karotisdissektion, Glaukomattacke, Uveitis
	Hemiparese, Hirnnervenausfälle	Hirninfarkt, intrakranielle Blutung, Hirntumor, Meningeosis neoplastica

2.17.4 Untersuchung

Prüfung		Schwerpunkte
Visus, Farbensehen	Schrifttafel, ggf. mit Lesebrille, monokulare und binokulare Prüfung, Farbwahrnehmung	Sehvermögen, wenn keine ausreichende Sehfähigkeit mit Schrifttafel, dann Prüfung: Lichtschein erkennen, ggf. Handbewegungen, Fingerzählen; Farbentsättigung
Pupillomotorik	Blickkonvergenz	Konvergenzreaktion
	Direkte/indirekte Pupillenreaktion	Anisokorie
	Lichtwechseltest (Swinging-Flashlight-Test)	Afferente Pupillenstörung
Gesichtsfeld	Konfrontationstest	Homonyme oder bitemporale Hemianopsie
Funduskopie	Augenhintergrund	Stauungspapille, Blutungen, retinale Ischämie (kirschroter Fleck), Papillenatrophie

Praxistipp

Wenn sich die Sehfähigkeit durch eine Lochblende (stenopäische Blende) bessert, handelt es sich um ein optisches und nicht um ein neurologisches Problem.

Frühzeichen einer Optikusneuropathie kann eine dunklere und schwächere Farbwahrnehmung sein. Einfache Prüfung mit einem roten Punkt (Durchmesser ca. 4–5 cm; z. B. auf Smartphone-Display als App „Pocket Eye Exam").

Die Auslösbarkeit eines optokinetischen Nystagmus schließt eine Erblindung aus.
Bei einer Mydriasis ohne Licht- und Konvergenzreaktion bei einem wachen Patienten, der keine weiteren neurologischen Defizite aufweist, ist die Möglichkeit einer isolierten Mydriasis durch anticholinerge Substanzen (z. B. Gartenarbeit mit Kontakt zu Nachtschattengewächsen wie Engelstrompete, Kontamination bei Anlage eines Scopolaminpflasters) zu berücksichtigen.

2.17.5 Kurzbefund

		Ja	Nein
Anamnese	Monokulare Sehstörung		
	Binokulare Sehstörung		
	Akuter Beginn		
	Vorübergehende Sehstörung		
	Chronische Sehstörung		
	Begleitende Schmerzen		
Untersuchung	Visusminderung monokular		
	Visusminderung binokular		
	Visusverlust		
	Anisokorie		
	Afferente Pupillenstörung		
	Homonyme Hemianopsie		
	Bitemporale Hemianopsie		
	Stauungspapille		
	Retinale Ischämie		
Beurteilung	Periphere Sehstörung		
	Zentrale Sehstörung		
Aktion	Ophthalmologische Konsiliaruntersuchung		
	Neurologische Konsiliaruntersuchung		

Anlassbezogene neurologische Untersuchung

> **Praxistipp**
>
> Zusätzliche dringliche paraklinische Diagnostik (z. B. BSG, CRP, VEP, CT, MRT) entsprechend den Konsiliarempfehlungen.

2.17.6 Abbildungen und Videos

Im Folgenden finden sich Darstellungen und Hilfen zu den genannten Untersuchungsmethoden (◘ Abb. 2.59, 2.60, 2.61, 2.62 und 2.63).

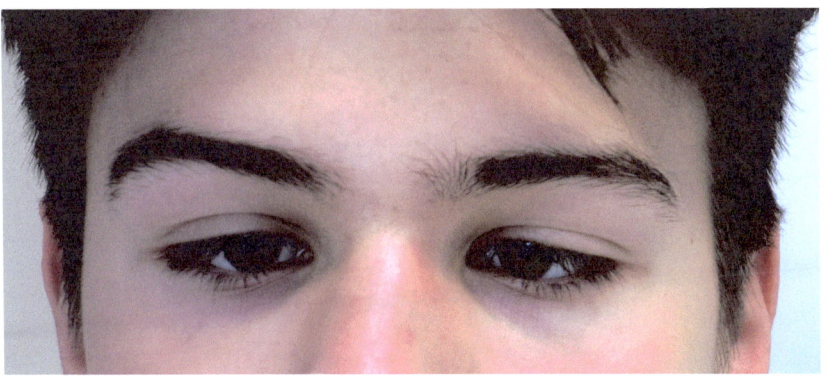

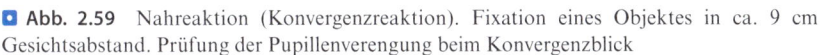

◘ **Abb. 2.59** Nahreaktion (Konvergenzreaktion). Fixation eines Objektes in ca. 9 cm Gesichtsabstand. Prüfung der Pupillenverengung beim Konvergenzblick

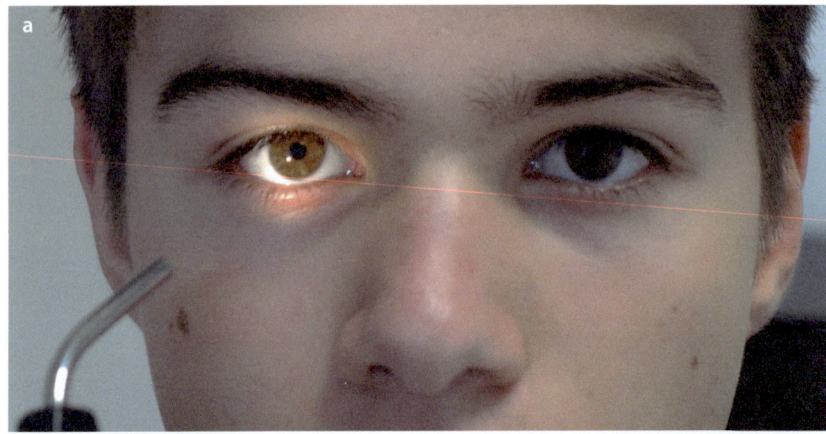
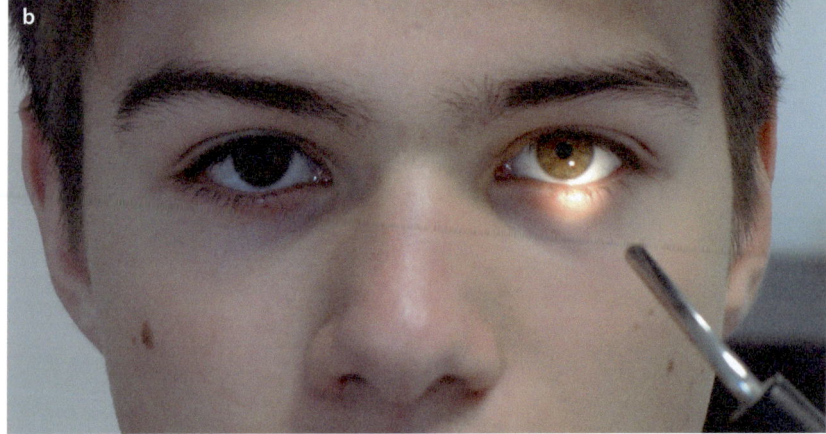

Abb. 2.60 a, b Pupillenreaktion bei direkter und indirekter (kontralateraler, konsensueller) Lichtreaktion. Beobachtung der Pupillenreaktion jeweils ipsi- und kontralateral zur Beleuchtung

Anlassbezogene neurologische Untersuchung

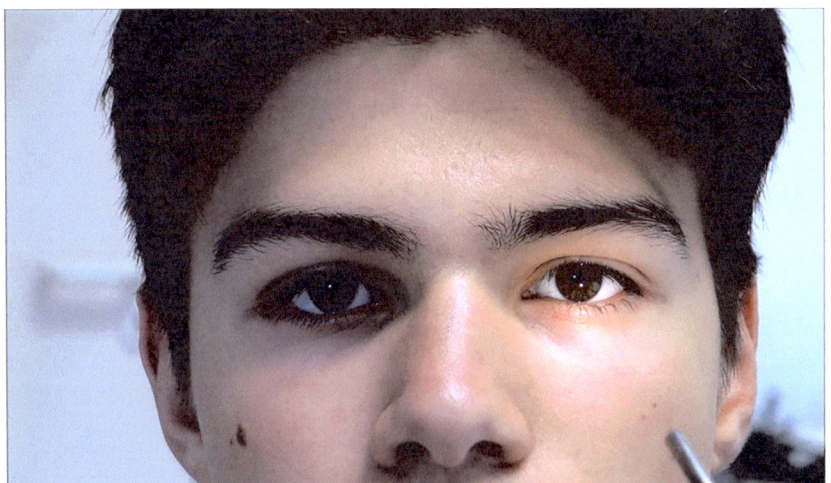

Abb. 2.61 Lichtwechseltest zur Prüfung einer afferenten Pupillenstörung (z. B. bei Optikusneuritis). Voraussetzung ist eine ungestörte Pupillenefferenz (normale Innervation der Pupillenmotorik). Untersuchung im abgedunkelten Raum. Ein Auge wird indirekt (von unterhalb) für etwa 3 s beleuchtet, dann rascher Lichtwechsel zum kontralateralen Auge mit Beleuchtung dort von ca. 3 s und anschließend erneuter Lichtwechsel. Insgesamt ca. 4-mal wiederholen. Zeigt sich eine Pupillenerweiterung im nicht gerade beleuchteten Auge bzw. tritt eine verzögerte oder gar keine Pupillenverengung bei Lichtwechsel zu diesem Auge auf, so spricht dies für eine Afferenzstörung der Pupillenreaktion (Video Abb. 4.7)

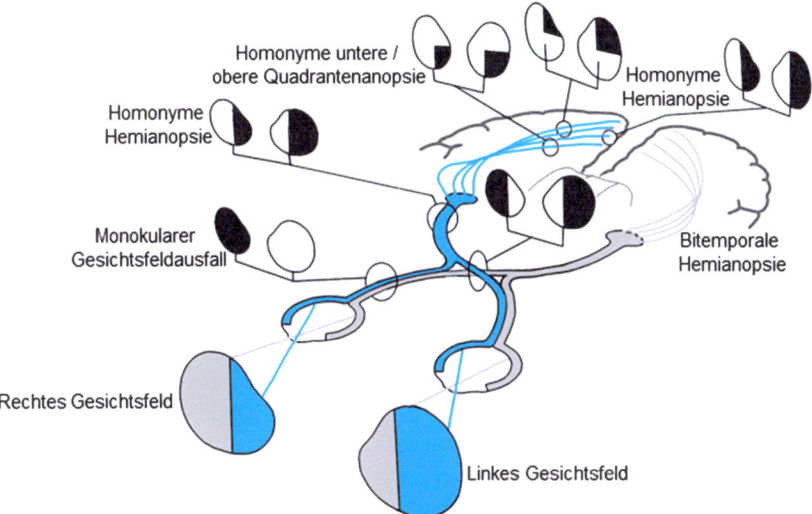

Abb. 2.62 Sehbahn mit Zuordnung des Läsionsortes bei Gesichtsfeldausfall

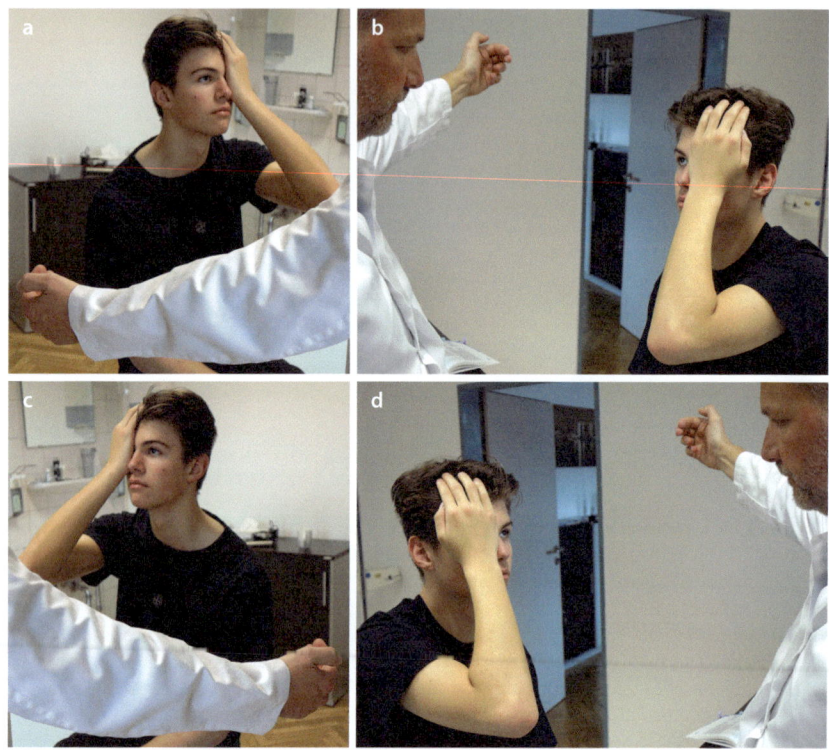

Abb. 2.63 a–d Konfrontationstest („Finger-Perimetrie") zur klinischen Prüfung eines Gesichtsfelddefektes. Der Untersucher „konfrontiert" sein Gesichtsfeld mit dem des Patienten. Die Fixierline Untersucher-Patient muss dabei gleich sein. Der Patient deckt jeweils ein Auge ab, sodass das Gesichtsfeld jeder Seite im unteren und oberen Quadranten geprüft werden kann. Ein Objekt (z. B. Fingerbewegungen) wird in ca. 50 cm Augenabstand von jeweils 30 cm unterhalb bzw. oberhalb der Horizontallinie des Auges herangeführt. Der Patient teilt mit, sobald er das Objekt wahrnimmt

2.18 Sensibilitätsstörung

Matthias Kaste

2.18.1 Ausgangslage

Störungen des Tastsinns sowie der Wahrnehmung von Schmerz, Temperatur, Berührung, Druck, Vibration und/oder Bewegung. Diese Empfindungen können einzeln verändert sein, jedoch ist in der Mehrzahl eine Kombination von Störungen unterschiedlicher Qualitäten vorhanden.

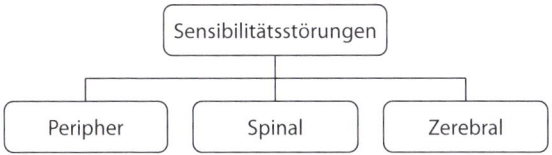

2.18.2 Merkmale

Bezeichnungen von Sensibilitätsstörungen	
Sensibilitätsstörung	Bedeutung
Sensibilitätsminderung	
Analgesie	Fehlendes Schmerzempfinden
Anästhesie	Aufgehobene Sensibilität, insbesondere des Berührungsempfindens
Astereognosie	Fehlende Identifikation von Gegenständen durch Betasten infolge einer Störung des Berührungsempfindens oder einer parietalen zerebralen Läsion
Dissoziierte Sensibilitätsstörung	Fehlende oder verminderte Schmerz- und Temperaturempfindung bei erhaltenem Berührungs- und Bewegungs-/Lageempfinden
Graphanästhesie	Aufgehobenes Erkennen von auf die Haut geschriebenen Zahlen
Hypästhesie	Herabgesetzte Empfindung von nicht schmerzhaften Stimuli
Hypalgesie	Vermindertes Schmerzempfinden, erhöhte Schmerzschwelle
Pallhypästhesie	Reduziertes Vibrationsempfinden
Thermhypästhesie	Verminderte Empfindung von Wärme- oder Kältereizen, erhöhte Temperaturschwelle
Missempfindungen/Schmerzen	
Allodynie	Durch einen normalerweise nicht schmerzhaften Reiz (z. B. Berührung) ausgelöste brennende oder stechende Schmerzempfindung
Dysästhesie	Unangenehme Empfindung von Reizen

Bezeichnungen von Sensibilitätsstörungen	
Sensibilitätsstörung	Bedeutung
Hyperalgesie	Verstärktes Schmerzempfinden
Hyperästhesie	Erhöhte Empfindlichkeit auf einen Reiz
Neuralgie	Schmerz im Versorgungsgebiet eines peripheren oder mehrerer peripherer Nerven (z. B. Trigeminusneuralgie, Karpaltunnelsyndrom, Ischialgie)
Neuropathischer Schmerz	Schmerz als direkte Auswirkung einer Läsion oder Funktionsstörung des somatosensorischen Systems
Parästhesie	Spontane oder z. B. durch Berührung ausgelöste anormale Empfindung (Kribbeln, Ameisenlaufen, Pelzigkeit, Kältegefühl)
Übertragener Schmerz	Vom Entstehungsort entfernt empfundener Schmerz (Head-Zone → Schmerzübertragung in ein Hautareal)
Viszeraler Schmerz	Eingeweideschmerz
Zentraler Schmerz	Schmerz als Folge einer ZNS-Läsion (z. B. nach einem Thalamusinfarkt)

Lokalisation von Sensibilitätsstörungen	
Symptome/Befunde	Hinweis auf
Periphere Sensibilitätsstörungen (s. ◘ Abb. 2.65 und 2.66)	
Sensibilitätsstörungen ohne Bindung an periphere Innervationsmuster	Läsion von Hautnerven/-rezeptoren, bei größeren Arealen (z. B. distaler Arm) sind spinale oder zerebrale Läsionen möglich, psychogene sensible Störungen im Einzelfall differenzialdiagnostisch mitberücksichtigen
Sensibilitätsstörung im Versorgungsgebiet eines peripheren Nerven, initial oft Parästhesien oder neuropathische Schmerzen	Läsion eines peripheren Nerven (Mononeuropathie)
Distale symmetrische Sensibilitätsstörungen der Arme	Polyneuropathie, Polyradikulopathie, zervikale Myelopathie
Distale symmetrische Sensibilitätsstörungen der Beine	Polyneuropathie, Polyradikulopathie, Kaudasyndrom
Symmetrische oder asymmetrische Sensibilitätsstörungen der Arme bzw. Beine	Schädigung von peripheren Nerven, Nervenwurzeln oder des Arm- bzw. Beinplexus, Myelopathie, Schwerpunktneuropathie

Anlassbezogene neurologische Untersuchung

Lokalisation von Sensibilitätsstörungen

Symptome/Befunde	Hinweis auf
Multiple sensible und motorische Nervenausfälle einer Extremität	Arm- bzw. Beinplexusläsion
Mono-/polyradikuläre Sensibilitätsstörung ein- oder beidseitig	Läsion einer (selten) oder mehrerer Nervenwurzel(n)
Perianale Hypästhesie/Hypalgesie, innere Glutealregion und dorsomedialer Oberschenkel (Reithosenanästhesie)	Läsion von Conus medullaris und/oder Cauda equina (Konus-Kauda-Syndrom)

Spinale Sensibilitätsstörungen (s. ◘ Abb. 2.64a)

Lhermitte-Zeichen, Störung des Lagesinns und Pallanästhesie	Zervikale Myelopathie, Myelitis, Neoplasie
Sensible/afferente Ataxie mit Pallhypästhesie, Lagesinn-/Bewegungssinnstörung	Hinterstrangläsion (funikuläre Myelose, Tabes dorsalis). Differenzialdiagnostische Abgrenzung zu einer Polyneuropathie oder zerebellaren Ataxie erforderlich
Inkomplettes oder komplettes Querschnittsyndrom, dissoziierte Sensibilitätsstörungen	Trauma, Neoplasie, Metastase, Myelitis, epidurale Blutung, epiduraler Abszess, Wirbelkörperfraktur, Spinalis-anterior-Syndrom, halbseitige Spinalläsion (Brown-Sequard-Syndrom), Syringomyelie
Gürtelförmige oder einseitige segmentale Sensibilitätsstörungen der Rumpfregion	

Zerebrale Sensibilitätsstörungen

Gekreuzte Sensibilitätsstörung: Hypästhesie/Hypalgesie einer Gesichtsseite plus kontralateral Arm/Rumpf/Bein	Hirnstammläsion (z. B. Wallenberg-Syndrom)
Schmerzen, Sensibilitätsstörungen einer Körperseite: Parästhesien, Sensibilitätsausfälle, Schmerzen und Pallanästhesie	Kontralaterale Läsion Capsula interna/Thalamus (Infarkt, Blutung, multiple Sklerose), fokale sensible epileptische Anfälle
Parästhesien und Sensibilitätsausfälle einer Körperseite: Astereognosie, Lagesinnstörung, Verlust 2-Punkte-Diskrimination, Topagnosie, Graphanästhesie	Kontralaterale postzentrale kortikale Läsion (Infarkt, Neoplasie)

> **Praxistipp**
>
> Somatische Schmerzen sind gewöhnlich gut vom Betroffenen zu lokalisieren. Sie werden als stechend, drückend oder klopfend wahrgenommen (z. B. postoperative, traumatische, lokal-entzündliche Schmerzen).
>
> Viszerale Schmerzen sind ungenauer zu verorten (z. B. Kopfschmerz bei Meningitis, Koliken bei Gallensteinen). Sie besitzen einen dumpfen, krampfartigen, bohrenden, quälenden, an- und abschwellenden Charakter.
>
> Bei projizierten (übertragenen) Schmerzen sind Schmerz- und Läsionsort nicht identisch (z. B. Wadenschmerzen bei einem S1-Syndrom, Stirnkopfschmerzen bei einem Tentoriummeningeom, Blumberg-Zeichen, McBurney-Punkt). Die Schmerzen im Hautareal werden als brennend, ziehend, scheuernd und wund, leichte Berührungen als schmerzhaft (Allodynie) empfunden. Eine ipsilaterale Mydriasis kommt z. B. bei Angina pectoris, Cholezystitis, Magenulkus oder Darmerkrankungen vor.
>
> Spinale vegetative Reflexe sind viszeroviszeraler Reflex (Meteorismus bei Koliken, Anurie bei Myokardinfarkt), viszerokutaner Reflex (Schweißsekretion, vermehrte Durchblutung in Head-Zone), kutiviszeraler Reflex (Beschwerdelinderung z. B. von Koliken, Myogelosen durch warme Umschläge/Massage), viszeromotorischer Reflex (Muskelabwehrspannung durch Eingeweidereiz) und vasodilatatorischer Axonreflex (Dermographismus). Bei Rückenmarkläsionen führt eine Störung dieser Reflexe zu Veränderungen der kardiovaskulären, gastrointestinalen, thermoregulatorischen und/oder urogenitalen Funktionen.
>
> Ein komplexes regionales Schmerzsyndrom (CRPS) wird durch Verletzungen oder die Einwirkung mechanischer Noxen begünstigt. Beim selteneren Typ II (Kausalgie) ist ein peripherer Nervenschaden vorhanden, beim häufigeren Typ I (Morbus Sudeck, sympathische Reflexdystrophie) dagegen nicht. Besonders in der Frühphase sind andere Ursachen (wie Fraktur, Vaskulitis, Thrombose, radikuläre Läsion, Kompartmentsyndrom, rheumatoide Arthritis) auszuschließen.

2.18.3 Anamnese

Kernfragen		Hinweis auf
Lokalisation	Gesicht	Trigeminusneuropathie
		Zusammen mit kontralateralen Sensibilitätsstörungen → Hirnstammläsion
	Arm	Mononeuropathie → Karpaltunnelsyndrom, Ulnarisneuropathie am Ellenbogen, Radialisparese
		Mehrere periphere Nerven sind betroffen → Armplexusläsion
		Sensibilitätsstörungen mit Dermatomzuordnung → Nervenwurzelläsion
	Rumpf	Band-/gürtelförmig, Dermatomzuordnung → Nervenwurzelläsion, Myelopathie
	Bein	Mononeuropathie → Meralgia paraesthetica, Femoralisläsion, Peroneusläsion
		Mehrere periphere Nerven sind betroffen → Beinplexusläsion
		Sensibilitätsstörungen mit Dermatomzuordnung → Nervenwurzelläsion

Kernfragen		Hinweis auf
Beginn, Verlauf	Akut anhaltend	Trauma, vaskulär (Infarkt, Blutung, venöse Thrombose), Bandscheibenvorfall
	Akut wechselnd	Epileptischer Anfall, Migräne, multiple Sklerose
	Zunehmend	Neoplasie, Polyradikulitis (Guillain-Barré-Syndrom, Miller-Fisher-Syndrom), Polyneuropathie
	Ausbreitung	Symmetrisch/asymmetrisch → Polyneuropathie, Polyradikulitis
		Lokal → Mononeuropathie
		Gesicht, kontralaterale Körperseite → Hirnstammläsion
		Halbseitig, Hemihypästhesie/-algesie → zerebrale Läsion
		Querschnitt → spinale Läsion
Begleitbeschwerden	Lähmung (s. ▶ Abschn. 2.11)	Arm-/Beinparese, Hemiparese
	Sehstörungen (s. ▶ Abschn. 2.17)	Doppelbilder, Flimmerskotom bei Migräne
	Kopfschmerzen (s. ▶ Abschn. 2.10)	Migräne, Neoplasie
	Blasen-/Mastdarmstörungen	Spinale Läsion, Konus-/Kauda-Syndrom

2.18.4 Untersuchung

Prüfung		Beurteilung
Verteilungsmuster der Sensibilitätsstörungen	Längenregel: Je länger der periphere Nervenanteil, desto empfindlicher ist der Nerv für metabolische/toxische Störungen	Die Symptome beginnen distal und breiten sich nach proximal aus (z. B. Diabetes mellitus, Niereninsuffizienz): Füße → Knie → Fingerspitzen → Ellenbeugen
	Symmetrie	Symmetrische Befunde sind meist metabolisch-toxisch bedingt
		Asymmetrische Verteilungen entstehen häufig durch strukturelle-demyelinisierende Läsionen
Sensible Qualitäten	Berührungsempfindung	Wahrnehmung von Berührungen im Seitenvergleich
	Schmerz-/Temperaturempfindung	Unterscheidung zwischen spitz – stumpf ist für den Patienten oft eindeutiger möglich als die Unterscheidung warm – kalt
	Bewegungsempfindung, Lagesinn	Passive Bewegung von Finger/Hand bzw. Zeh/Fuß und Angabe des Patienten zur Position (Patient schließt bei der Prüfung die Augen)
		Vibrationsempfinden (Stimmgabel-Test)
	Kortikale (parietale) Sensibilitätsstörungen	Stereognosie: Ertasten und Benennen von Objekten (z. B. Münze, Büroklammer)
		Graphästhesie: Die Zahlen „1" und „4" sind leichter als „2" und „3" wahrnehmbar
		Berührungsempfindung: simultane Berührung in homologen Arealen beidseitig → Auslöschphänomen/taktile Extinktion, der Stimulus wird kontralateral zur Läsion nicht wahrgenommen (einseitige Berührung wird dagegen jeweils beidseits registriert)
	Romberg-Versuch	Störung bei Polyneuropathie, Hinterstrang- oder Kleinhirnläsion

> **Praxistipp**
>
> Die Untersuchung bei Sensibilitätsstörungen ist von der (aktiven) Mitarbeit des Patienten abhängig. Daher ist die Anamnese besonders wichtig.
> Sensibilitätsstörungen treten selten isoliert auf. Deshalb wird die klinische Zuordnung einer Ursache wesentlich von zusätzlichen körperlichen Untersuchungsbefunden wie den Reflexen und der Motorik mitbestimmt.
> Neu aufgetretene spinale Sensibilitätsstörungen (wie Reithosenanästhesie, Querschnittsymptome) sind stets als Notfall zu betrachten und erfordern eine umgehende weitere Diagnostik, bevorzugt mittels MRT.

2.18.5 Kurzbefund

		Ja	Nein
Anamnese	Periphere Sensibilitätsstörung		
	Spinale Sensibilitätsstörung		
	Zerebrale Sensibilitätsstörung		
Untersuchung	Sensibilitätsstörung peripherer Nerv		
	Polyneuropathische Sensibilitätsstörung		
	Armplexusläsion		
	Beinplexusläsion		
	Konus-/Kauda-Syndrom		
	Radikuläre Sensibilitätsstörung		
	Polyradikuläre Sensibilitätsstörung		
	Sensibler Querschnitt (obere Grenze bei ………………….)		
	Gekreuzte Sensibilitätsstörung (Hirnstammsyndrom)		
	Hemihypästhesie/-algesie		

		Ja	Nein
Beurteilung	Periphere Nervenläsion (N. ……………………………………..)		
	Polyneuropathie		
	Radikuläre Nervenläsion (Dermatom: ………………………..)		
	Polyradikulitis		
	Armplexusläsion		
	Beinplexusläsion		
	Spinales Querschnittsyndrom in Höhe ………………………….		
	Hirnstammsyndrom		
	Halbseitensyndrom		
Aktion	Neurologische Konsiliaruntersuchung		
	Neurochirurgische Konsiliaruntersuchung		

Praxistipp

Weitere Diagnostik wie Elektroneurophysiologie, CT und/oder MRT entsprechend der Konsiliarempfehlung.

Bei einem Konus-/Kauda-Syndrom, spinalen Querschnittsyndrom, Hirnstammsyndrom oder Halbseitensyndrom ist eine umgehende stationäre Diagnostik und Therapie erforderlich.

2.18.6 Abbildungen und Videos

Im Folgenden finden sich Übersichten zu Dermatomen und Sensibilitätsarealen (❒ Abb. 2.64, 2.65, und 2.66) sowie Darstellungen zu den genannten Untersuchungsmethoden (❒ Abb. 2.67, 2.68, und 2.69).

- **Dermatome, Sensibilitätsareale**

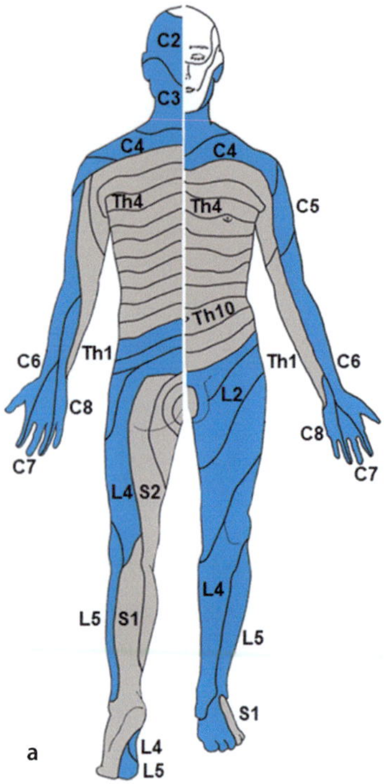

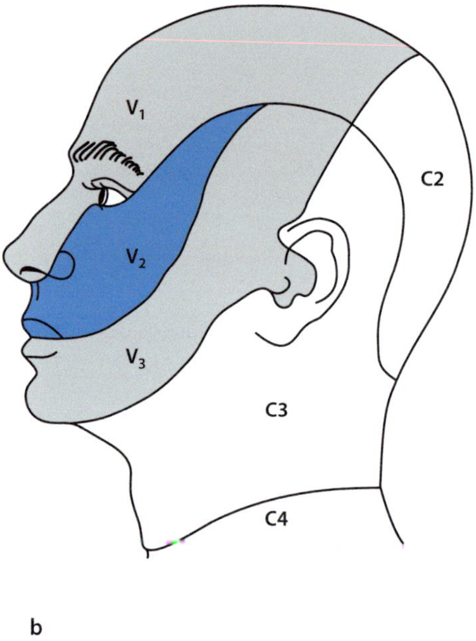

Abb. 2.64 Dermatome (Ansicht links posterior, rechts anterior) **a**, Sensibilität der Gesichts-, Kopf- und Nackenhaut (V_1–V_3 bezeichnen die Trigeminusäste, C2–C4 die zervikalen Dermatome) **b**

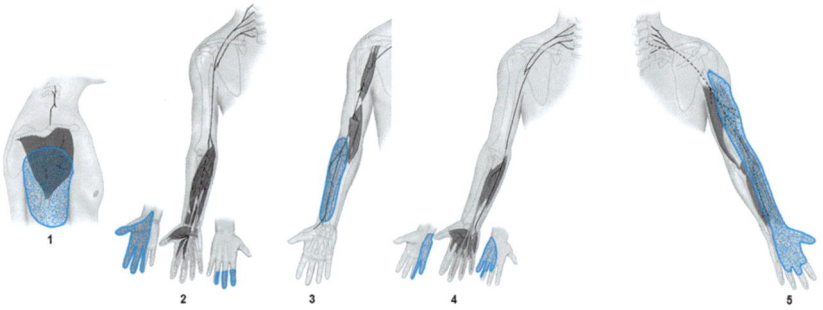

Abb. 2.65 Sensibilitätsareale (blau) peripherer Armnerven. 1: N. axillaris, 2: N. medianus, 3: N. musculocutaneus, 4: N. ulnaris, 5: N. radialis

Anlassbezogene neurologische Untersuchung

- **Untersuchungen**

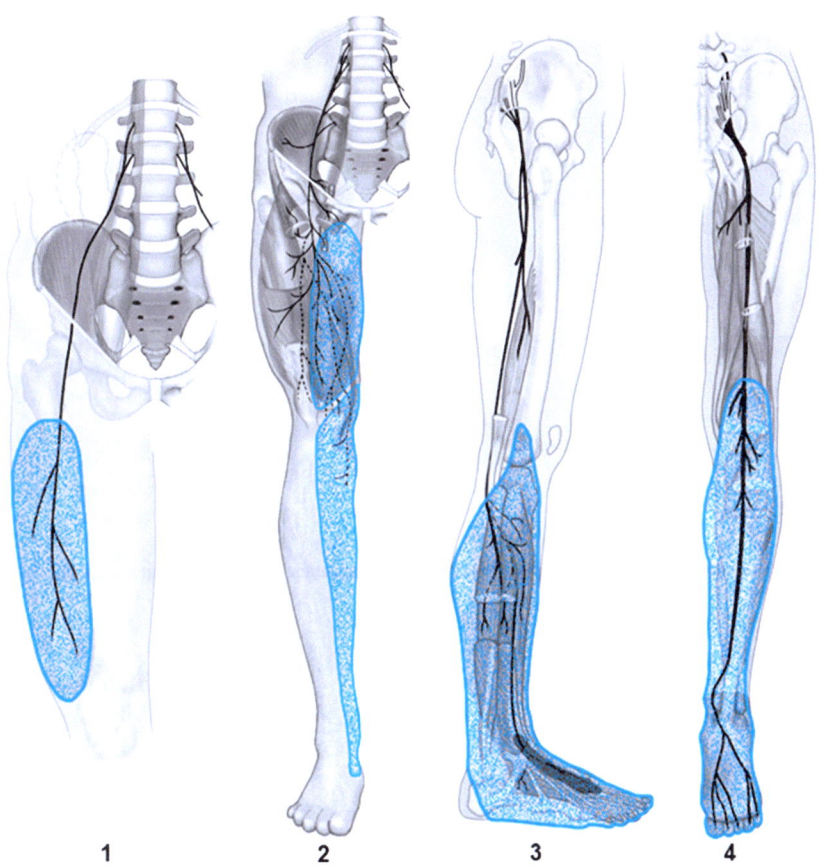

Abb. 2.66 Sensibilitätsareale (blau) peripherer Beinnerven. 1: N. cutaneus femoris lateralis, 2: N. femoralis (Rr. cutanei anteriores, N. saphenus), 3. N. fibularis (peroneus) communis (N. ischiadicus), 4: N. tibialis (N. ischiadicus)

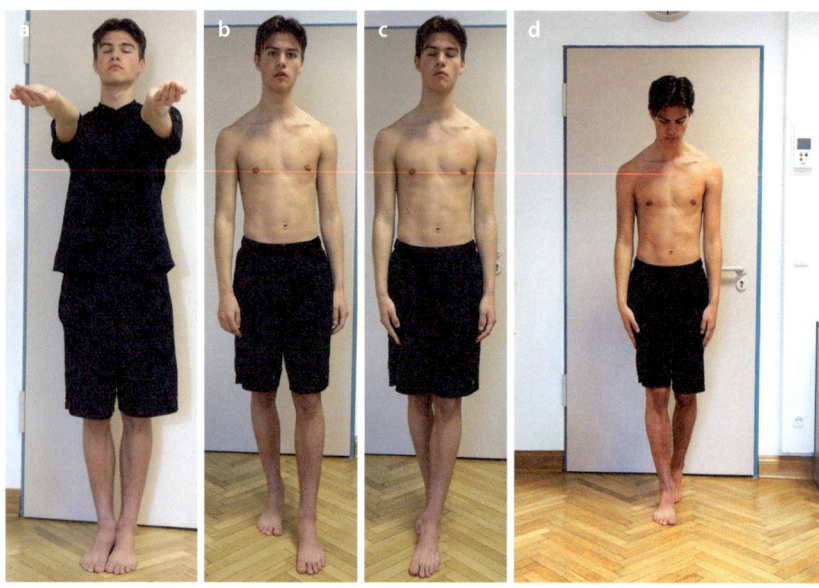

Abb. 2.67 a–d Romberg-Versuch zur Beurteilung der Standsicherheit. Prüfung mit enger Beinstellung, geschlossenen Augen und ausgestreckten Armen. Geringer ausgeprägte Koordinationsstörungen können durch eine erschwerte Ausführung des Romberg-Versuches (Tandem-Stand) und/oder Seiltänzergangs (Video), jeweils mit offenen oder geschlossenen Augen, verdeutlicht werden (Video ◘ Abb. 4.51)

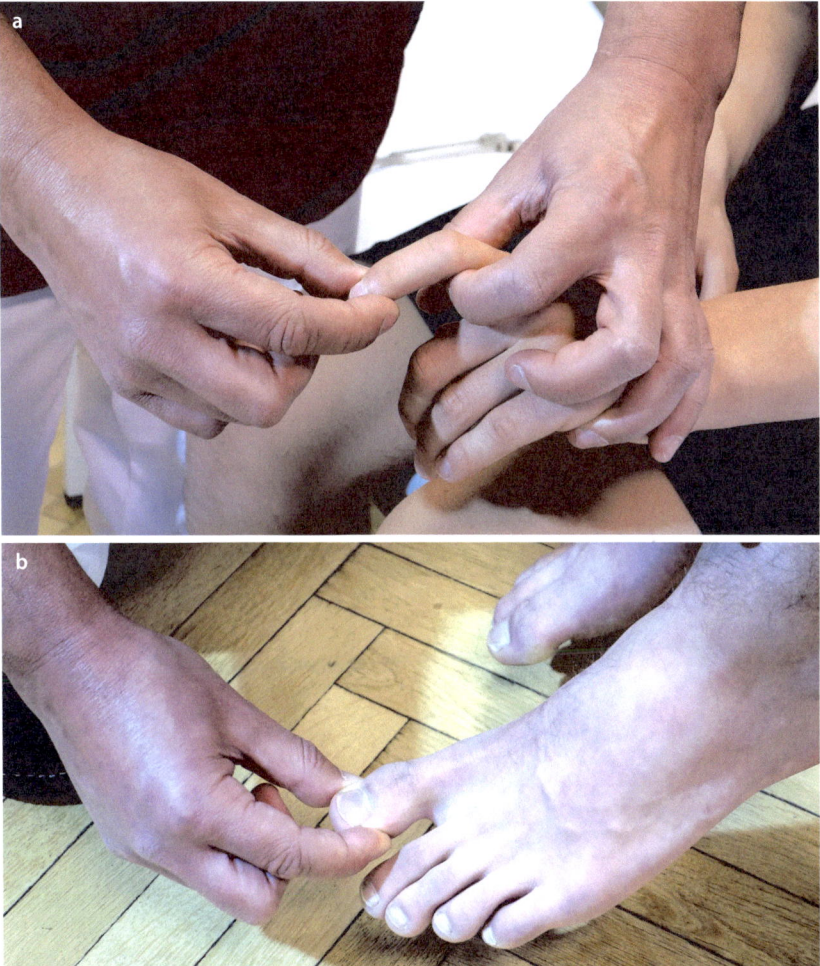

Abb. 2.68 a, b Prüfung des Bewegungsempfindens (Lagesinn) durch passive Bewegung der Finger- oder Großzehe. Seitliches Erfassen von Finger/Großzehe. Normalerweise kann der Patient mit geschlossenen Augen die Lage sowie die Bewegungsrichtung der vom Untersucher ausgeführten Auslenkungen erkennen

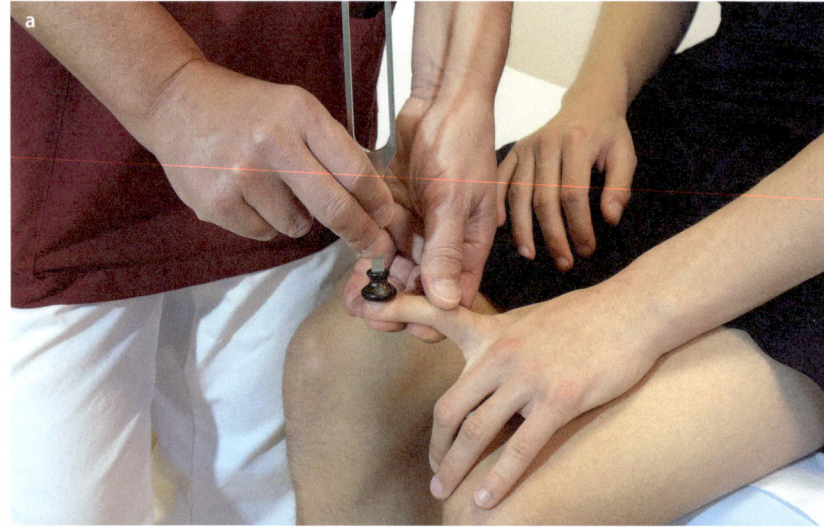

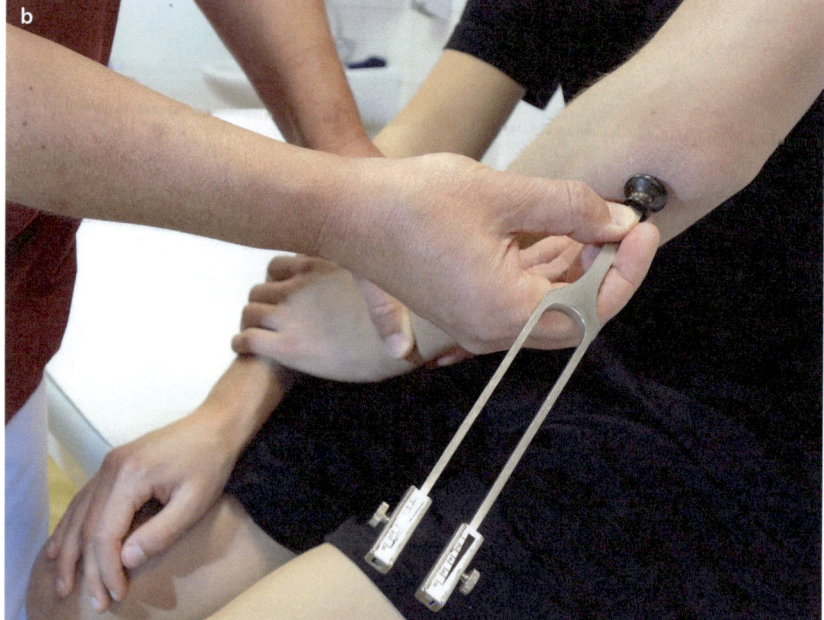

Abb. 2.69 a–e Stimmgabel-Test zur Untersuchung des Vibrationsempfindens an Knochenvorsprüngen (Ellenbogen, Knöchel, Knie), Fingergelenk oder Zehenoberseite

Anlassbezogene neurologische Untersuchung

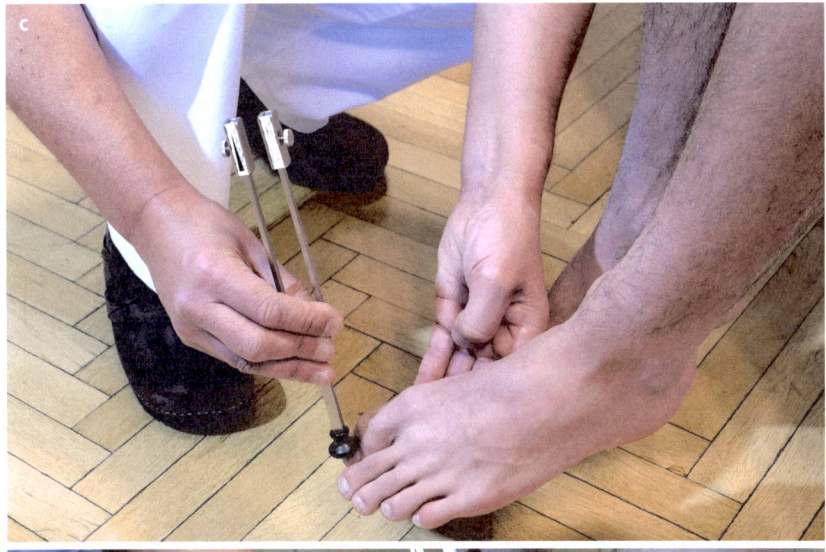

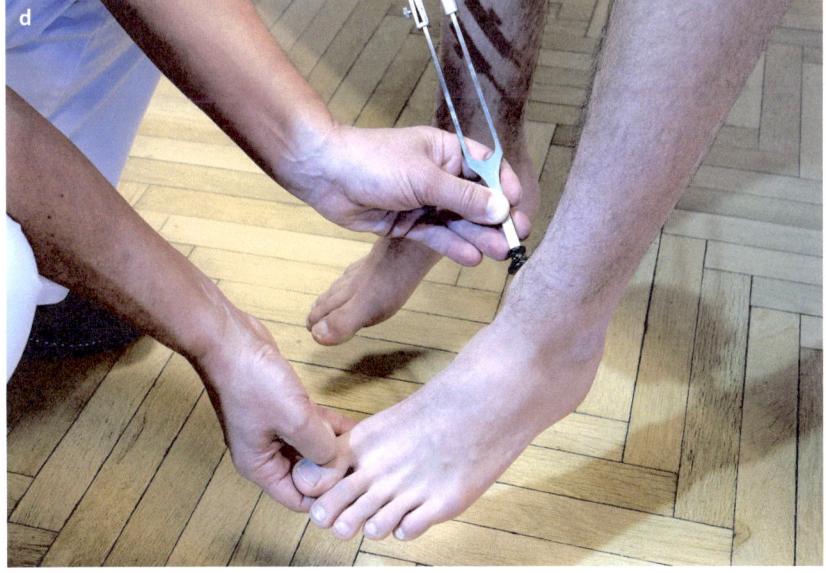

◘ **Abb. 2.69** (Fortsetzung)

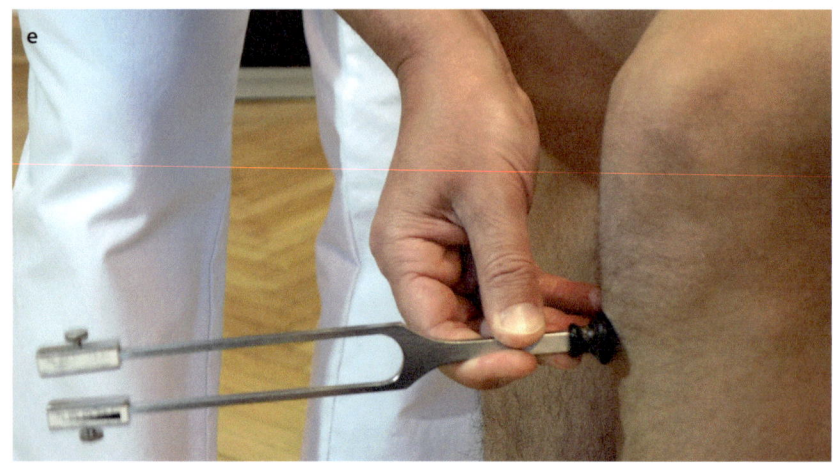

◘ Abb. 2.69 (Fortsetzung)

2.19 Spastik

Matthias Kaste

2.19.1 Ausgangslage

Die aktiven Bewegungen von Arm und/oder Bein sind durch eine Spastik beeinträchtigt. Es sind vor allem die Antigravitationsmuskeln (Armbeuger, Beinstrecker) betroffen.

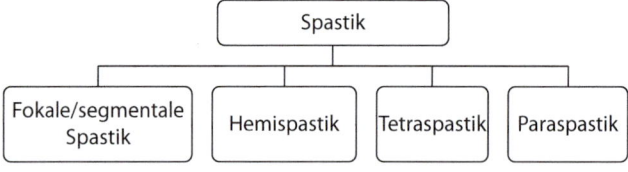

2.19.2 Merkmale

Eine Spastik tritt bei sehr unterschiedlichen Erkrankungen auf. Sie ist die Folge einer Störung/Läsion der kortikospinalen motorischen Bahnen (erstes Motoneuron, „upper motor neuron" = UMN; s. auch ▶ Abschn. 2.4 und ▶ Abschn. 2.11).

- **Klinische Kennzeichen/mögliche Begleiterscheinungen der Spastik**
- Parese
- Erhöhter Muskeltonus
- Je schneller eine passive Muskeldehnung durchgeführt wird, desto stärker ist ein Widerstand spürbar (geschwindigkeitsabhängige Muskeltonuserhöhung)
- Gesteigerte Muskeleigenreflexe, verbreiterte Reflexzone, unerschöpflicher Klonus
- Babinski-Reflex
- Gestörte feinmotorische Bewegungen
- Massenbewegungen (undifferenzierte Mitbewegungen)
- Rasche Ermüdbarkeit der Muskulatur
- Spontane, teilweise schmerzhafte Muskelkontraktionen (Spasmen, spastische Dystonie)

- **Spastische Syndrome und ihre Ursachen**

Spastisches Syndrom		Ursache
Fokale Spastik (ein oder zwei angrenzende Bewegungsabschnitte), segmentale Spastik (mehrere Bewegungsabschnitte eines Armes/Beines)	Schulterspastik (Adduktion, Innenrotation, Abduktion)	Wie bei zerebralen und spinalen Läsionen
	Ellenbogenbeugespastik, Zunahme beim Aufstehen, Gehen	
	Unterarmspastik (mit Pronations- oder Supinationsstellung)	
	Handspastik (Handgelenk, Faustschluss/Daumen in Hand, Ulnardeviation, Streckung in Grundgelenken)	
	Rumpfspastik (Beuge-/Streckmuskeln)	
	Hüft-, Kniespastik (Kniestrecker/Kniebeuger, Adduktoren des Oberschenkels, spastische Hüftbeugung), steife Gangbewegungen	
	Fußspastik (Spitzfuß, Pes equinus/equinovarus, Großzehenstreckung/andauernder spontaner Babinski-Reflex)	
Zerebrale Läsion		
Hemispastik (einseitige Hirnstammläsionen verursachen eine kontralaterale Lähmung und ipsilaterale Hirnnervenausfälle)	Spastische Parese/Plegie einer Köperseite	Hirninfarkt, Hirnblutung, multiple Sklerose, Schädel-Hirn-Trauma, Hirntumor, Metastase

Spastisches Syndrom		Ursache
Tetraspastik	Symmetrische oder seitenbetonte spastische Parese/Plegie der Arme und Beine	Hypoxisch-ischämische Enzephalopathie, zentrale pontine Myelinolyse, multiple Sklerose, Neuromyelitis-optica-Spektrum-Erkrankungen, Locked-in-Syndrom, amyotrophe Lateralsklerose, Arnold-Chiari-Malformation
Spinale Läsion		
Tetraspastik (zervikospinale Läsion)		Zervikale Myelopathie, Trauma, zervikale Raumforderung, Myelitis, Syringomyelie, primäre Lateralsklerose, Fehlbildungen (basiläre Impression, Klippel-Feil-Syndrom)
Paraspastik (thorakolumbale Läsion, metabolische Störungen, hereditäre Syndrome)		Thorakale Raumforderung, multiple Sklerose, A.-spinalis-anterior-Syndrom, funikuläre Myelose, Kupfermangel, Infektion (Syphilis, HIV, Myelitis), hereditäre spastische Paraplegie, Adrenomyeloneuropathie

> **Praxistipp**
>
> Frühzeitig sind bei einer akuten zerebrospinalen Läsion die Muskeleigenreflexe im Bereich der Lähmung gesteigert. Eine spastische Erhöhung des Muskeltonus (spastische Lähmung) entwickelt sich jedoch häufig erst im Verlauf nach Wochen oder Monaten.
> Spinale Schädigungen verursachen eine stärkere Spastik als zerebrale Läsionen.
> Mit „Spasmus" wird eine unwillkürliche, tonische oder klonische Muskelkontraktion bezeichnet. Demgegenüber kennzeichnet eine Spastik die tonische Muskelaktivierung, die bei rascher (geschwindigkeitsabhängiger) Muskeldehnung zunimmt.
> Chronische spastische Syndrome verursachen sekundäre funktionelle und strukturelle Veränderungen wie Muskelatrophie, Fibrose der Muskulatur, Hautschädigung, Kontrakturen und Schmerzen. Hierdurch entstehen weitergehende Einschränkungen von Mobilität, Selbstversorgung, persönlichen hygienischen Möglichkeiten, Sexualfunktionen, einer Kontrolle der Blasen-/Mastdarmfunktion und sozialen Kontakten. Nachteilige psychische Auswirkungen betreffen Affekt, Antrieb und Emotion.

2.19.3 Anamnese

Kernfragen	Schwerpunkte
Beschwerden	Umfang der Bewegungseinschränkung, Verlangsamung
	Steifigkeit bei welchen Bewegungen
	Muskelverkrampfungen, Verspannungsgefühl
	Schnelle Ermüdbarkeit
Beginn, Vorerkrankungen	Seit Geburt
	Akuter Beginn, spontan oder nach einer vorherigen Erkrankung (z. B. Schlaganfall, Schädel-Hirn-Trauma)
	Zunehmende Intensivierung von Symptomen, in welchem Zeitraum

Kernfragen	Schwerpunkte
Betroffene Körperregion	Nur eine Körperregion (fokale/segmentale Spastik)
	Arm und Bein einer Körperseite betreffend (Hemispastik)
	Beidseitig symmetrisch/asymmetrisch (Tetraspastik, Paraspastik)
Begleitsymptome (eine Spastik verstärkende Faktoren → Spastik-Trigger)	Schmerzen, Blasen-/Mastdarmstörungen, Sensibilitätsstörungen, Kontrakturen, Schlafstörungen
	Stimmungslage, sozialer Rückzug, Antriebsstörung
	Assoziiert mit bestimmten Tätigkeiten
Alltagsrelevante Einschränkungen	Aktivitäten des täglichen Lebens (ATL), Sozialkontakte
Familie	Gleichartige Erkrankung in der Familie/Verwandtschaft bekannt
Medikamente	Welche, seit wann/Dosierung

2.19.4 Untersuchung

Prüfung	Schwerpunkte
Inspektion	Stand, Gang, Körperhaltung, Mitbewegungen (Synkinesien, Spiegelbewegungen), Mimik
	Bettlägeriger Patient: Bewegungsumfang spontan/nach Aufforderung, Mimik
	Muskelfaszikulationen (bei amyotropher Lateralskleose)
	Kontrakturen
	Hautschäden, Dekubitus, Entzündungen
	Thrombose, Fraktur
Sensibilität	s. ▶ Abschn. 2.18
Muskeltrophik	Atrophie

Prüfung	Schwerpunkte
Muskeltonus	Erhöhter Muskeltonus, insbesondere in den der Schwerkraft entgegenwirkenden Muskelgruppen: Arme → Flexoren, Pronatoren; Beine → Extensoren
	Je schneller eine passive Bewegung ausgeführt wird, desto stärker ist der Dehnungswiderstand. Mit „catch" wird ein bei rascher wiederholter passiver Bewegung auftretender Widerstand bezeichnet, der bei weitergeführter passiver Bewegung nachlässt („release").
	Plötzlich nachlassender Muskeltonus bei raschen passiven Streckbewegungen („Taschenmesserphänomen")
	Beurteilung der Spastik: Umfang der Bewegungseinschränkung/aktive Bewegungsmöglichkeiten. Möglichkeiten einer Graduierung anhand von Skalen (z. B. modifizierte Ashworth-Skala)
Kraftprüfung	Halteversuche Arm und Bein
	Monopedales Hüpfen im Seitenvergleich
	Alternierende Bewegungen im Seitenvergleich: Fingerrolltest, Armrolltest, wechselnde Berührung der Fingerkuppen 2–4 mit der Daumenkuppe
	Repetitive Bewegungen (im Sitzen rasches Klopfen mit dem Fuß bei aufgesetzter Ferse, schnelle Fingerbewegungen), auf rasch zunehmende Ermüdung/Verlangsamung achten
	Graduierung der Muskelkraft (MRC-Klassifikation, s. ▶ Abschn. 2.11)
Reflexe	Gesteigerte Muskeleigenreflexe (vergrößerte Reflexzone, Klonus)
	Abgeschwächte oder aufgehobene Fremdreflexe
	Pathologische Reflexe (Babinski-Reflex)

- **Modifizierte Ashworth-Skala (MAS)**

Schnelle passive Bewegung durch den Untersucher aus maximal möglicher Streckung in die maximal mögliche Beugung.

Befund	Grad
Kein erhöhter Muskeltonus	0
Leichter Widerstand („catch und release" vorhanden oder minimaler Widerstand am Ende der passiven Bewegung)	1

Anlassbezogene neurologische Untersuchung

Befund	Grad
Leichter Widerstand bei unter 50 % des Bewegungsweges, „catch" im Bewegungsbeginn	2
Deutlicher Widerstand bei über 50 % des Bewegungsweges, Gliedmaßen sind aber noch beweglich	3
Starker Widerstand, passive Beweglichkeit ist erschwert	4

Praxistipp

Eine Spastik ist am deutlichsten in den Beugern des Armes, den proximalen Streckern des Beines und den distalen Beugern des Beines feststellbar.

Ein plötzliches Nachlassen des Muskeltonus bei raschen passiven Muskeldehnungen („Taschenmesserphänomen") ist selten feststellbar.

2.19.5 Kurzbefund

		Ja	Nein
Anamnese	Verlangsamte, steife Bewegungen		
	Rasche Ermüdbarkeit		
	Muskelverkrampfungen		
	Schmerzen		
	Blasen-/Mastdarmstörungen		
	Alltagsrelevante Einschränkungen		

			Ja	Nein
Untersuchung	Fokale/segmentale Spastik			
	Hemispastik			
	Tetraspastik			
	Paraspastik			
	Parese			
	Kontrakturen			
	Muskelatrophie			
	Hautschäden, Dekubitus			
	Grad der Spastik nach MAS			
Beurteilung	Fokales/segmentales spastisches Syndrom			
	Generalisiertes spastisches Syndrom			
Aktion	Bei neu aufgetretenem spastischem Syndrom	Neurologische Konsiliaruntersuchung		
	Bei chronischem, vorbekanntem spastischem Syndrom	Überprüfung rehabilitativer und/oder medikamentöser Therapie		

Praxistipp

Weitere Diagnostik entsprechend der Grunderkrankung und Konsiliarempfehlung.

2.20 Sprachstörung

Pawel Kermer

2.20.1 Ausgangslage

Erworbene Störung des Sprechens und/oder Schreibens (expressive Sprachfähigkeiten) bzw. des Verstehens und/oder Lesens (rezeptive Sprachfähigkeiten).

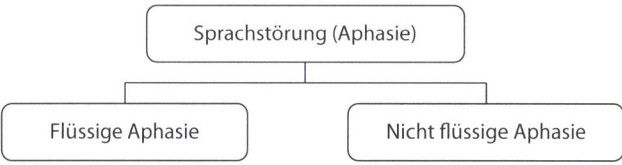

2.20.2 Merkmale

Aphasie-Syndrome	
Symptome/Bezeichnung	Bedeutung
Agrammatismus	Aneinanderreihung von Wörtern ohne grammatisch notwendige Elemente („Telegrammstil")
Agraphie ohne Aphasie	Schreibstörung ohne wesentliche Aphasie
Alexie/Agraphie	Störung des Lesens/Schreibens
Alexie ohne Agraphie	Störung des Lesens (auch der eigenen Schrift) ohne Schreibstörung
Anomie	Benennungsstörung
Aphasie, Dysphasie	Störung der Sprache und/oder deren Verständnis als Folge einer erworbenen zerebralen Läsion
Automatismus	Ständig wiederkehrende formstarre Äußerungen
Echolalie	Sinnlose Wiederholung von Äußerungen des Gesprächspartners
Floskel	Nichtssagende Formulierung

Aphasie-Syndrome

Symptome/Bezeichnung	Bedeutung
Flüssigkeit der Sprachproduktion	Flüssig: normale Sprachgeschwindigkeit, wenige Unterbrechungen
	Nicht flüssig: reduzierte Sprachgeschwindigkeit, viele Unterbrechungen, mühsame Sprachproduktion
Jargon	Flüssige unverständliche Sprachproduktion („Kauderwelsch", „Privatsprache") infolge sinnloser Wortfolgen und Floskeln (semantischer Jargon) oder phonematischer Neologismen sowie Wortveränderungen (phonematischer Jargon)
Mutismus	Keine sprachliche Äußerung eines wachen Patienten
Neologismus	Neubildung eines nicht existierenden Wortes
Paragrammatismus	Falscher Satzaufbau
Perseveration	Wiederholung einer sprachlichen Formulierung oder nichtsprachlichen Handlung ohne ursprünglichen Anlass
Phonematische Paraphasie	Wortveränderung, Fehler auf Lautebene („Tanne" statt „Kanne")
Phonologie	Lautstruktur
Phrase	Kleinste Redeeinheit einer zusammengehörigen Wortfolge
Speech arrest	Plötzliche Unfähigkeit zu sprechen (z. B. beim epileptischen Anfall)
Semantische Paraphasie	Inhaltliche Verwechslung, Benutzung falscher Wörter, Fehler auf Wortebene („Auge" statt „Kopf")
Sprechapraxie	Gestörte Planung von Sprechbewegungen, dadurch gepresste, verlangsamte und angestrengte Sprechweise
Stereotypie	Wiederholen von Floskeln (nichtssagende Formulierungen, z. B. „nicht wahr", „ach ja", „ja freilich")
Recurring utterances	Flüssige Abfolge von Sprachautomatismen aus wiederkehrenden Silben („tatata"), Wörtern, Neologismen oder Phrasen
Syntax	Anwendung grammatischer Regeln
Wortfindungsstörung	Fehlende Fähigkeit, ein bestimmtes Wort zur Bezeichnung z. B. eines erlebten Sachverhaltes, Objektes oder einer Tätigkeit abzurufen, dadurch stockender Sprachfluss

Kennzeichen flüssiger und nicht flüssiger Sprachstörungen	
Sprachstörung	Kennzeichen
Flüssige Spontansprache	
Wernicke-Aphasie	Stark eingeschränktes Sprachverständnis,
	Nachsprechen gestört
	Phonematische und semantische Paraphasien, Neologismen, Paragrammatismus
Leitungsaphasie	Deutlich erschwertes Nachsprechen
Amnestische Aphasie	Deutlich gestörte Wortfindung und Benennung
Transkortikal-sensorische Aphasie	Stark eingeschränktes Sprachverständnis
	Nachsprechen ungestört
	Phonematische und semantische Paraphasien
Nicht flüssige Spontansprache	
Broca-Aphasie	Sprachverständnis relativ gut erhalten
	Agrammatismus, phonematische Paraphasien
Globale Aphasie	Stark eingeschränktes Sprachverständnis
	Automatismen, Echolalie
Transkortikal-motorische Aphasie	Relativ gut erhaltenes Sprachverständnis
	Ungestörtes Nachsprechen

Praxistipp

Sprachstörungen treten meist nicht isoliert auf, sondern sind Teil-Syndrom einer Erkrankung. Die häufigsten Ursachen fortdauernder Aphasien sind Schlaganfall (Ischämie, Blutung), Schädel-Hirn-Trauma, Hirntumor, entzündliche Erkrankungen (Enzephalitis, Abszess) und hypoxisch-ischämische Enzephalopathie. Seltener verursachen neurodegenerative Krankheiten (primär progressive Aphasie/frontotemporale Demenz, Alzheimer-Krankheit) oder vaskuläre Demenzen eine Aphasie.

2.20.3 Anamnese

– Vor Erhebung der Anamnese ist eine hochgradige Schwerhörigkeit oder Taubheit auszuschließen.
– Bei ausgeprägter Aphasie ist eine Fremdanamnese erforderlich.
– Eine Sprachstörung wird in der Regel bei den ersten Fragen zur Erhebung der Anamnese mit der spontanen Antwort des Patienten evident. Eine diagnostische Klassifikation dieser flüssigen oder nicht flüssigen Sprachstörung erfolgt durch die anschließende Untersuchung.

> **Praxistipp**
>
> Zeitlich begrenzte, bis zu 24 h andauernde Sprachstörungen kommen bei epileptischen Anfällen, Migräne mit Aura oder transitorisch ischämischen Attacken (TIA) vor.

2.20.4 Untersuchung

Untersuchung bei Sprachstörungen	
Test	Achten auf/Beispiel
Spontansprache	Flüssig oder nicht flüssig, richtige oder fehlerhafte Wortwahl
Objekte benennen	Kugelschreiber, Schlüsselbund, Brille
Nachsprechen	Wiederholung von Worten (z. B. „Ja gerne", „Aber hallo"), danach eines Satzes, z. B.: „Heute ist ein schöner Tag"
Sprachverständnis	Einfache Aufforderungen („Berühren Sie mit der linken Hand das rechte Ohr", „Sehen Sie bitte nach links"), ggf. anschließend komplexere 3-stufige Aufforderung: „Nehmen Sie ein Blatt Papier, falten es in der Mitte und legen Sie es auf den Tisch"
Prosodie	Intonation, Betonung, Sprachrhythmus, Satzmelodie
Schreiben	Patient soll spontan einen vollständigen Satz schreiben
Lesen	Untersucher schreibt eine Aufforderung auf (z. B. „Schließen Sie die Augen"), hält sie dem Patienten vor und beobachtet die Ausführung

Befunde bei Sprachstörungen				
Prüfung von			Aphasie-Syndrom	
Spontansprache	Nachsprechen	Sprachverständnis		
Flüssig	Gestört	Gestört	Wernicke-Aphasie	
	Gestört	Ungestört	Leitungsaphasie	
	Ungestört	Ungestört	Amnestische Aphasie	
	Ungestört	Gestört	Transkortikal-sensorische Aphasie	
Nicht flüssig	Gestört	Ungestört	Broca-Aphasie	
	Gestört	Gestört	Globale Aphasie	
	Ungestört	Ungestört	Transkortikal-motorische Aphasie	

2.20.5 Kurzbefund

		Ja	Nein
Anamnese	Schwerhörig		
	Fremdanamnese		
	Eigenanamnese		
Untersuchung	Flüssige Aphasie		
	Nicht flüssige Aphasie		
	Persistierende Aphasie		
	Transitorische Aphasie		

Beurteilung		Ja	Nein
Beurteilung	Wernicke-Aphasie		
	Leitungsaphasie		
	Amnestische Aphasie		
	Transkortikal-sensorische Aphasie		
	Broca-Aphasie		
	Globale Aphasie		
	Transkortikal-motorische Aphasie		
Aktion	Neurologische Konsiliaruntersuchung		
	Logopädische Untersuchung		

Praxistipp

Weitere Diagnostik (Bildgebung, differenzierte logopädische Testung) entsprechend Konsiliarempfehlung.

2.21 Sprechstörung

Pawel Kermer

2.21.1 Ausgangslage

Erworbene Störung der Lautbildung (Artikulation), die häufig mit Einschränkungen der Atmung und Stimmgebung (Phonation) einhergeht. Das Sprachverständnis und die Fähigkeit zu lesen sind ungestört.

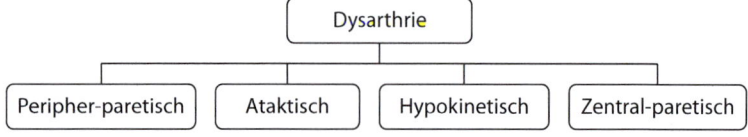

2.21.2 Merkmale

Dysarthrie-Syndrome	
Symptom	Bedeutung
Anarthrie	Fehlende Fähigkeit zu sprechen
Dysarthrie	Störung mechanischer Sprechfunktionen (Artikulationsstörung)
Dysarthrophonie	Störung der Artikulation und Phonation
Dysglossie	Störung der Artikulation und Phonation durch kraniofaziale oder oromandibulofaziale Fehlbildungen, erworbene Zahndefekte sowie Folgen von Kopf-Hals-Tumoren
Dysphemie	Sprechstörung mit Unterbrechung des Redeflusses (Stottern)
Dysphonie/ Aphonie	Stimmgebungsstörung (heisere, raue, leise, belegte Stimme)/ Stimmverlust
Dysprosodie	Störung der Prosodie (lautliche Sprachstruktur), daher gestörte Modulation von Tonhöhe, Tonstärke, Betonung, Sprechtempo und Sprechrhythmus
Sprechapraxie	Gestörte Artikulation (angestrengt, stockend) infolge einer Fehlfunktion des sprechmotorischen Kontrollmusters, die mechanischen Sprechfunktionen selbst sind intakt, eine Aphasie kann zusätzlich vorhanden sein
Tachyphemie, Batterismus	Überhastetes und undeutliches Sprechen (Poltern) infolge eines Missverhältnisses zwischen Gedankenfluss und Artikulationsmöglichkeit

Ursachen einer Dysarthrie		
Symptom	Dysarthrie	Ursache
Labiale Artikulation, B- und W-Lautbildung gestört	Peripher-paretisch	Fazialisparese
Zusätzlich linguale Artikulation (T- und S-Laute) gestört		Bulbärparalyse (beidseitige Läsion motorischer Hirnnervenkerne), amyotrophe Lateralsklerose
Näselndes und hauchendes Sprechen (Rhinolalia aperta)		Myasthenia gravis, Guillain-Barré-Syndrom, Miller-Fisher-Syndrom

Ursachen einer Dysarthrie		
Symptom	Dysarthrie	Ursache
Veränderliche Stimmlage und Lautstärke mit instabiler Sprechgeschwindigkeit (skandierende Sprache)	Ataktisch	Multiple Sklerose, Kleinhirnblutung/-infarkt, Schädel-Hirn-Trauma, hereditäre/erworbene (metabolisch-toxische)/ sporadische degenerative Ataxien
Bewegungsarmes, heiseres, monoton-leises, hauchendes Sprechen (Dysarthrophonie)	Hypokinetisch	Parkinson-Syndrom (Multisystematrophie, progressive supranukleäre Blickparese), spasmodische Dystonie (Abduktortyp)
Zusätzlich wechselnd langsames, beschleunigtes oder überhastetes Sprechen mit Laut-/Wortwiederholung		Idiopathisches Parkinson-Syndrom (Morbus Parkinson)
Lautes, abgehacktes, explosives, unkoordiniertes Sprechen	Dyskinetisch, zentral-paretisch	Chorea, Tourette-Syndrom, Huntington-Krankheit, Myoklonus
Schwerfälliges, monotones, verlangsamtes, gepresstes, „kloßiges" Sprechen, häufig unter Einbeziehung der Mimik (ungewolltes/pathologisches Lachen, Weinen)		Pseudobulbärparalyse (beidseitige Läsion kortikobulbärer Bahnsysteme), schweres Schädel-Hirn-Trauma, subkortikale vaskuläre Enzephalopathie, amyotrophe Lateralsklerose, spasmodische Dystonie (Adduktortyp)
Langsames, mühsames, undeutliches Sprechen	Mischform	Intoxikation, metabolische Störungen

2.21.3 Anamnese

Kernfragen		Hinweis auf
Symptombeginn/-verlauf	Akut, mögliche langsame Besserung	Hirninfarkt/-blutung
	Subakut, allmähliche Besserung oder Fortschreiten	Intoxikation, metabolisch, multiple Sklerose, Guillain-Barré-Syndrom, Myasthenie
	Chronisch progredient	Parkinson-Syndrom, amyotrophe Lateralsklerose, Pseudobulbärparalyse, Huntington-Krankheit
Medikamenten-/Substanzeinnahme		Nebenwirkung/Intoxikation (z. B. Benzodiazepine, Alkohol, Drogen)
Metabolische Störungen		Hepatische/urämische Enzephalopathie, Hyponatriämie, zentrale pontine Myelinolyse
Begleitsymptome	Dyspnoe, belastungsabhänge Schwäche	Myasthenia gravis
	Auswirkungen	Beeinträchtigte alltagspraktische Tätigkeiten, Sozialkontakte, Beruf
	Schmerzen, Kau- und Schluckstörungen, Geschmacksstörungen, Räusperzwang	

2.21.4 Untersuchung

Prüfung	Schwerpunkte
Inspektion	Speisereste, Zahnstatus, Gebiss locker/fehlt, Entzündungen, Gaumensegelparese
	Zungenatrophie/-beweglichkeit (Läsion N. hypoglossus → einseitige Atrophie, Zungenabweichung zur paretisch-atrophischen Seite; amyotrophe Lateralsklerose → beidseitige Atrophie, Zungenprotrusion/-beweglichkeit reduziert)
Schlucken	s. ▶ Abschn. 2.14
Motorik	Hypokinese, Rigor, Tremor (Parkinson-Syndrom)
	Periphere Paresen/Neuropathie, Schluckstörung (amyotrophe Lateralsklerose, Guillain-Barré-Syndrom)
	Spastik, Sensibilitätsstörungen, Nystagmus (multiple Sklerose)

Prüfung		Schwerpunkte
Auditiver Befund	Sprechatmung	Dyspnoe, ataktische Atemtechnik, inspiratorischer Stridor
	Sprechtempo	Langsam, schnell, Pausen
	Artikulation	Deutlich, undeutlich, ungenau hauchend
	Sprechrhythmus	Fließend, stockend, wenig moduliert, Sprachmelodie (Prosodie)
	Nachsprechen, lautieren	Beispiele: „bababa", „lalala", „tatata", „gagaga", „dritte, reitende Artilleriebrigade", „schuppige, schleimige Schellfischflosse"

Praxistipp

Die Sprechmotorik sollte immer in Zusammenschau mit dem neurologischen Gesamtbefund – insbesondere hinsichtlich einer Schluckstörung – und nicht isoliert beurteilt werden.

2.21.5 Kurzbefund

		Ja	Nein
Anamnese	Akuter Beginn		
	Im Verlauf gebessert		
	Chronisch		
	Chronisch progredient		
	Dyspnoe		
	Schluckstörung		
	Medikamentennebenwirkung		
	Chronischer Substanzgebrauch		

		Ja	Nein
Untersuchung	Zungenatrophie		
	Periphere Parese		
	Zentrale Parese/Spastik		
	Ataxie		
	Hypokinese/Rigor		
Beurteilung	Peripher-paretische Dysarthrie		
	Ataktische Dysarthrie		
	Hypokinetische-rigide Dysarthrie		
	Zentral-paretische Dysarthrie		
	Intoxikation		
Aktion	Neurologische Konsiliaruntersuchung		
	Logopädische Untersuchung		

Praxistipp

Weitere Diagnostik (Bildgebung, differenzierte logopädische Testung) entsprechend Konsiliarempfehlung.

2.22 Sturz

Reinhard Rohkamm

2.22.1 Ausgangslage

Sturz ohne Bewusstlosigkeit.

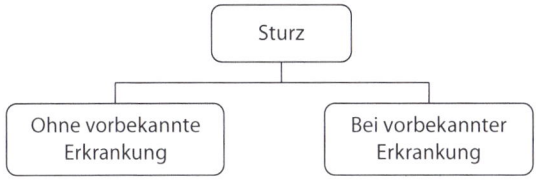

2.22.2 Merkmale

Ein Sturz ist ein unbeabsichtigtes, plötzliches, unkontrolliertes Fallen oder Gleiten des Körpers aus dem Stehen, Sitzen oder Liegen auf den Boden bzw. eine tiefer gelegene Ebene (Lamb et al. 2005). Stürze treten in jedem Lebensalter auf. Sturzfolgen sind in höherem Lebensalter schwerwiegender als in jüngeren Lebensjahren. Allgemein ist das Sturzrisiko nach einem erstmaligen Sturzereignis erhöht. Stürze des älteren Menschen sind häufig multifaktoriell bedingt.

- **Sturz ohne vorbekannte Erkrankung**

Sturzrisiko		Konstellation
Lebensalter	Alter > 65 Jahre	Ca. 30 % aller über 65-Jährigen, 50 % aller über 80-Jährigen stürzen mindestens einmal im Jahr
	Sarkopenie	Generalisierte und zunehmende Abnahme der Muskelmasse und -kraft, eine distale Beinschwäche erhöht das Risiko zu stolpern, eine proximale Beinschwäche verringert die Gleichgewichtskontrolle
	Immobilität	Furcht vor einem Sturz („fear of falling" = FOF)

Sturzrisiko		Konstellation
Aktivitäten	Umgebungsfaktoren	Glatteis, Schnee, unebene Bodenbeschaffenheit, schlechte Beleuchtung, Zusammenprall mit anderen Menschen/Fahrzeugen
	Freizeitaktivität	Sport und Spiel (z. B. Eislaufen, Skifahren, Fahrradfahren, Elektro-Roller, Inline-Skating)
	Häusliches Umfeld	Bettsturz, Sturz vom Stuhl, häusliche Stolperfallen (Türschwellen, rutschige Teppiche, wackelige Sitzgelegenheiten, ungeeignete Fußbekleidung, schlechte Ausleuchtung), Sturz von der Leiter, Treppensturz, Sturz vom Baum
Schlafstörungen	Einnahme von Hypnotika/Sedativa	Benzodiazepine, Zolpidem, Zopiclon
Intoxikation	Substanzgebrauch	Alkohol, psychotrope Substanzen

- **Sturz bei vorbekannter Erkrankung**

Sturzrisiko	Erkrankung	
Beeinträchtigung der Mobilität/Kniestabilität	Gelenkerkrankungen	Gonarthrose, Koxarthrose
Gestörte Stand- und Gangsicherheit	Neurodegenerative Erkrankungen	Parkinson Syndrom, Demenz, amyotrophe Lateralsklerose
Reduzierte Orientierung, Gleichgewichtsstörung	Seh- und Hörstörungen	Katarakt, Glaukom, altersabhängige Makuladegeneration (AMD), einseitiger Hörverlust (unzureichende Raumorientierung)
Zentrale – periphere- neuromuskuläre Schwäche	Paresen	Hemiparese, Beinparese (z. B. nach Schlaganfall, bei multipler Sklerose), Polyneuropathie, radikuläres lumbales Syndrom, Peroneusparese, Polymyositis, Einschlusskörpermyositis

Sturzrisiko	Erkrankung	
Peripherer/zentraler vestibulärer Schwindel	Schwindelattacke	Morbus Menière, Neuritis vestibularis, vertebrobasilärer Schlaganfall (Hirnstamm, Kleinhirn)
Polypharmakotherapie	Medikamente	Psychopharmaka, Antidepressiva, Neuroleptika, Hypnotika, Sedativa, Diuretika, Antihypertensiva, Antiarrhythmika

2.22.3 Anamnese

Kernfragen	Schwerpunkte
Lebensalter	Sturzrisiko steigt mit dem Lebensalter
Sturzablauf	Sturzart (verlangsamt – ungebremst, mit/ohne Abwehrbewegung), Sturzrichtung (vorwärts – rückwärts), Vorboten/Auslöser, Beobachter des Sturzes (Fremdanamnese)
Sturzhäufigkeit	Häufigkeit von Stürzen innerhalb der vergangenen 3–6 Monate, Tageszeit des Sturzes, Tätigkeit vor dem Sturz, ärztliche Behandlung nach einem Sturz
Gang- und/oder Gleichgewichtsstörungen, Paresen	Schwindel, Unsicherheit beim Stehen (z. B. in der Dusche) oder beim Gehen (insbesondere bei schlechter Beleuchtung) → Polyneuropathie, Hemiparese
Knochen-/Gelenkerkrankungen	Arthrose, Osteoporose, Benutzung von Gehhilfen
Seh- oder Hörstörungen	Augenerkrankung, Hörminderung
Neuropsychologische Störungen	Konzentrations-/Gedächtnisstörungen (demenzielles Syndrom)
Mobilität	Eingeschränkte Alltagsaktivität, Hilfsbedarf, Bewegungsmangel

Kernfragen	Schwerpunkte
Allgemeinerkrankungen	Bluthochdruck, Inkontinenz, Vorhofflimmern, chronisch obstruktive Lungenkrankheit, Schlafstörungen
Medikamente	Hypnotika, Sedativa, Antidepressiva, Antikonvulsiva; Polypharmakotherapie (mehr als 5 Medikamente täglich), Einnahmehäufigkeit, Zuverlässigkeit der Einnahme, gerinnungshemmende Therapie (ASS, Antikoagulation)

2.22.4 Untersuchung

Prüfung	Schwerpunkte
Allgemeine körperliche Untersuchung	Blutdruck (sitzend, stehend; ggf. Schellong-Test), Pulsfrequenz, sichtbare Hämatome, Frakturhinweise
Neurologische Untersuchung	Bewusstseinslage (GCS, s. ▶ Abschn. 2.5)
	Zeichen einer Schädelbasisfraktur (retroauriküläres Hämatom, Monokel-/Brillenhämatom)
	Stand, Gang (s. ▶ Abschn. 2.8)
	Paresen, Sensibilität der Beine (s. ▶ Abschn. 2.18)
	Muskelkraft Arme, Beine (nach MRC, s. ▶ Abschn. 2.11)
	Kognitive Störungen (s. ▶ Abschn. 2.9), Sehfähigkeit/Brille ausreichend, Hörvermögen
Wirbelsäule	Lokaler Klopfschmerz, bei Kopftrauma mögliche HWS-Verletzung mitberücksichtigen
Bildgebende Untersuchung	Röntgen/CT (Wirbelsäule, Arme, Beine, Schultern, Becken) bei klinischen Zeichen einer Fraktur

Prüfung	Schwerpunkte
Kopf-CT, ggf. mit HWS-CT, wenn eines der nebenstehenden Kriterien erfüllt ist	• Kopfschmerzen • Erbrechen • Alter > 65 Jahre • Intoxikation (Alkohol, Drogen) • Retrograde Amnesie > 30 min • Weichteil- oder knöcherne Verletzung oberhalb der Klavikula • Epileptischer Anfall • Sturz aus mehr als 1 m Höhe • Treppensturz über 5 und mehr Stufen • Anwendung von Gerinnungshemmern (Antikoagulanzien, ASS, Heparintherapie) • Zeichen einer Schädel(basis)fraktur

- **Untersuchung zur Abschätzung eines Sturzrisikos**

Eine verlässliche Abschätzung des Sturzrisikos ist wegen der meist multifaktoriellen Sturzgenese nicht möglich. Vereinfacht können die folgenden Skalen Anhaltspunkte zur Beurteilung der Sturzgefährdung geben:
– Timed-up-and-go-Test (TUG-Test): Zeit stoppen. Sitzen mit Sitzhöhe ca. 46 cm, Stuhl mit Armlehne – vom Stuhl aufstehen – stehen – 3 m gehen – umkehren – zum Stuhl zurückkehren – hinsetzen; Hilfsmittel (Stock, Rollator) sind erlaubt
– Short Physical Performance Battery (SPPB)

Abschätzung Sturzrisiko (TUG-Test)	
Zeit	Beurteilung
<10 s	Uneingeschränkte Alltagsmobilität
10–19 s	Geringe Mobilitätseinschränkung
20–30 s	Deutliche Mobilitätseinschränkung, weitere Untersuchung der Ursache
≥ 30 s	Ausgeprägte Mobilitätseinschränkungen, Sturzrisiko, Hilfsbedarf

Abschätzung Sturzrisiko (SPPB-Test)			
Test	Untersuchung	Zeit	Punkt
Stand	Doppelstand (beide Füße nebeneinander)	10 s	1
		< 10 s	0
	Versetzter Stand (ein Fuß berührt mit Ferse die Großzehe des anderen Fußes)	10 s	1
		< 10 s	0
	Seiltänzerstand (ein Fuß wird direkt vor den anderen gesetzt)	10 s	2
		3–9 s	1
		< 3 s	0
Gang	4 m Strecke, normales Gehen	< 4,8 s	4
		4,8–6,1 s	3
		6,2–8,7 s	2
		> 8,7 s	1
		Nicht bewältigt	0
Sitz – Stand	5-mal hintereinander so schnell wie möglich vom Stuhl ohne Armhilfe (verschränkte Arme vor der Brust) aufstehen und wieder hinsetzen	< 11,2 s	4
		11,2–13,7 s	3
		13,8–16,7 s	2
		> 16,7 s	1
		> 60 s oder nicht möglich	0
		Summe	

Beurteilung: 0–6 Punkte geringe Leistungsfähigkeit/Selbständigkeit im Alltag deutlich gemindert, 7–9 Punkte mittlere Leistungsfähigkeit/Selbständigkeit im Alltag reduziert, 10–12 Punkte gute Leistungsfähigkeit/Selbständigkeit im Alltag ausreichend

2.22.5 Kurzbefund

		Ja	Nein
Anamnese	Frühere Sturzereignisse		
	Hinweise auf erhöhte Sturzgefährdung		
Untersuchung	Schädel-Hirn-Trauma		
	Fraktur vorhanden		
	TUG-Test pathologisch		
	SPPB-Test pathologisch		
Beurteilung	Keine akuten Sturzfolgen		
	Schädel-Hirn-Trauma		
	Fraktur		
	Erhöhtes Sturzrisiko		
Aktion	Bildgebende Diagnostik (Röntgen, CT)		
	Präventionsmaßnahmen weiterer Stürze		
	Sturzprotokoll angelegt		
	Maßnahmen zur Minderung von Sturzfolgen (Bewegungsübungen/Krafttraining, Überprüfung der Medikation, Umgebungsanpassung im Wohnbereich, Beleuchtung, Stolperfallen, Schuhwerk, Hausnotruf)		
	Internistische Untersuchung		
	Orthopädische Untersuchung		
	HNO-Untersuchung		
	Neurologische Untersuchung		

2.23 Synkope

Reinhard Rohkamm

2.23.1 Ausgangslage

Akute, kurzzeitige Bewusstlosigkeit (Ohnmacht) mit spontaner vollständiger Rückbildung infolge einer global verminderten Hirndurchblutung.

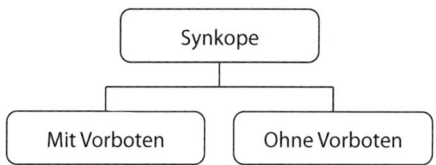

2.23.2 Merkmale

Symptome einer Synkope	
Kennzeichen	**Symptome**
Mit Vorboten (Präsynkope)	Ungerichteter Schwindel, Sehstörungen (verschwommen, grau, schwarz), Kopfleere, Unwohlsein, Schwitzen, Gähnen, Tinnitus, „weiche Knie", Hautblässe, nachfolgende Bewusstlosigkeit
Ohne Vorboten	Unmittelbar einsetzende Bewusstlosigkeit, im Stand Zusammensacken oder Sturz mit versteiftem Körper (Verletzungsgefahr)
Phase der spontan reversiblen Bewusstlosigkeit	Möglich sind wenige generalisierte oder multifokale Muskelzuckungen und tonische Spasmen (konvulsive Synkope), ferner Lautäußerungen, Kopf- und Augenbewegungen, Aufsetzen oder Aufstehen, Einnässen, Augen geöffnet
Reorientierungsphase	Nach Wiedererlangung des Bewusstseins, kurzdauernd (< 30 s)

Praxistipp

Bei untypischen Symptomen einer Synkope, insbesondere bei Bewusstlosigkeit oder Reorientierungsphase > 60 s, sind andere Ursachen eines vorübergehenden Bewusstseinsverlustes („transient loss of consciousness" = TLoC) zu berücksichtigen (s. ▶ Abschn. 2.1).

Als „Drop attack" wird ein Sturz im Stehen oder Gehen ohne Bewusstseinsverlust bezeichnet. Die Ursache bleibt meist unklar, vermutet werden u. a. kurzzeitige vertebrobasiläre Durchblutungsstörungen.

Ursachen einer Synkope		
Synkope	Ursache	Beispiel
Orthostatische Synkope	Unzureichende sympathisch vermittelte Vasokonstriktion	Vegetative Neuropathie (Diabetes mellitus, Urämie), spinale Läsion, Volumenmangel (Diarrhoe, Erbrechen, Anämie), substanzinduziert (Alkohol, Diuretikum, Vasodilatatoren, Antidepressivum), postprandial, Neurodegeneration (Parkinson-Syndrom, MSA), posturales Tachykardiesyndrom (POTS)
Reflexsynkope, vasovagale Synkope	Vasodilatation durch Sympathikushemmung, vagale Bradykardie/ Asystolie	Neurokardiogen (langes Stehen), emotional (Blutentnahme, Schmerzen, Verletzung), Karotis-Sinus-Syndrom, situative Faktoren (Hustenattacke, Miktion, Defäkation, Niesen, Schmerzen, während des Essens, schweres Heben), Neuralgie (Glossopharyngeus, Trigeminus)
Kardiale Synkope	Bradykarde Herzrhythmusstörung	Medikamente (z. B. Verapamil, β-Blocker), Sick-Sinus-Syndrom, AV-Blockierung 2. und 3. Grades, sinuatrialer Block
	Tachykarde Herzrhythmusstörung	Paroxysmale supraventrikuläre oder ventrikuläre Tachykardie, Kanalkrankheiten (Brugada-Syndrom, Long/ Short-QT-Syndrom mit Torsade-de-pointes-Tachykardie), Herzschrittmacherfehlfunktion
	Strukturelle kardiale oder kardiopulmonale Erkrankung	Akuter Myokardinfarkt, Aortenklappenstenose, hypertrophe obstruktive Kardiomyopathie, Aortendissektion, Lungenembolie/ pulmonale Hypertonie, mobiles Vorhofmyxom, Perikard-Krankheit/-Tamponade

2.23.3 Anamnese

Kernfragen	Schwerpunkte
Situation	Prädisposition (z. B. Blutentnahme, starker Husten, Miktion, Defäkation, Angst, Schmerzen, langes Stehen, postprandial, überhitzte Räumlichkeit, Menschenansammlung)
	Ereignis im Stehen, Sitzen oder Liegen
	Nach abruptem Aufstehen aus liegender Position
Vorboten	Schwindelgefühl, Liftgefühl
	Schwitzen, Hitze-/Wärmegefühl, Übelkeit, Erbrechen, Kopfleere
	Herzklopfen, Herzjagen, beschleunigter Puls
Bewusstlosigkeit	Beobachtung von Dritten: Körperposition, spontane Bewegungen (Myoklonien), Augen geöffnet oder geschlossen, Hautfarbe (Blässe, Rötung), Atmung (gepresst, ungestört), Dauer (geschätzt)
Wiedererlangtes Bewusstsein	Rasche vollständige Reorientierung oder anhaltende Bewusstseinsstörung (umdämmert, verwirrt, unruhig, tief schlafend, reaktionslos)
Medikamente	Aktuell eingenommene Medikamente
Vorerkrankungen	Herzerkrankungen, Blutdruck-/Pulsunregelmäßigkeiten
Familiäre Erkrankungen	Gehäuftes Auftreten von Synkopen in der Familie, ungewöhnliche Todesfälle in jungen Jahren
Häufigkeit	Einmaliges oder wiederholtes Ereignis
	Wenn rezidivierend, verlaufen alle Episoden gleichartig?

Praxistipp

Aussagekräftiger als die Eigenanamnese ist die Schilderung der Episode von direkten Beobachtern und/oder Fotos/Videoaufnahmen per Smartphone.

Anlassbezogene neurologische Untersuchung

2.23.4 Untersuchung

Prüfung	Maßnahme
Körperlicher Befund	Verletzungen (insbesondere Wirbelsäule, Schulter, Hüftgelenk, Schädel)
	Zungenbiss
Schellong-Test	5 min Liegephase, anschließend 3 min Standphase, dabei jede Minute Puls- und Blutdruckmessung
	Abfall des systolischen Blutdrucks ≥ 20 mmHg (letzter Messwert im Liegen minus niedrigster Wert im Stehen) → Hinweis auf eine orthostatische Synkope
EKG	12-Kanal-EKG
Labor	Blutbild, Elektrolyte, Harnstoff, Blutzucker, CK, Laktat

Praxistipp

Bei regelrechtem körperlichem Untersuchungsbefund, normalem EKG- und Laborbefund liegt in der Regel keine schwerwiegende Ursache einer Synkope vor. Eine weitere stationäre Untersuchung kann entfallen. Meist handelt es sich dann um eine orthostatische oder Reflexsynkope.

Indikationen zur stationären Beobachtung bzw. Diagnostik sind:
- (vorbekannte) strukturelle Herzkrankheiten,
- Synkopen unter körperlicher Belastung/im Sitzen/im Liegen/ohne Prodrome,
- Palpitationen im Beginn der Synkope,
- pathologische EKG-/Laborbefunde,
- Verletzungen nach einer Synkope,
- erstmalige Synkope im Alter > 65 Jahre.

Untersuchungen, die als diagnostische Erstmaßnahme nicht sinnvoll sind, da sie die Ursache einer Synkope nicht ermitteln können, sind CT oder MRT des Kopfes, Doppler-/Duplexsonografie der hirnversorgenden Arterien und EEG.

2.23.5 Kurzbefund

		Ja	Nein
Anamnese	Erstereignis		
	Vorboten der Synkope		
	Palpitationen vor Synkope		
	Dauer der Bewusstlosigkeit < 60 s		
	Kurze spontane Reorientierung < 30 s		
	Kardiale Herzerkrankungen bekannt		
	Einnahme blutdrucksenkender Medikamente		
	Frühzeitige Todesfälle in der Familie bekannt		
Untersuchung	Normaler körperlicher Befund		
	Normaler Schellong-Test		
	Normaler EKG-Befund		
	Normaler Laborbefund		
Beurteilung	Orthostatische Synkope		
	Reflexsynkope		
	Kardiale Synkope		
Aktion	Internistisch-kardiologische Konsiliaruntersuchung		
	Neurologische Konsiliaruntersuchung		

Praxistipp

Weiterführende internistische Diagnostik (z. B. Belastungs-EKG, Echokardiografie, Langzeit-EKG, Kipptisch-Untersuchung) entsprechend Konsiliarempfehlung. Neurologische Konsiliaruntersuchung bei länger anhaltender Bewusstlosigkeit und/oder verlängerter Reorientierungsphase.

Neurogeriatrische Untersuchung

Peter Plettenberg

Inhaltsverzeichnis

3.1 Ausgangslage – 244

3.2 Merkmale – 244

3.3 Anamnese – 250

3.4 Untersuchung – 251

3.5 Kurzbefund – 253

© Springer-Verlag GmbH Deutschland, ein Teil von Springer Nature 2021
P. Kermer, R. Rohkamm (Hrsg.), *Die neurologische Untersuchung*,
https://doi.org/10.1007/978-3-662-61415-0_3

3.1 Ausgangslage

Hoch- bis höchstbetagter Patient ab einem Lebensalter von 71 Jahren. Die Angehörigen sind oft ebenfalls hochbetagt.

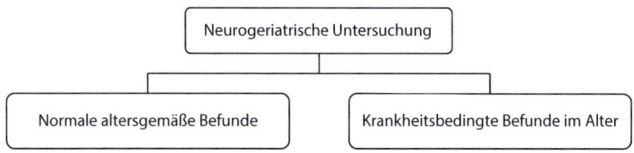

3.2 Merkmale

Mit zunehmendem Lebensalter entwickeln sich physiologische körperliche und kognitive Veränderungen. Deren Folgen erhöhen das Risiko für Erkrankungen, die im Einzelfall gegenüber den physiologischen Altersveränderungen abzugrenzen sind.

Physiologische Altersveränderungen, Erkrankungsrisiko und Differenzialdiagnose (↑ Zunahme, ↓ Abnahme)		
Physiologische Befunde im höheren Lebensalter	Mögliche Folgen	Erkrankungsrisiko/ Differenzialdiagnose
Systemisch		
↑ Körperfett	↑ Verteilungsvolumen für fettlösliche Medikamente	Adipositas, Medikamentennebenwirkung
↓ Körperwassergehalt, ↓ Durstempfinden	↓ Verteilungsvolumen für wasserlösliche Medikamente	Dehydratation, Medikamentennebenwirkung
Gestörter Glukosestoffwechsel	Blutzuckeranstieg bei akuten Erkrankungen, Hypoglykämie	Diabetes mellitus, diabetische Retinopathie
↓ Vitamin-D-Stoffwechsel	Osteopenie	Osteomalazie, Fraktur
↑ Atherosklerose	Leukoaraiose: Rarefizierung des Marklagers, die sich bilateral (weitgehend) symmetrisch im CT als Hypodensität und im MRT als Hyperintensität (T2-Wichtung, FLAIR) darstellt	Schlaganfall, vaskuläre Demenz, zerebrale Amyloidangiopathie (Risiko nichttraumatischer Hirnblutungen erhöht)

Neurogeriatrische Untersuchung

Physiologische Altersveränderungen, Erkrankungsrisiko und Differenzialdiagnose
(↑ Zunahme, ↓ Abnahme)

Physiologische Befunde im höheren Lebensalter	Mögliche Folgen	Erkrankungsrisiko/ Differenzialdiagnose
↓ Arterielle Elastizität, ↑ systolischer Blutdruck, → linksventrikuläre Hypertrophie	Volumenmangel oder fehlende Vorhofkontraktion, Hypotonie bei Herzfrequenzanstieg	Synkope, zerebrale Mikroangiopathie, hypertensive Retinopathie
↓ ß-adrenerge Empfindlichkeit	↓ Herzminutenvolumen, ↓ Herzfrequenz bei Stress	Herzinsuffizienz
↓ Empfindlichkeit Barorezeptoren, ↓ Sinusknotenautomatie	↓ Orthostase-Reaktion, Volumenmangel	Synkope, Herzblock, Vorhofflimmern
↓ Hustenreflex	Mikroaspiration	Aspirationspneumonie
↓ Leberfunktion	↓ Medikamentenstoffwechsel	Zirrhose
↓ Magensäure	↓ Ca^{2+}-Resorption im leeren Magen	Osteoporose, Vitamin-B_{12}-Mangel
↓ Kolonmotilität	Obstipation	Koprostase
↓ Glomeruläre Filtrationsrate	↓ Medikamentenausscheidung	Niereninsuffizienz
Mundtrockenheit, schlecht sitzende Zahnprothese	Dysarthrie	Parkinson-Syndrom
Augen		
↓ Akkommodationsfähigkeit, ↓ vertikale Augenbewegung	Presbyopie, verzögerte Pupillenreaktion	Glaukom, Makuladegeneration, Medikamentennebenwirkung (Sedativa, Neuroleptika)

Physiologische Altersveränderungen, Erkrankungsrisiko und Differenzialdiagnose (↑ Zunahme, ↓ Abnahme)

Physiologische Befunde im höheren Lebensalter	Mögliche Folgen	Erkrankungsrisiko/ Differenzialdiagnose
Miosis	Unzureichende Kontrastempfindlichkeit, Sehstörungen	Horner-Syndrom (bei Karotisdissektion, Pancoast-Syndrom, Wallenberg-Syndrom), Argyll-Robertson-Pupille (Neurosyphilis, Mittelhirnläsion), Anisokorie (nach Kataraktoperation), Medikamentennebenwirkung (Opioide zur Schmerztherapie)
Linsentrübung, Katarakt	Blendungsempfindlichkeit, ↓ Sehkraft, Streulicht (Halo), Farbsinnstörung, Gangunsicherheit, Sturz	Hemianopsie, Sehverlust/ Makuladegeneration
Enophthalmus (durch alterungsbedingte Orbitavergrößerung)	Gesichtsfeldeinschränkung	Hirninfarkt, Hirntumor (Sehbahnläsion)
Gehör		
↓ Hören hoher Frequenzen	Presbyakusis (vor allem bei Hintergrundgeräuschen)	Taubheit, Depression
Riechen		
↓ Geruchs-/ Geschmacksempfinden	Appetitlosigkeit	Mangel- und/oder Unterernährung, Vitamin B_1-/B_{12}-Mangel, Parkinson-Krankheit
Neuromuskulär		
Muskelatrophie (besonders Thenar, Mm. interossei dorsales, M. tibialis anterior), Sarkopenie	↓ Feinmotorik, Muskelkraft, Sturz	Amyotrophe Lateralsklerose, Myositis, Polyneuropathie
↑ Muskeltonus der Beine, Hypokinese der Arme	↓ Beweglichkeit, ↓ Reaktionsvermögen, Angst zu stürzen, Sturz	Parkinson-Syndrom

Neurogeriatrische Untersuchung

Physiologische Altersveränderungen, Erkrankungsrisiko und Differenzialdiagnose (↑ Zunahme, ↓ Abnahme)		
Physiologische Befunde im höheren Lebensalter	**Mögliche Folgen**	**Erkrankungsrisiko/ Differenzialdiagnose**
↓ Stellreflexe	Gangunsicherheit, Gangstörungen, Sturz	Parkinson-Syndrom
Sensibilitätswahrnehmung		
Pallhypästhesie (Zehen-/Knöchelregion), Lagesinn ↓	Gangunsicherheit, Gangstörungen, Schwindelgefühl, Sturz	Polyneuropathie, Sturz/ Sturzverletzungen
Gehirn		
↓ Hirnvolumen	Leukoaraiose	Alzheimer-Krankheit, leichte kognitive Störungen, Verwirrtheit, subkortikale vaskuläre Enzephalopathie
↓ Zerebrales Dopamin	Gebundene Körperhaltung	Parkinson-Syndrom, Depression
↓ Zerebrales Noradrenalin		Depression
↓ Konsolidierung des Non-REM-Schlafs	Frühes Aufwachen, fragmentierter Schlaf	Schlafapnoe-Syndrom, REM-Schlaf-Verhaltensstörung (RBD)

Praxistipp

Bei geriatrischen Diabetikern beginnt die Hypoglykämie bereits bei Blutzuckerwerten unter 100 mg/dl (5,6 mmol/l). Dies kann, vor allem nachts, ursächlich für Unruhe und Desorientierung sein. Daher bei Verwirrtheit erst den Blutzucker messen und ggf. eine Hypoglykämie korrigieren, bevor ein Sedativum verabreicht wird.

Besonderheiten bei Erkrankungen im hohen Lebensalter

Besonderheit	Anmerkung
Multimorbidität: Heterogene Symptome in ungleicher Schwere überlagern einander	Screeningverfahren und Assessmentinstrumente unterstützen bei der Untersuchung (s. u.)
Polypharmazie (Multimedikation, Polypharmakotherapie): Es werden mehr als 5 verschiedene Medikamente eingenommen. Hierdurch steigt das Risiko von Symptomen, die nicht krankheitsbedingt sind, sondern Folge einer Neben- oder Wechselwirkung dieser Medikamente	Schwindel, Gangunsicherheit, Sturz → Flüssigkeitsdefizit/orthostatische Dysregulation (Metamizol, Diuretika, Antihypertensiva)
	Mundtrockenheit, Appetitlosigkeit, Übelkeit → trizyklische Antidepressiva (z. B. Amitriptylin, Clomipramin, Doxepin), Cholinesterase-Hemmer (z. B. Donezepil, Galantamin, Rivastigmin), L-Dopa
	Beinödeme → Amlodipin, Dopaminergika
	Schwäche, Verwirrtheit → Hyponatriämie (Hydrochlorothiazid, Escitalopram, Mirtazapin, trizyklische Antidepressiva, Carbamazepin, Paracetamol, NSAR, Neuroleptika)
Notwendigkeit einer Fremdanamnese: Ort, Ausbreitung und Stärke von Schmerzen und anderen Beschwerden können nicht eindeutig angegeben werden, gestörte Kommunikationsfähigkeit	Insbesondere bei Demenz (Alzheimer-Krankheit, vaskuläre Demenz, Parkinson-Syndrom), Aphasie (Schlaganfall, Hirntumor), Dysarthrie (Parkinson-Syndrom, Mundtrockenheit, schlechter Zahnstatus), Verwirrtheit
Krankheitssymptome: Im höheren Lebensalter manifestieren sich Beschwerden infolge von Erkrankungen anders als in jungen Jahren	Myokardinfarkt als neu aufgetretene akute Desorientierung, Magen-/Darmulkus als Appetitlosigkeit ohne weitere Beschwerden, Pneumonie als Mattigkeit und Körperschwäche, Hypothyreose als Demenz, Harnwegsinfektion als Verwirrtheit
Psychische Veränderungen: Depression, Angst, kognitive Einschränkungen, verlangsamte Reaktionsfähigkeit sind im hohen Lebensalter häufiger als in jungen Jahren	Zukunftsangst, Angst vor Abhängigkeit und fehlender Selbstbestimmung. Bei Aufenthalt in der Klinik erhöhte Gefährdung zur Entwicklung eines Delirs wegen zunehmender Unruhe und Desorientiertheit in der ungewohnten Umgebung, der veränderten Tages-/Nachtstruktur und dem Zeitdruck des Personals

Neurogeriatrische Untersuchung

Besonderheiten bei Erkrankungen im hohen Lebensalter	
Besonderheit	Anmerkung
Gebrechlichkeit (Frailty-Syndrom): chronisch altersbedingt nachlassende Kraft, Ausdauer, Gehgeschwindigkeit sowie leichte Erschöpfbarkeit (Fatigue), reduzierte körperliche Aktivität und Gewichtsverlust	Vulnerabilität gegenüber krankhaften inneren und äußeren belastenden Anforderungen (Stressoren) ist erhöht
Soziales Umfeld: Engere Familie/ Kinder/Enkelkinder wohnen weit weg, kaum nachbarschaftliche Kontakte	Vereinsamung, Unsicherheit, Ängstlichkeit erschweren den persönlichen Zugang

Praxistipp

Die „Active Life Expectancy" bezeichnet die Lebensqualität für die noch zu erwartende aktive Lebenszeit und ist ein Prädiktor für die Unabhängigkeit des geriatrischen Patienten.

Wegen einer meist vorhandenen Multimorbidität und eingeschränkten Selbsthilfefähigkeit bei Anamnese und Untersuchung keine Fokussierung auf einzelne Symptome oder organmedizinische Probleme, sondern individuelle Beurteilung aller Beschwerden im Zusammenhang und in der wechselseitigen Beeinflussung von körperlichen, psychischen und sozialen Ressourcen.

Häufige geriatrische Notfälle sind:
- Medikamentenüberdosierung,
- Hilflosigkeit, Versorgungsproblem, ausgeprägte Mangelernährung,
- akute Wesensveränderung,
- Bewusstseinsstörung, Delir,
- Synkope ungeklärter Ursache,
- akute Sehstörung,
- Schlaganfall,
- entgleister Diabetes mellitus,
- akutes Nierenversagen bei Harnwegsinfektion.

3.3 Anamnese

Bei einer Erkrankung im höheren Lebensalter sollte nicht das kalendarische Lebensalter zugrunde gelegt, sondern das individuelle Leistungs- und Funktionsniveau des Betroffenen berücksichtigt werden. Überwiegend ist eine Verflechtung von medizinischen und sozialen Problemstellungen vorhanden. Um eine möglichst realitätsnahe Information zu erhalten, ist sowohl die Erhebung der Eigen- als auch der Fremdanamnese sinnvoll. Beide sollten, weil häufig nicht deckungsgleich, voneinander unabhängig und getrennt erfragt werden.

Kernfragen	Schwerpunkte
Aktuelle Beschwerden	Bei multiplen Symptomen diese nacheinander auflisten
	Reihenfolge der Beschwerden entsprechend der vom Betroffenen empfundenen Wichtigkeit bzw. Intensität
	Reihenfolge der Beschwerden in der nach Erhebung der Fremdanamnese angegebenen Bedeutung
	Schmerzen
Zeitliches Muster der Beschwerden	Beginn: akut – subakut
	Verlauf: gleichbleibend – zunehmend – wechselnd
	Lokalisation: örtlich begrenzt – ausstrahlend – generalisiert
Mobilität vor Erkrankungsbeginn	Selbstversorgung, ambulante Unterstützung, pflegebedürftig
	Regelmäßige Bewegung, überwiegend sitzend, bettlägerig
	Gangunsicherheit, Sturzhäufigkeit in den letzten 3–6 Monaten
Ernährung	Schluckstörungen, Verdauung, Kontinenz (Harn, Stuhl), regelmäßige Essenszeiten, Trinkverhalten
Schlaf	Schlafstörungen, nächtliche Unruhe, regelmäßige Bettgehzeiten, Schlafdauer, Einnahme von Schlafmitteln
Stimmungslage	Niedergeschlagen, optimistisch, ängstlich, unruhig, skeptisch, misstrauisch
Eingenommene Medikamente	Seit wann, Anzahl der Medikamente, Häufigkeit der Einnahme, Einnahmezeiten, Verträglichkeit
Soziale Situation	Allein lebend, Ehepartner, Angehörige. Fähigkeit zur Selbsthilfe
Vorerkrankungen	Kürzliche Operationen, chronische Erkrankungen (insbesondere Diabetes mellitus, arterielle Hypertonie, Demenz, Depression)

> **Praxistipp**
>
> Beachtung von Unterschieden in der Eigen- und Fremdanamnese, insbesondere bei Patienten mit kognitiven Störungen.
> Beobachtung der Interaktion Patient – Angehörige (verständnisvoll – angespannt – bestimmend – dominierend – teilnahmslos – uninteressiert).

3.4 Untersuchung

Die neurologische Untersuchung hochbetagter Patienten hat folgende spezielle Aufgabenstellung:
- Differenzierung normaler altersbedingter körperlicher Veränderungen gegenüber krankheitsbedingten Symptomen (s. Tab. „Physiologische Altersveränderungen, Erkrankungsrisiko und Differenzialdiagnose"),
- Berücksichtigung, dass gleichzeitig mehrere, unterschiedlich schwere Erkrankungen vorhanden sein können (Multimorbidität),
- Beurteilung der körperlichen, psychischen und sozialen Ressourcen des Patienten zur Bewältigung sowie Verarbeitung der krankheitsbedingten Folgeerscheinungen (Coping).

Prüfung		Schwerpunkte
Allgemeine körperliche Untersuchung	Kachexie, Traumahinweise	Körpergewicht (BMI), Hämatome, Exsikkosezeichen (Hautturgor, Mundtrockenheit), Nackenbeweglichkeit
	Herz-/Kreislauf, Körpertemperatur	Blutdruck, Herzfrequenz, periphere Pulse/ Ödeme, Fieber
	Atmung	Atemmuster, Atemfrequenz, Auskultation (Giemen, Rasselgeräusche)
	Abdomen	Druckschmerz, Resistenzen, Blasenhochstand

Prüfung		Schwerpunkte
Neurologische Untersuchung	Bewusstseinslage	Bei Störung des Bewusstseins → s. ▶ Abschn. „2.5"
	Neuropsychiatrische Untersuchung	Bei Störungen von Affekt, Emotionen, Stimmung oder Denkprozess → s. ▶ Kap. 4
	Neuropsychologische Untersuchung	Bei Sprech-/Sprachstörung → s. ▶ Abschn. „2.20" und Abschn. „2.21"
		Bei Hinweisen auf kognitive Störungen → s. ▶ Abschn. „2.9"
	Hirnnerven	Bei Visusminderung, Hypakusis, Augenbewegungsstörungen → s. ▶ Kap. 4
	Motorik	Bei Paresen → s. ▶ Abschn. „2.11"
	Reflexe	Seitendifferenzen, Reflexausfall, pathologische Reflexe → s. ▶ Kap. 4
	Koordination und Gang	Bei Gangstörungen, Sturzgefährdung → Prüfung s. ▶ Abschn. „2.8" und Abschn. „2.22"

Praxistipp

Als Hilfsmittel zur Beurteilung individueller Ressourcen (geriatrisches Basis-Assessment) stehen verschiedene Messinstrumente zu Verfügung (Details in *Geriatrisches Assessment der Stufe 2, S1-Leitlinie* und *Hausärztliche Leitlinie – Geriatrisches Assessment in der Hausarztpraxis*):

- Selbsthilfefähigkeit → Barthel-Index (BI), Instrumental Activities of Daily Living (IADL-Skala), Geldzähltest nach Nikolaus (Timed Test of Money Counting, TTMC)
- Mobilität und Motorik → TUG-Test und SPPB (s. ▶ Abschn. „2.22"), Handkraft-Messung mit Vigorimeter
- Kognitive Funktionen → s. ▶ Abschn. „2.9"
- Bewusstseinsstörung und Delir → s. ▶ Abschn. „2.5" und Abschn. „2.6"
- Depressivität → Geriatrische Depressionsskala (GDS), WHO-5-Wohlbefindens-Index (WHO-5)
- Neurogene Schluckstörung → s. ▶ Abschn. „2.14"
- Medikamenteninteraktionen und altersgemäße Dosierungen → Smartphone-Apps, z. B. FORTA (Fit fOR The Aged), Arznei Aktuell (IFAB GmbH), Rote Liste®, Arzneimittel Pocket

3.5 Kurzbefund

		Ja	Nein
Anamnese	Akute Beschwerden		
	Multiple Beschwerden		
	Selbstversorger		
	Pflegebedürftig		
	Inkontinenz		
	Schlafstörung		
	Depressivität		
	Multimedikation		
	Allein lebend		
	Kürzliche Operation		
Untersuchung	Kachexie		
	Trauma		
	Herz-Kreislauf-Erkrankung		
	Dyspnoe		
	Bewusstseinsstörung		
	Aphasie		
	Schluckstörung		
	Hemiparese		
	Gehstörung		
Beurteilung	Fokale neurologische Ausfälle		
	Kognitive Störung		
	Delir		
	Depression		
	Sturzgefährdung		
Aktion	Neurologische/geriatrische Konsiliaruntersuchung		
	Internistische Konsiliaruntersuchung		
	Stationäre Aufnahme		

Klinische neurologische Methode

Pawel Kermer

Inhaltsverzeichnis

4.1 Ausgangslage – 257

4.2 Merkmale – 257

4.3 Anamnese – 258

4.4 Untersuchung – 260
4.4.1 Allgemeine körperliche Untersuchung – 261
4.4.2 Psychopathologische Untersuchung – 262
4.4.3 Neuropsychologische Untersuchung – 263
4.4.4 Ausführlicher neurologischer Status – 267

4.5 Abbildungen und Videos – 288
4.5.1 Neuropsychologische Untersuchung/Praxie-Prüfung – 288
4.5.2 Prüfung der Hirnnerven – 290
4.5.3 Prüfung der Motorik – 307

Elektronisches Zusatzmaterial Die elektronische Version dieses Kapitels enthält Zusatzmaterial, das berechtigten Benutzern zur Verfügung steht https://doi.org/10.1007/978-3-662-61415-0_4. Die Videos lassen sich mit Hilfe der SN More Media App abspielen, wenn Sie die gekennzeichneten Abbildungen mit der App scannen.

© Springer-Verlag GmbH Deutschland, ein Teil von Springer Nature 2021
P. Kermer, R. Rohkamm (Hrsg.), *Die neurologische Untersuchung*,
https://doi.org/10.1007/978-3-662-61415-0_4

4.5.4	Prüfung der Sensibilität – 326
4.5.5	Prüfung der Reflexe – 333
4.5.6	Prüfung von Koordination und Gang – 341

4.6 Beispiel – 345

Klinische neurologische Methode

4.1 Ausgangslage

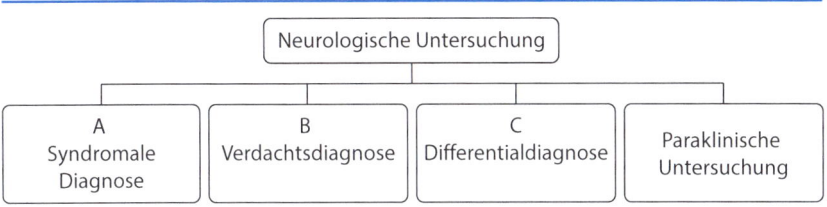

Die klinische neurologische Untersuchung folgt einem gegliederten Ablauf („Neurologisches ABC"). Dessen wesentliche Bausteine sind die Anamnese und der körperliche Untersuchungsbefund.

4.2 Merkmale

- **A Syndromale Diagnose**

Ein charakteristisches Muster von Symptomen wird als Syndrom bezeichnet. Daher ist die klinische Diagnose im ersten Schritt eine syndromale Diagnose, die Informationen zu den beklagten Beschwerden (Anamnese) und den körperlichen Befunden (Untersuchung) sammelt.

- **B Verdachtsdiagnose**

Im zweiten Schritt werden diese Informationen zusammen mit den individuellen klinischen Daten (bisheriger Krankheitsverlauf, Vorerkrankungen, Lebensstil, Familienanamnese) analysiert und es wird eine Verdachtsdiagnose (diagnostische Hypothese) festgelegt. Diese berücksichtigt die für das Syndrom in Betracht kommende(n) neuroanatomische(n) Struktur(en) und/oder Funktionsstörung(en).

- **C Differenzialdiagnose**

Mögliche diagnostische Alternativen zur Verdachtsdiagnose unter Berücksichtigung von Zusatzinformationen (z. B. Ergebnisse der paraklinischen Diagnostik, statistische Häufigkeiten von Erkrankungen) werden formuliert.

- **Paraklinische Untersuchung**

Sie wird in diesem Buch nicht im Detail besprochen. Hierzu gehören alle Zusatzuntersuchungen, z. B. neurologische Laboruntersuchungen, Liquorentnahme, Elektrophysiologie, Neurosonologie und Bildgebung. Solche Untersuchungen sichern oder widerlegen mit ihren Ergebnissen die Verdachtsdiagnose bzw. die Differenzialdiagnosen, sodass in einem Wechselspiel der gesammelten und evaluierten Informationen die abschließende Diagnose benannt wird.

Einzelheiten zur speziellen paraklinischen neurologischen, neuroradiologischen und/oder neurochirurgischen Diagnostik werden in der Regel im Rahmen einer Konsiliaruntersuchung festgelegt.

4.3 Anamnese

Die Anamnese spielt eine wichtige Rolle im diagnostischen Prozess. Sie ist ein strukturierter, persönlicher, diskreter Dialog zwischen dem Patienten und dem Arzt. Der Patient darf dabei auf die Verschwiegenheit des Arztes über die ihm mitgeteilten Informationen vertrauen.

Weil neurologische Krankheiten eng mit dem Erleben des Patienten, der zeitlichen Entwicklung von Symptomen, mit familiären, sozialen, beruflichen und hereditären Faktoren verknüpft sind, hat die Anamnese grundlegende Bedeutung für die Bestimmung der Richtung des weiteren diagnostischen Vorgehens.

Der Patient ist in dieser Situation der „Experte", da nur er, im Einzelfall ergänzt durch Beobachtungen nahestehender Personen (Fremdanamnese), alles über seine Beschwerden weiß. Durch Zuhören, Geduld, Offenheit und Schaffen einer vertrauensvollen Atmosphäre soll im Ergebnis beim Arzt ein genaues Bild über Art, Lokalisation, Dauer und Intensität der Beschwerden des Patienten vorhanden sein.

Eine unzutreffende neurologische Diagnose hat ihren Ursprung häufig in einer unzureichend erhobenen Anamnese.

Können die Beschwerden und Symptome im Ergebnis nicht hinlänglich durch die erhobenen körperlichen und/oder paraklinischen Befunde erklärt werden, ist es oft hilfreich, die Anamnese unter Beachtung der aufgedeckten Diskrepanzen erneut zu erheben.

Die erhobenen Daten der Anamnese – und der im Verlauf erhobenen Untersuchungsbefunde – sind nachvollziehbar, leserlich und gegliedert zu dokumentieren. Sie dienen als Vergleich bei zukünftigen Konsultationen, zur Information anderer Ärzte und als Beleg der ärztlichen Tätigkeit. Beispiele zur kurzen Dokumentation der neurologischen Untersuchung finden sich in den einzelnen Kapiteln und Abschnitten.

Wesentliche Fragestellungen der neurologischen Anamnese sind:
- **Was?** Vorhandene Beschwerden
- **Wann?** Zeitlicher Verlauf der Beschwerden

- **Wie?** Art, Begleiterscheinungen, Entwicklung, besondere Begleitumstände und Intensität der Beschwerden
- **Wo?** Lokalisation und Ausbreitung der Beschwerden

Gliederungsvorschlag zur Erhebung einer Anamnese	
Schwerpunkt	**Kernfragen**
Basisdaten	Alter, Geschlecht, Händigkeit, Beruf
Aktuelle Beschwerden	Was: welche Beschwerden
	Wann: Erkrankungsbeginn, zeitlicher Verlauf (andauernd – progredient – wechselnd – intermittierend – schubförmig)
	Wie: akut (Sekunden, Minuten) – subakut (Stunden, Tage) – chronisch (Wochen, Monate, Jahre), Intensität (gering – stark – unerträglich) Bei Schmerzen visuelle Analogskala (VAS) von 0–10
	Wo: Lokalisation der Beschwerden, auslösende Faktoren
	Folgen: Alltagsaktivität – Bettlägerigkeit – Arbeitsunfähigkeit
	Medikamente, Hilfsmittel
Vorerkrankungen	Frühere gleichartige Beschwerden: wann – Verlauf
	Bisherige Erkrankungen, diagnostische und therapeutische Maßnahmen
	Voruntersuchungen, Arztbriefe, Befundberichte, Röntgenbilder
Substanzanamnese	Medikamente, Rauchen, Alkohol, Drogen, Toxinexposition
Familienanamnese	Gleichartige Beschwerden/Erkrankungen in der Familie bekannt (Möglichkeit der Konzeption außerhalb der Partnerschaft beachten)
Sozialanamnese	Ausbildung, Beruf
	Familiäre Situation
	Eventuelle Bezugspersonen, ggf. Adresse und Telefonnummer notieren
Vegetative Anamnese	Blutdruck, Palpitationen, Atmung, Schlaf, Appetit, Gewichtsänderung, Verdauung, Kontinenz (Harn, Stuhl), Sexualfunktion, Schwitzen
Fremdanamnese bei	Bewusstlosigkeit, ungenauen Angaben, Verwirrtheit, Demenz, kognitiven Störungen, Sprachstörungen, Depression, psychogenen Störungen, Sucht

> **Praxistipp**
>
> Zur Erhebung einer zielführenden Anamnese ist hilfreich:
> - Eindeutige medizinische Klassifikation für die von Patienten benutzten Begriffe (z. B. „Verschwommensehen" bei Doppelbildern, „Schwindel" bei Gangataxie, „Taubheit" bei Hypästhesie),
> - Zusatzfragen zur genaueren Abgrenzung des Beschwerdebeginns, zu Begleitsymptomen, zu die Beschwerden lindernden bzw. verstärkenden Ereignissen,
> - gezieltes Nachfragen bei Angaben wie Ohnmacht, Schwindel, Schwäche, Missempfindungen, Sehstörungen, Vergesslichkeit, Leistungsabnahme, Muskelschwund, Schmerzen.

4.4 Untersuchung

Der Untersuchungsgang wird von den patientenseits angegebenen Beschwerden und dem körperlichen Allgemeinzustand des Patienten geleitet: Ist der Patient wach und aufmerksam oder besteht eine Bewusstseinsstörung, ist er beweglich oder bettlägerig, ist er schmerzgeplagt?

Bei der Dokumentation von Befunden ist es sinnvoll, auch Untersuchungen zu benennen, die nicht durchgeführt wurden (z. B. Einbeinhüpfen wurde wegen Schmerzen nicht geprüft).

Untersuchungsergebnisse sind in ihren Details aussagekräftiger, als wenn sie knapp in einem einzigen Begriff festgehalten werden. Beispielsweise ist ein Befund in der Form „nicht flüssige Spontansprache, große Sprachanstrengung, Agrammatismus, phonematische Paraphasien; Nachsprechen von Einzelwörtern möglich; Sprachverständnis, Lesen und Schreiben ungestört" bei einer Broca-Aphasie eindeutiger, als wenn er knapp mit „motorische Aphasie" oder nur mit „Aphasie" notiert wird.

Gering ausgeprägte Symptome sind am besten zu erkennen, wenn sie im Seitenvergleich geprüft werden, z. B. Arm- und Beinbewegungen beim Gehen, rasch wechselnde Fingerbewegungen beider Hände bei ausgestreckten Armen, Arm-Roll-Test oder Finger-Roll-Test (s. ▶ Abschn. „2.11").

Wenn bestimmte Symptome nur unter speziellen situativen Gegebenheiten auftreten, wird der Patient gebeten, diese Situation zu reproduzieren (z. B. bei Angabe von Beinschmerzen nach 10 m Gehstrecke).

Es ist zweckmäßig, den im Folgenden beschriebenen ausführlichen neurologischen Untersuchungsablauf an die jeweilige Situation angepasst zu verkürzen. Hierzu finden sich Vorschläge zu häufigen neurologischen Beschwerden in den einzelnen Kapiteln und Abschnitten.

Im Ergebnis sollte die neurologische Untersuchung die nachfolgenden Fragen beantworten können:
- **Was?** Auflistung der bestehenden Symptome (Anamnese)
- **Wie?** Entwicklung der Symptome (Anamnese)
- **Wo?** Lokalisation der Läsion oder Läsionen (Anamnese und Untersuchungsbefunde)
- **Warum?** Verdachtsdiagnose und Differenzialdiagnose
- **Prognose?** Insbesondere bei vital bedrohlichen Befunden, um ggf. umgehende Maßnahmen einzuleiten
- **Aktion?** Plan zur weiteren Diagnostik (Konsiliaruntersuchung, paraklinische Untersuchungen) und Therapie

4.4.1 Allgemeine körperliche Untersuchung

Zum vollständigen Neurostatus gehört ausnahmslos ein allgemeiner körperlicher Untersuchungsbefund („review of systems" = ROS), da viele neurologische Symptome und Erkrankungen mit systemischen Beschwerden oder Krankheiten einhergehen. Das ist speziell auf einer interdisziplinären Notaufnahme im Krankenhaus wichtig, wo die adäquate Beurteilung des Schweregrades und der Dringlichkeit neurologischer Erkrankungen (Triage) für eine zeitnahe Diagnose und Therapie des Patienten entscheidend ist.

Prüfung	Schwerpunkt
Äußeres Erscheinungsbild	Kleidung, Körperhaltung, Bewegungsablauf, Verhalten
Hautveränderungen	Pigmentierung, Nagelfalzveränderung, Rötung, Adenoma sebaceum, Café-au-lait-Flecke, Atrophie, Behaarung
Extremitäten	Gelenke, Muskelatrophie/-hypertrophie, Beweglichkeit, Deformierungen
Kopf/Nacken	Nackensteife, Schilddrüse, kraniozervikale Auskultation Bei Verdacht einer HWS-Fraktur → Nackenstütze und Röntgenaufnahme vor Prüfung auf einen Meningismus

(Fortsetzung)

Prüfung	Schwerpunkt
Rücken/Wirbelsäule	Druck-/Klopfschmerz, Fehlhaltungen, Verbiegungen
Herz, Kreislauf	Blutdruck, Puls, periphere Pulse, Herz (Palpation, Auskultation, Herzspitzenstoß)
Thorax/Brust	Atemfrequenz, Lungenauskultation
Abdomen	Leber, Resistenzen, Darmgeräusche, Blasenstand, Analsphinktertonus

4.4.2 Psychopathologische Untersuchung

Insbesondere Störungen des Affekts, der Stimmung, der Denkabläufe und des Denkinhalts.

Prüfung	Beispiel
Affekt und Emotionen (aktuelle Gemütslage des Patienten)	Körperlicher Ausdruck der aktuellen Gemütslage des Patienten: Sprechweise, Körperhaltung, Bewegungsablauf, emotionale Ausdrucksbreite
	Ausgeglichen: Gleichgewicht zwischen Emotionen und Verhalten
	Unausgeglichen: Diskrepanz zwischen Emotionen und Verhalten
	Kategorien: freundlich – offen – angespannt – affektarm – wenig schwingungsfähig – affektstarr – innerlich unruhig – ängstlich – klagsam – reizbar – affektlabil (schneller Stimmungswechsel) – unbeherrscht (affektdurchlässig) – euphorisch – dysphorisch – ambivalent (widersprüchliche Intentionen und Impulse) – agitiert
Stimmung (langfristige Stimmungslage des Patienten)	Außenwirkung: ausgeglichen – traurig – ängstlich – verschlossen – distanzlos – gereizt – unkontrolliert
	Kategorien: deprimiert – hoffnungslos – abweisend – unkooperativ – verwirrt – ratlos – euphorisch

Prüfung	Beispiel
Denken (in sprachlicher und schriftlicher Mitteilung)	Denkprozess (formales Denken): verzögerter Gedankenablauf, weitschweifig, Haften an einem Thema, Wiederholungen ohne weitere Sinngebung, ständiges Kreisen um ein Thema, sprunghafter Gedankenwechsel
	Denkinhalt: Wahn (nicht korrigierbare falsche Realitätsbeurteilung), Halluzinationen (akustisch, olfaktorisch, gustatorisch, optisch), Ich-Störung (Derealisation, Depersonalisation, Gedankeneingebung)

Praxistipp

Bei der Prüfung von Affekt/Emotionen und Stimmung sind folgende Fragen hilfreich:
- Ist die Gemütslage des Patienten in Einklang mit seinem Verhalten?
- Entspricht die vom Patienten erlebte und mitgeteilte Stimmung dem körperlichen Ausdruck?

4.4.3 Neuropsychologische Untersuchung

Insbesondere Störungen der Sprache, des Handelns, des Erkennens, der Wahrnehmung, des Gedächtnisses, des Rechnens, des Lesens und der Raumorientierung (s. ▶ Abschn. „2.9").

Prüfung	Kennzeichen
Bewusstseinslage, Aufmerksamkeit und Wahrnehmungsfähigkeit	Selbst- und Umgebungswahrnehmung, Kooperation und Verhalten
	Normale Bewusstseinslage: voll bewusst, orientiert, aufmerksam
	Verwirrt: benommen oder unruhig, Konzentrationsschwäche, desorientiert, inkohärente Gedankengänge, Wahrnehmungsstörung
	Somnolent: schläfrig, schlafend jedoch leicht erweckbar, kurzdauernde Kontaktfähigkeit, gezielte Abwehrreaktion auf Schmerzreize
	Soporös: durch Schmerzreize erweckbar, verzögerte und ungezielte Reaktionen (z. B. auf verbale Aufforderungen, Schmerzreize), keine Kommunikation, keine aktive Zuwendung zum Untersucher
	Komatös: schlafähnlicher Zustand ohne Reaktion auf externe Stimuli (z. B. verbale Aufforderung, Schmerzreize)

(Fortsetzung)

Prüfung	Kennzeichen
Sprechen	Sprechtempo: langsam, schnell, Pausen
	Artikulation: Intonation, deutlich oder undeutlich, ungenau, hauchend
	Rhythmus: fließend, stockend, wenig moduliert, Prosodie (Intonation, Akzent)
	Nachsprechen: z. B. „mamama" – „pataka" – „schuppige, schleimige Schellfischflosse"
Sprache	Sprache und Sprachverständnis: Spontansprache (flüssig oder nicht flüssig, richtige oder fehlerhafte Wortwahl)
	Benennen von Objekten: z. B. von Armbanduhr, Kugelschreiber, Knopf, Brille
	Wiederholung eines Standardsatzes: „Kein Wenn, kein Und, kein Aber"
	Verständnis: 3-stufige Aufforderung (z. B. „Nehmen Sie ein Blatt Papier, falten Sie es in der Mitte und legen Sie es auf den Tisch")
	Schreiben: Patient soll spontan einen vollständigen Satz schreiben
	Lesen: Untersucher schreibt eine Aufforderung auf (z. B. „Schließen Sie die Augen"), hält sie dem Patienten vor und beobachtet die Ausführung
Gedächtnis	Sofortgedächtnis: 3 Dinge benennen und sofort wiederholen
	Kurzzeitgedächtnis: 3 Dinge nach 5 und 15 min erinnern
	Langzeitgedächtnis: Mitteilung biographischer Daten, gesellschaftliche Themen
Visuell-räumliche Fähigkeiten	Aktuelle Situation erfragen: Name, Ort, Datum, Tageszeit, Wochentag
	Räumlich: Patient soll rechte/linke Körperseite, oben/unten anzeigen (Feststellung eines Neglekts)
	Außenwelt: Wohnort, Bundesland, Hauptstadt erfragen
	Gesichtsfeld: Fingerperimetrie durchführen
	Visuelle Wahrnehmung: Wie viele Finger halte ich hoch? Wie viele Personen sind im Raum?

Prüfung	Kennzeichen
Praxie	Gliedmaßenapraxie: Aufforderungen (z. B. „Zeigen Sie Ihre mittleren drei Finger", „Bilden Sie mit Daumen und Zeigefinger ein O", „Berühren Sie mit der linken (rechten) Hand das rechte (linke) Ohr")
	Handlungssequenzen ausführen: pantomimisch (z. B. Brief eintüten, Haare kämmen, Zähne putzen, Tür aufschließen), Luria-Handsequenz (s. ◘ Abb. 4.1)

Praxistipp

Der Mini-Mental-Status-Test (MMST) prüft die einzelnen in dieser Tabelle aufgeführten Merkmale. Bei einer Punktzahl < 20 im MMST (s. ▶ Abschn. „2.9") weitere Tests wie DemTect, Uhren-Test, Montreal-Cognitive-Assessment-Test oder andere geeignete Teste anschließen.

Ist eine Artikulation nicht möglich (Intubation, Locked-in-Syndrom) oder besteht eine Sprachstörung, dann Vereinbarung eines Codes, z. B. einmaliger Lidschluss bedeutet Antwort „Ja", zweimaliger Antwort „Nein".

- **Lokalisation neuropsychologischer Syndrome**

Mit neuropsychologischen Störungen assoziierte Syndrome können Läsionen in bestimmten Hirnregionen zugeordnet werden.

Neuropsychologisches Syndrom	Hirnregion
Beeinträchtigung von Antrieb, Konzentration, Aufmerksamkeit, Flexibilität, Handlungsplanung/-ausführung, Sozialverhalten und Affekt	Frontalhirn(-Funktionen)
Perseveration, Persönlichkeitsveränderung	
Sprachstörung (Aphasie, s. ▶ Abschn. „2.20")	Läsionen der linken Hemisphäre

(Fortsetzung)

Neuropsychologisches Syndrom		Hirnregion
Apraxie: Störung erlernter Bewegungsabläufe und Handlungen, ohne dass eine Parese, Ataxie oder Einschränkung der Kooperation vorliegt	Ideomotorische (ideokinetische) Apraxie: Idee der motorischen Aktion ist vorhanden, die Umsetzung ist gestört, auch bei Demonstration der Handlung ist eine Imitation nicht möglich	Meist Läsionen der dominanten (linken) Hemisphäre
	Ideatorische Apraxie: Idee zur motorischen Aktion ist verloren gegangen, bei Demonstration der Handlung ist eine Imitation möglich	
	Sprechapraxie: gestörte Artikulation (s. ▶ Abschn. „2.21"), oftmals ist zusätzlich eine Aphasie vorhanden	
	Bukkofaziale Apraxie: inkorrekte Durchführung nicht verbaler Bewegungen (z. B. „Zunge herausstrecken", „Mund spitzen", „am Strohhalm saugen")	
	Ankleideapraxie: Schwierigkeiten beim Ankleiden	
	Konstruktive Apraxie: gestörte Fähigkeit, geometrische Konstruktionen zu verstehen und nachzuzeichnen	Parietale Läsion der nicht dominanten Hemisphäre
Neglekt: mangelnde oder fehlende Wahrnehmung kontralateraler (Hemineglekt) visueller, akustischer und räumlicher Stimuli		Räumlich-visuelle Zuordnung (visuokonstruktiv und visuospatial), meist nach Läsionen der rechten Hemisphäre
Anosognosie: eingeschränkte Wahrnehmung körpereigener Funktionsstörungen (z. B. einer Hemiparese oder Hemianopsie, Pusher-Syndrom)		

Neuropsychologisches Syndrom		Hirnregion
Gestörtes visuelles Erkennen (Differenzierung bzw. Interpretation visueller Informationen)	Kortikale Blindheit (Prosopagnosie)	Läsionen okzipitaler Hemisphärenanteile
	Astereognosie	
	Visuelle Objektagnosie	
	Balint-Syndrom (Simultanagnosie, visuelle Ataxie, Blickstörung)	

4.4.4 Ausführlicher neurologischer Status

Hirnnerven

- I (N. olfactorius)
- Qualitative Prüfung des Geruchsempfindens (z. B. mit Seife, Kaffee) bei Angabe einer Riech- oder Schmeckstörung

- II (N. opticus) (s. ◘ Abb. 4.2 und 4.3)
- Prüfung des Sehvermögens (Nahvisus unter Einsatz von Sehtafeln, Rotentsättigung bei Optikusneuritis; z. B. mittels App „Pocket Eye Exam")
- Prüfung des Gesichtsfeldes und der hemianopischen Extinktion (simultane Handbewegungen des Untersuchers in den temporalen Gesichtsfeldern)
- Untersuchung des Augenhintergrundes mit dem Ophthalmoskop (Inspektion der Papille, Blutgefäße und Netzhaut)

- III (N. oculomotorius), IV (N. trochlearis), VI (N. abducens) (s. ◘ Abb. 4.4, 4.5, 4.6, 4.7, 4.8 und 4.9)

Untersuchung	Prüfung	Praxistipp
Pupillen	Vergenz	Konvergenzreaktion: Naheinstellungstrias (Bulbuskonvergenz, Akkomodation und Miosis) testet die Funktion des N. occulomotorius bei Fixierung von Nahobjekten durch Kontraktion beider Mm. recti mediales, des M. ciliaris und des M. sphincter pupillae beidseits
		Neurologisch sind vor allem Konvergenzschwäche (Möbius-Zeichen bei M. Basedow) oder gestörte Konvergenz (bei kongenitalem Strabismus, Okulomotoriusläsion) bedeutsam
	Direkte und konsensuelle Lichtreaktion	Auf Seitendifferenzen (Anisokorie) achten
	Dunkel-Hell-Pupillenreaktion	Wird die Pupille beim Abdecken/im Dunkeln nicht weiter → sympathische Störung
		Wird die Pupille im Hellen nicht enger → parasympathische Störung
	Licht-Wechsel-Test (Swinging-Flashlight-Test, Marcus-Gunn Pupille → Pupille weitet sich bei Lichtwechsel zum betroffenen Auge; s. Video ◘ Abb. 4.7)	Prüfung einer Afferenzstörung („relative afferent pupillary defect" = RAPD), setzt eine intakte efferente Pupillenreaktion voraus
Lidspalte	Weite in Millimeter	Ptosis: Kornea ist bei Primärblick mehr als 2 mm vom Oberlid bedeckt
		Parasympathische M.-levator-palpebrae-Läsion → Ptosis
		Sympathische M.-tarsalis-Läsion (Müller Muskel) → enge Lidspalte infolge des fehlenden Muskeltonus für Ober- und Unterlid (+ Miosis = Horner-Syndrom)

Untersuchung	Prüfung	Praxistipp
Augenbewegungen	Primärblick	Symmetrische Fehlstellung, Schielfehlstellung → Cover-Test anwenden (rasch wechselnde Abdeckung der Augen und auf Einstellbewegungen des jeweils nicht abgedeckten Auges achten)
	Neun Kardinalrichtungen prüfen	Auf Paresen der äußeren Augenmuskeln achten
	Langsame Blickfolgebewegungen (s. Video ◘ Abb. 4.9)	Auf Sakkaden achten
	Doppelbilder	„Falsches" Bild liegt immer lateral und verschwindet bei Abdeckung des betroffenen Auges. Aus der Augapfelstellung kann der paretische Muskel abgeleitet werden
	Nystagmusprüfung	Nicht in maximaler Ab-/Adduktion, sondern bei ca. 45° prüfen
	Optokinetischer Nystagmus (OKN)	Ausgefallen bei Erblindung
		Reduzierter OKN zur Seite einer (okzipito-parieto-temporalen) Hirnläsion

- **V (N. trigeminus)** (s. ◘ Abb. 4.10, 4.11 und 4.12)
– Auf eine Atrophie der Mm. temporalis und masseter achten
– Gesichtssensibilität für Berührung (Stirn, Nasenloch, Unterlippe)
– Nervenaustrittspunkte auf Druckschmerzempfindlichkeit prüfen
– Korneal-/Blinkreflex (Afferenz V, Efferenz/Lidschluss VII; s. Video ◘ Abb. 4.11b)
– Kieferschluss (Abweichungen von Kieferbewegungen beim Öffnen/Schließen bzw. Seitwärtsbewegungen sind klinisch nur unzuverlässig prüfbar)
– Masseterreflex

- **VII (N. facialis) (s. ◘ Abb. 4.13)**
- Spontane Mimik
- Willkürliche Motorik: Stirnrunzeln, Lidschluss (Wimpernzeichen, Lagophthalmus/Bell-Phänomen), Lächeln, Lippen spitzen, Backen aufblasen und Anspannung des Platysmas
- Korneal-/Blinkreflex
- Geschmacksprüfung
- Beachtung von Bewegungsstörungen (Synkinesien, Spasmus hemifacialis, Dystonien, Tics, Hypomimie)

- **VIII (N. vestibulocochlearis) (s. ◘ Abb. 4.14, 4.15 und 4.16)**
- Hören (Fingerreiben, Flüstern). Wenn keine Hörstörung, dann keine weitere Untersuchung (jedoch bei Schwindel VOR oder Dix-Hallpike-Test durchführen, s. ► Abschn. „2.16")
- Bei Hörstörung
  - Weber-Test: Vergleich der Schallempfindung beider Ohren
  - Anschließend Rinne-Test: Prüfung der Schallfortleitung Luft im Vergleich zu Knochen
  - Die Sprachdiskrimination ist bei einer neuralen (retrokochleären) Hörstörung schlechter als bei einer kochleären.
- Vestibulookulärer Reflex (VOR; okulozephaler Reflex): Kopfimpulstest (KIT; s. Video ◘ Abb. 4.15)
- Dix-Hallpike-Test: bei Lagerungsschwindel ausführen

- **IX (N. glossopharyngeus), X (N. vagus)**
- Artikulation. Wenn gestört, dann Untersuchung auf linguale, palatale (nasale Sprache, Husten) oder zerebellare Ursache (s. ► Abschn. „2.21")
- Mundhöhle
  - Inspektion
  - Anheben des weichen Gaumens bei Artikulation. Bei Aaa-Phonation hebt das Gaumensegel seitengleich, bei einseitiger Läsion hängt das Gaumensegel ipsilateral (Kulissenphänomen) und die Uvula wird nach kontralateral verzogen.
  - Würgereflex auslösen
- Schluckprüfung. Glas Wasser trinken (Einzelheiten s. ► Abschn. „2.14")

- **XI (N. accessorius) (s. ◘ Abb. 4.17 und 4.18)**
- Aktive Schulterhebung (M. trapezius)
- Kopfdrehung zur Seite (kontralateraler M. sternocleidomastoideus), Kopfreklination (M. sternocleidomastoideus beidseits).

- **XII (N. hypoglossus) (s. ◘ Abb. 4.19)**
– Inspektion der Zunge auf Belege (Soor), Atrophie und Faszikulationen
– Bei einer einseitigen Läsion weicht die Zunge beim Herausstrecken zur kontralateralen Seite ab. Es kommt zu Schluck- und Artikulationsstörungen. Die Funktion kann durch Zungendruck an die Wange getestet werden.

Motorik

Es ist zweckmäßig, Muskeltrophik, Muskeltonus und Muskelkraft zu prüfen.

Bei einer Muskelschwäche gilt es zu klären, ob die Schwäche Folge einer Muskelkrankheit (myopathische Schwäche), einer peripheren infranukleären Läsion (neuronal, radikulär, mono-/polyneuropathisch) oder einer zentralen supranukleären Läsion ist (s. ▶ Abschn. „2.11").

Bei Myopathien hält sich der Befall der Muskulatur nicht an das Innervationsmuster eines peripheren Nerven oder einer Nervenwurzel. Sensibilitätsstörungen fehlen.

Periphere (infranukleäre) neurogene Läsionen können Nervenwurzeln oder dem Verlauf peripherer Nerven zugeordnet werden. Sensibilitätsstörungen sind häufig, fehlen aber bei rein motorischem Befall. Klinisch erleichtern Kennmuskeln die Zuordnung einer Nervenwurzelläsion. Diese Muskeln werden überwiegend durch 1–2 Spinalnerven versorgt.

Es ist sinnvoll, die Untersuchungsschritte in der Reihenfolge Nervenwurzelfunktion → periphere Nervenfunktion → Muskelkraft der entsprechenden innervierten Muskelgruppe durchzuführen.

Zentrale (supranukleäre) neurogene Läsionen gehen mit Störungen der Muskelbeweglichkeit einher (überbeweglich oder verlangsamt). Hier ist es sinnvoll, die Untersuchungsschritte in der Reihenfolge der Funktionsprüfungen Kortex → Marklager → Hirnstamm → Rückenmark durchzuführen.

Merkmale einer zentralen oder peripheren motorischen Störung		
Kennzeichen	Zentrale Läsion (erstes Motoneuron, supranukleär)	Periphere Läsion (zweites Motoneuron, infranukleär)
Schwäche (Parese)	Ja	Ja
Atrophie	Nein	Ja
Faszikulationen	Nein	Ja
Muskeleigenreflexe	Gesteigert, ggf. kloniform	Abgeschwächt, erloschen

(Fortsetzung)

Merkmale einer zentralen oder peripheren motorischen Störung

Kennzeichen	Zentrale Läsion (erstes Motoneuron, supranukleär)	Periphere Läsion (zweites Motoneuron, infranukleär)
Muskeltonus	Erhöht (spastisch)	Herabgesetzt (schlaff)
Pathologische Reflexe (z. B. Babinski-Reflex)	Ja	Nein

Kennmuskeln und zugehörige Nervenwurzeln

Kennmuskeln	Nervenwurzel
Diaphragma	C4
Mm. rhomboidei, M. supraspinatus, M. infraspinatus, M. deltoideus	C5
M. biceps brachii, M. brachioradialis	C6
M. triceps brachii, M. extensor carpi radialis, M. pectoralis major, M. flexor carpi radialis, M. pronator teres	C7
M. abductor pollicis brevis, M. abductor digiti minimi, M. flexor carpi ulnaris, M. flexor pollicis brevis	C8
M. quadriceps femoris, M. iliopsoas, Mm. adductor longus, brevis et magnus	L3
M. quadriceps femoris (M. vastus medialis)	L4
M. extensor hallucis longus, M. tibialis anterior, M. tibialis posterior, M. gluteus medius	L5
M. gastrocnemius, M. gluteus maximus	S1

Untersuchung der Muskulatur

Prüfung	Schwerpunkt
Muskeltrophik	Muskelatrophie, Muskelhypertrophie oder Schmerzempfindlichkeit („tender points")
Muskeltonus	Spastik – Rigor – Paratonie

Klinische neurologische Methode

Untersuchung der Muskulatur

Prüfung	Schwerpunkt
Muskelkraft	Klinische Klassifikation (s. auch ▶ Abschn. „2.11")
	Stärkste Ausprägung der Schwäche
	Atemmuskulatur: Hustenstoß, Artikulation
	Haltekraft: Arme ausgestreckt halten, Beine im Liegen gestreckt ein-/beidseitig anheben und halten
	Aufstehen: Aufrichten aus dem Liegen, der Hocke, Aufstehen vom Stuhl ohne Armhilfe
Muskelbeweglichkeit	Muskelperkussion, Willkürkontraktion (verlangsamter Bewegungsablauf bei Hypothyreose, myotone Reaktion)
	Muskelunruhe bei entspannter Muskulatur (Faszikulationen, Myokymien)
	Spontane Muskelbewegungen (Myoklonus, Tic, Chorea, Dystonie, Fazialisspasmus)

■ Klinische Klassifikation der Muskelkraft

Kraftgrad (modifiziert nach Medical Research Council)

Grad	Bedeutung
0/5	Plegie
1/5	Sichtbare und/oder tastbare Kontraktion ohne Bewegung
2/5	Aktive Bewegung unter Ausschaltung der Schwerkraft
3/5	Aktive Bewegung gegen Schwerkraft
4/5	Aktive Bewegung gegen Widerstand
5/5	Normale Kraft

Kraftgrad (modifiziert nach Janda)		
Grad	Schwäche (Prozent der normalen Muskelkraft)	Bedeutung
0/5	0	Plegie, keine erkennbare Muskelkontraktion
1/5	10	Muskelanspannung ohne Bewegung
2/5	25	Aktive Bewegung unter Ausschaltung der Schwerkraft (Lagerung auf Unterlage)
3/5	50	Aktive Bewegung gegen Schwerkraft, ohne zusätzlichen Widerstand
4/5	75	Aktive Bewegung gegen leichten bis mittelgroßen Widerstand
5/5	100	Aktive Bewegung in vollem Umfang, auch gegen einen starken äußeren Widerstand

Zur Prüfung der Kraft von Schulter- und Armmuskulatur s. ◘ Abb. 4.20, 4.21, 4.22, 4.23, 4.24, 4.25, 4.26, 4.27, 4.28, 4.29, 4.30, 4.31, 4.32, 4.33, 4.34 und 4.35. Zur Prüfung der Kraft von Becken- und Beinmuskulatur s. ◘ Abb. 4.36, 4.37, 4.38, 4.39, 4.40, 4.41, 4.42, 4.43, 4.44 und 4.45.

Sensibilität
- Prüfung der Sensibilität

Sie ist von der (aktiven) Mitarbeit des Patienten abhängig. Die Anamnese ist deshalb wichtig:
— Wo haben die Sensibilitätsstörungen begonnen (distal, proximal, Arme, Beine, Gesicht, Rumpf)?
— Wie schnell haben sie sich entwickelt bzw. wie lange sind sie schon in gleicher Weise vorhanden (akut – subakut – chronisch)?
— Ausbreitung (symmetrisch – asymmetrisch, lokal – generalisiert, handschuhförmig – strumpfartig, halbseitig – querschnittartig)

- Modalitäten der Sensibilität
— Berührungs-, Temperatur-, Vibrations- und Schmerzempfindung
— Propriozeption: Bewegungs- und Lagesinn

- Dissoziierte Empfindungsstörung: Aufgehobenes oder vermindertes Schmerz- und Temperaturempfinden, Berührungsempfinden und Tiefensibilität (Vibrationsempfinden, Lagesinn) sind erhalten (z. B. bei Wallenberg-Syndrom, Syringomyelie, Brown-Sequard-Syndrom)

- **Muster von Sensibilitätsstörungen**
- Längenregel: Die Länge von Axonen bestimmt deren Empfindlichkeit für metabolische und toxische Störungen. Die Symptome beginnen hier distal und breiten sich nach proximal aus (Füße → Knie → Fingerspitzen → Ellenbeugen → Thorax → Schädeldach → Nasenspitze).
- Symmetrie: Symmetrische Symptome entstehen meist metabolisch, asymmetrische meist durch strukturell-demyelinisierende Läsionen.
- Kortikospinale Störung der Sensibilität: querschnittartig, seitenbetont, größere Areale ohne Bezug zu einem peripheren Muster

- **Untersuchung bei peripheren Sensibilitätsstörungen**
- Primäre sensible Modalitäten: spitz – stumpf, kalt – warm (meist schwerer als „spitz – stumpf" vom Patienten zu differenzieren)
- Propriozeption (Muskel-/Sehnenrezeptoren): Vibration (Stimmgabel), Lagesinn (Finger, Hand, Zeh, Fuß), Berührung (einseitig und beidseitig simultan), Romberg-Versuch
- Ist das Ergebnis der Prüfungen der peripheren Sensibilität regelrecht, dann mögliche zentrale Störung prüfen.

- **Untersuchung bei zentralen (kortikospinalen) Sensibilitätsstörungen**
- Spinale sensible Modalitäten: Spinale sensible Störungen (sensibler Querschnitt, Reithosenanästhesie) sind stets als Notfall zu werten.
- Kortikale sensible (parietale) Modalitäten: Bedeutungszuordnung (Ertasten und Benennen von Gegenständen), Stereognosie (bei einer Münze Zahl und Wappen differenzieren), Graphästhesie (Erkennen einer auf die Haut geschriebenen Zahl)

Zur Prüfung der Sensibilität s. ◘ Abb. 4.46, 4.47, 4.48, 4.49, 4.50 und 4.51.

Periphere sensomotorische Nerven
- **Plexus cervicobrachialis**
- Plexus cervicalis:
  - Ventrale Äste von C1–C4
  - Sensomotorische Innervation der Nacken-/Halsregion. Ausnahme N. phrenicus (Hauptast von C4, Fasern von C3 und C5). Versorgt motorisch das Diaphragma, sensible Innervation von Perikard, Peritoneum, Pleura, Mediastinum und Diaphragma
- Plexus brachialis:
  - Ventrale Äste von C5–C8 und Th1
  - 3 Primärstränge: C5 und C6 → oberer (Truncus superior), C7 → mittlerer (Truncus medius), C8 und Th1 → unterer (Truncus inferior) Primärstrang
  - 3 Sekundärstränge (aus den Primärsträngen): Lage wird relativ zur A. axillaris angegeben → lateraler (C5–C7, Fasciculus lateralis), hinterer (C5–C8, Th1; Fasciculus posterior), medialer (C8+Th1, Fasciculus medialis) Sekundärstrang
  - Supraklavikuläre Äste (Pars supraclavicularis) → Nacken- und Schultermuskeln
  - Infraklavikuläre Äste (Pars infraclavicularis) → Nerven der Schulter- und Armregionen

Armnerven, Innervationsregionen, Untersuchung und Läsionsorte

Nerv (Wurzeln)	Motorisch	Sensibel	Prüfung	Läsion
N. axillaris (C5–C6)	M. deltoideus (Oberarm: Abduktion, am wirksamsten ab 15°) M. teres minor (Arm: Außenrotation)	Schulteraußenfläche	Seitwärtshebung des Armes gegen Widerstand des Untersuchers	M.-deltoideus-Atrophie, (geringe) Sensibilitätsstörungen Schulteraußenseite, Parese Armaußenrotation und Abduktion
N. musculocutaneus (C5–C7)	M. coracobrachialis (Arm: Innenrotation) M. brachialis (Ellenbogengelenk: Beugung) M. biceps brachii (Unterarm: Beugung, Supination)	Radiale Unterarmseite (N. cutaneus antebrachii lateralis), Sensibilitätsstörungen bei Läsionen nur gering bis fehlend, isolierte Läsionen des Nervs sind selten	Armbeugung in Supinationsstellung	Muskelatrophie Oberarmflektoren, Parese Ellenbogenbeuger und Armsupination, Sensibilitätsstörung, Ausfall Bizepssehnenreflex

(Fortsetzung)

Armnerven, Innervationsregionen, Untersuchung und Läsionsorte

Nerv (Wurzeln)	Motorisch	Sensibel	Prüfung	Läsion
N. radialis (C5–Th1)	Mm. triceps brachii (Oberarm: Streckung im Ellenbogengelenk) Mm. brachialis et brachioradialis (Ellenbogengelenk: Beugung) M. extensor carpi radialis (Handgelenk: Streckung, Abduktion radial) M. supinator (Unterarm, Hand: Supination) M. extensor digitorum communis (Fingergrundgelenke: Streckung) Mm. extensor carpi radialis longus et brevis (Handgelenk: dorsale Streckung, Abduktion radial) M. extensor carpi ulnaris (Handgelenk: dorsale Streckung, Abduktion ulnar) M. extensor digiti minimi (Finger V: Streckung) M. abductor pollicis longus (Grundgelenk Daumen: Abduktion) M. extensor pollicis longus (Daumen distal: Streckung) M. extensor pollicis brevis (Daumen proximal: Streckung) M. extensor indicis (Zeigefinger: Streckung)	Schulteraußenseite (N. cutaneus brachii lateralis), Oberarmaußenseite (N. cutaneus brachii posterior), radiale Armseite bis Finger I–IV (N. cutaneus antebrachii posterior), Spatium interosseum I (R. superficialis)	Streckung im Ellenbogen, Beugung im Ellenbogengelenk in Mittelstellung zwischen Pro- und Supination (M. brachioradialis), dorsale Streckung des Handgelenks bei gebeugten Fingern (M. extensor carpi radialis und ulnaris), Streckung der Fingergrundgelenke (M. extensor digitorum communis), Daumenabduktion, Daumenstreckung im Grundgelenk und Endglied	Muskelatrophie und Parese Trizeps, Brachioradialis sowie Hand-/Fingerstrecker, Fallhand, Ausfall Trizepssehnenreflex, Sensibilitätsstörung über Spatium interosseum I (Läsion Axillarregion), Streckung im Ellenbogengelenk intakt, Trizepssehnenreflex vorhanden, Fallhand (Läsion Höhe Humerusschaft), Parese ulnare Handstrecker, lange Fingerstrecker, langer Daumenabduktion und -streckung, Sensibilität ungestört (Läsion mittlerer Unterarm, Supinatorkanal)

Klinische neurologische Methode

N. medianus (C5–Th1)	Mm. pronator teres et quadratus (Hand, Unterarm: Pronation) M. flexor carpi radialis (Handgelenk: Beugung) M. palmaris longus (Handgelenk Beugung) M. flexor digitorum superficialis (Finger: Beugung Mittelglieder) M. flexor digitorum profundus (Finger II–III: Beugung Endglieder) M. flexor pollicis longus (Daumen: Beugung Endglied) M. flexor pollicis brevis (Daumen: Beugung Grundgelenk) M. abductor pollicis brevis (Daumen: Abduktion) M. opponens pollicis (Daumen: Drehung, Opposition) Mm. lumbricales (Finger I–II: Beugung Grundgelenk)	Handteller radial, Finger I–III und IV 1/2 radial	Pronation bei gebeugtem Unterarm (Mm. pronator teres et quadratus), Beugung Handgelenk (M. flexor carpi radialis), Beugung Mittelfinger im Grundgelenk (M. flexor digitorum superficialis), Beugung Fingerendglieder II–III (M. flexor digitorum profundus), Beugung Daumenendglied (M. flexor pollicis longus), Daumenabduktion (Umgreifen einer Flasche)	Parese Pronation, „Schwurhand", Daumenabduktion („Flaschenzeichen"), Sensibilitätsstörung 3½ Finger radial (Läsion proximal), Parese Daumen- und Zeigefingerflexion, Muskelatrophie Unterarmbeuger (Läsion N. interosseus anterior). Thenaratrophie, Parese Daumenabduktion, Sensibilitätsstörung 3½ Finger radial (Läsion Karpaltunnel)

(Fortsetzung)

Armnerven, Innervationsregionen, Untersuchung und Läsionsorte

Nerv (Wurzeln)	Motorisch	Sensibel	Prüfung	Läsion
N. ulnaris (C8–Th1)	M. flexor carpi ulnaris (Handgelenk: Beugung ulnar) M. flexor digitorum profundus (Fingerendglieder IV–V: Beugung) M. palmaris brevis (Hypothenar: Hautbewegung) M. abductor V (Kleinfinger: Abduktion) M. opponens V (Kleinfinger: Opposition) M. flexor digiti minimi brevis (Kleinfinger: Beugung Grundgelenk) Mm. lumbricales III–IV, (Finger III–IV: Beugung Grundgelenk) Mm. interossei (Finger: Beugung, Ad-/Abduktion) M. adductor pollicis (Daumen: Adduktion) M. flexor pollicis brevis (Daumen: Beugung Grundgelenk)	Hand ulnar (Hypothenar, Handrücken), Finger IV 1/2 ulnar und V	Beugung Handgelenk, Beugung Kleinfinger im Endgelenk, Fingerspreizung (insbesondere Seitwärtsbewegungen des Mittelfingers), Haltekraft zwischen Daumen und Zeigefinger, Fingerbeugung in den Grundgelenken	Muskelatrophie ulnare Unterarmbeuger, Interossei und Hypothenar; „Krallenhand", Froment-Zeichen positiv, Parese u. a. Kleinfingerabduktion, Sensibilitätsausfall Hypothenar, Handrücken sowie Finger 4½ ulnar und 5 (Läsion Ellenbogen, proximaler Unterarm; mit weiter distalen Läsionsorten reduzieren sich Muskelparesen und Sensibilitätsstörungen entsprechend dem Nervenverlauf)

- **Plexus lumbosacralis**
- Plexus lumbalis:
  - Th12 bis L1–L4
  - Liegt hinter dem und im M. psoas major
  - Versorgt die Muskulatur des Beckengürtels und der Oberschenkel, insbesondere die Hüftbeuger und Kniestrecker
- Plexus sacralis:
  - Liegt auf dem M. piriformis
  - Plexus ischiadicus (L4–S3) → Äste zu den Muskeln des Beckengürtels und des Beines (Hüftstrecker, Kniebeuger, Unterschenkel- und Fußmuskeln)
  - Plexus pudendus (S2–S4) → Äste zum Beckenboden, zur Dammregion, zum äußeren Genitale; beidseitiger Ausfall führt zu Inkontinenz und erektiler Impotenz
  - Plexus coccygeus (S3–S5) → Haut über dem Steißbein (Schmerzen bei Kokzygodynie)

Beinnerven, Innervationsregionen, Untersuchung und Läsionsorte

Nerv (Wurzeln)	Motorisch	Sensibel	Prüfung	Läsion
Nn. iliohypogastricus et ilioinguinalis (L1)	Mm. transversus abdominis et obliquus internus abdominis (Bauchdecke Unterbauchregion)	Beckenkamm, Leistenregion, Penis, Skrotum bzw. Labium majus und Oberschenkelinnenseite	Bauchdeckenmuskulatur	Vorwölbung der Bauchwand im Stehen, bei Valsalva-Manöver, beim Aufrichten aus Rückenlage, Schmerzen in der Leistenregion
N. genitofemoralis (L1–L2)	M. cremaster (R. genitalis)	Mediale Leistenregion, Skrotum bzw. Labium majus, Penis	Sensibilitätsareal	Sensibilitätsstörung, Schmerzen Leisten-/Schamregion, Seitendifferenz des Kremasterreflexes
N. cutaneus femoris lateralis (L2–L3)	–	Rein sensibel (klinisches Syndrom: Meralgia paraesthetica durch Nervenkompression)	Provokation durch Druck ca. 3 cm medial von der Spina iliaca anterior superior	Sensibilitätsstörung/Schmerzen Oberschenkelaußenseite
N. femoralis (L1–L4)	M. iliacus (Hüfte: Beugung, Innenrotation) M. iliopsoas (Hüfte: Beugung) M. sartorius (Hüfte: Beugung, Adduktion, Außenrotation) M. quadriceps femoris (Knie: Streckung)	Innenseite Ober- und Unterschenkel (N. saphenus)	Hüftbeugung im Sitzen (M. iliopsoas), Hüftbeugung/-adduktion/-innenrotation („Schneidersitz", M. sartorius), Kniestreckung (M. quadriceps femoris), Patellarsehnenreflex	Parese Hüftbeugung und Kniestreckung

Nerv	Muskulatur	Sensibles Versorgungsgebiet	Funktionsprüfung	Klinische Auffälligkeiten
N. obturatorius (L2–L4)	Mm. obturatorius, pectineus, adductor brevis, adductor longus, adductor magnus, gracilis (bewirken hauptsächlich Oberschenkeladduktion)	Kniegelenkkapsel, Kreuzbänder und Haut distal Oberschenkelinnenseite	Oberschenkeladduktion in Rücken- und Seitenlage, Adduktorenreflex	Bei ausgeprägter Parese können Beine nicht übereinander geschlagen werden
N. ischiadicus (L4–S3)	Gesamte ischiokrurale Muskulatur sowie Unterschenkel- und Fußmuskulatur	Gesäßregion, Oberschenkelrückseite	Kniebeugung am liegenden Patienten (Bauchlage), zusätzlich die Funktionen der Nn. peroneus und tibialis	Keine Kniebeugung, Fallfuß, keine Fuß-/Zehenflexion, Krallenstellung der Zehen
N. fibularis (peroneus) communis (L4–S2)	M. tibialis anterior (Fuß: Hebung) M. extensor digitorum longus (Fuß, Zehen: Hebung/Streckung) M. extensor hallucis longus (Großzehe: Hebung/Streckung) Mm. peronei sive fibulares (Fuß: Pronation, Plantarflexion)	Außenseite Unterschenkel, Fußoberseite unter Aussparung der Kleinzehe	Fußhebung (M. tibialis anterior), Großzehenhebung (M. extensor hallucis longus), Zehenhebung (M. extensor digitorum longus), Pronation in Plantarflexion (Hebung lateraler Fußrand; Mm. peronei), sensibles Defizit, Trizeps-surae-Reflex (Achillessehnenreflex)	Fallfuß, Plegie der Zehenextension (N. fibularis profundus), Lähmung der Parese der Fußpronation (N. fibularis superficialis)

(Fortsetzung)

Beinnerven, Innervationsregionen, Untersuchung und Läsionsorte

Nerv (Wurzeln)	Motorisch	Sensibel	Prüfung	Läsion
N. tibialis (L4–S3)	Mm. gastrocnemius, plantaris, soleus (Kniebeugung, Fuß: Plantarflexion) M. tibialis posterior (Fuß: Supination) M. popliteus (Fuß: Supination, Plantarflexion) M. flexor digitorum longus (Fuß: Plantarflexion, Supination, Zehenbeugung), kleine Fußmuskeln (Zehen: Spreizen, Beugen)	Unterschenkelrückseite, Ferse, Fußsohle	Zehenstand (Mm. soleus, gastrocnemius), Zehenbeugung (M. flexor digitorum longus), Supination in Plantarflexion (Hebung medialer Fußrand; M. tibialis anterior)	Plegie der Fuß-/Zehenflexion und -Supination, Zehen-Krallenstellung, Sensibilitätsstörung Unterschenkel dorsal und Fußsohle (Läsion ca. Kniegelenkshöhe), Zehen-Krallenstellung, Plegie vor allem der Zehenbeuger, Sensibilitätsausfall Fußsohle (Läsion Unterschenkelmitte), Parese Zehenspreizer, Sensibilitätsausfall vor allem vordere Fußsohle (Läsion Höhe Malleolus internus)

Reflexe

Ein Reflex ist entweder auslösbar oder nicht auslösbar.

- **Propriozeptive Reflexe (Stimulation der Muskelspindeln, Muskeleigenreflex)**

Muskeleigenreflexe, die durch Schlag mit einem Reflexhammer auf die Muskelsehne (nicht den Muskel) ausgelöst werden. Ist ein Reflex primär nicht auslösbar, dann Reflex-Bahnungsmanöver durchführen (z. B. Jendrassik-Handgriff, s. ◘ Abb. 4.52). Ist der Reflex auch dann nicht zu erhalten, ist er als „nicht auslösbar" zu werten.

Muskeleigenreflex	Wurzelkennung	Reizort	Effekt
Biceps-brachii-Reflex (Bizepssehnenreflex = BSR)	C5	Bizepssehne bei angewinkeltem Arm	Ellbogenbeugung
Brachioradialis-Reflex (Radius-Periost-Reflex = RPR)	C6	Unteres Drittel des Radius bei leicht gebeugtem Unterarm	Unterarmbeugung
Triceps-brachii-Reflex (Trizepssehnenreflex = TSR)	C7	Sehne des M. triceps oberhalb des Olekranon bei angewinkeltem Unterarm	Unterarmstreckung
Trömner-Reflex	C8	Dehnung der leicht gebeugten Finger durch Hand des Untersuchers	Finger- und vor allem Daumenbeugung
Adduktorenreflex (ADR)	L3	Adduktorensehne oberhalb des Epicondylus femoris medialis	Hüftadduktion
Quadrizepsreflex (Patellarsehnenreflex = PSR)	L4	Patellarsehne bei gebeugtem Knie	Kniestreckung

(Fortsetzung)

Muskeleigenreflex	Wurzelkennung	Reizort	Effekt
Tibialis-Posterior-Reflex (TPR)	L5	Sehne des M. tibialis posterior oberhalb des Malleolus medialis	Supination des Fußes, meist nur als Seitenunterschied der Reflexe zu beurteilen, da der Reflex normalerweise oft nicht auslösbar ist
Triceps-surae-Reflex (Achillessehnenreflex = ASR)	S1	Angespannte Achillessehne	Plantarflexion des Fußes

Zur Prüfung der Muskeleigenreflexe der Armregion s. ◘ Abb. 4.53, 4.54, 4.55 und 4.56, Zur Prüfung der Muskeleigenreflexe der Beinregion s. ◘ Abb. 4.57, 4.58, 4.59 und 4.60.

- **Nozizeptive Reflexe**

Fremdreflexe, deren Reizantwort durch die Stimulation von Schmerzrezeptoren hervorgerufen wird

Nozizeptiver Reflex	Durchführung	Reizantwort	Bedeutung
Kornealreflex (Blinkreflex) (s. ◘ Abb. 4.61a)	Mechanischer Reiz (z. B. mit Tupferecke, ausgezogener feiner Wattebausch) der Kornea am Limbus corneae; ggf. Kontaktlinsen vor Auslösung entfernen	Lidschluss	Physiologisch zum Schutz des Auges, bei peripherer Fazialisparese kein aktiver Lidschluss mit Bell-Phänomen, erlischt beidseits bei Hirnstammschädigung (laterale Medulla oblongata, Wallenberg-Syndrom)
Kernig-Zeichen (s. ◘ Abb. 4.61c)	Patient liegt mit 90° im Hüftgelenk und 90° im Kniegelenk angewinkeltem Bein auf dem Rücken, dann passive Beinstreckung im Kniegelenk	Passive Beinstreckung im Kniegelenk gelingt nicht (vollständig) wegen Wurzeldehnungsschmerz L4–S1	Meningismus-Zeichen bei Verdacht einer Meningitis, Nervenwurzelreizung

Klinische neurologische Methode

Nozizeptiver Reflex	Durchführung	Reizantwort	Bedeutung
Brudzinski-Zeichen	Passive Nackenbeugung im Liegen	Reflektorische Beugung der Beine im Hüft- und Kniegelenk	Meningismus-Zeichen bei Verdacht einer Meningitis
Nackenbeuge-Zeichen (s. ◘ Abb. 4.61b)	Am liegenden Patienten wird der Nacken passiv bis zur Brust gebeugt	Nackensteife → muskulärer Widerstand des Patienten gegen Nackenbeugung	Meningismus-Zeichen, bei Verdacht einer Meningitis oder subarachnoidalen Blutung
Lasègue-Zeichen (s. ◘ Abb. 4.61d)	Liegender Patient, gestrecktes Bein wird passiv im Hüftgelenk bis 70° gebeugt	Nervenwurzeldehnungsschmerz L4–S1 lumbal, ins Gesäß und/oder in das Bein einstrahlend	Bei Verdacht auf lumbalen Bandscheibenvorfall mit Nervenwurzelkompression
Babinski-Reflex (◘ Abb. 4.62)	Wiederholtes Bestreichen der lateralen Fußsohle ab Fersenregion bis Höhe 2. Zehe	Tonische Extension der Großzehe	Hinweis auf kortikospinale (Pyramidenbahn-) Läsion

- **Enthemmungsreflexe (beim Erwachsenen Zeichen einer diffusen ZNS-Läsion)**

Greifreflex, Mundöffnungsreflex, Orbicularis-oris-Reflex („Schnauzreflex"), Saugreflex, Palmomentalreflex, Kopfretraktionsreflex.

- **Stützreflexe**

Auslösbar bei ausgeprägten diffusen supratentoriellen oder Mittelhirnläsionen (Beuge- oder Strecksynergismen).

Koordination und Gang

Eine neurologische Untersuchung ohne Gangprüfung ist unvollständig.

Der normale Gang benötigt eine intakte Motorik, Sensorik und reguläre Reflexsysteme. (s. Video ◘ Abb. 4.63)

Das Kleinhirn koordiniert die supratentoriellen, infratentoriellen und spinalen Funktionen. Läsionen des Kleinhirns oder der das Kleinhirn verbindenden Bahnsysteme verursachen eine Koordinationsstörung (Ataxie). In Ergänzung der Gangprüfung und der Untersuchung der Okulomotorik werden zielgerichtete Bewegungen im Knie-Hacke-, Finger-Nase- und Finger-Finger-Versuch geprüft.

Koordinationsprüfungen		
Test	Durchführung	Pathologischer Befund
Finger-Nase-Versuch (s. ◘ Abb. 4.64)	Bei geschlossenen Augen wird die Nasenspitze mit dem Zeigefinger berührt; Beobachtung der Zielbewegung/-genauigkeit	Das Ziel wird verfehlt (Dysmetrie) und/oder der Finger wackelt beim Ausführen der Bewegung (Intentionstremor), deren Amplitude häufig bei Zielannäherung zunimmt
Finger-Finger-Versuch (s. ◘ Abb. 4.65)	Der Proband folgt mit dem Zeigefinger dem Finger des Untersuchers, der mehrfach die Position wechselt	Der Finger des Untersuchers wird verfehlt bzw. die Bewegung schießt über das Ziel hinaus
Knie-Hacke-Versuch (s. ◘ Abb. 4.66)	Bei geschlossenen Augen mit der Ferse am Schienbein des anderen Beines herunterstreichen	Die Ferse weicht mit überschießenden Korrekturbewegungen abwechselnd zu beiden Seiten ab (Zick-Zack-Verlauf)
Zugtest (s. Video ◘ Abb. 4.67)	Aus dem Stand (leicht offene Beinstellung, Augen geöffnet) nach Ankündigung kräftiger Zug durch den Untersucher nach dorsal	Mehr als 2 Ausfallschritte oder Retropulsion sind ein Hinweis auf eine posturale Instabilität

4.5 Abbildungen und Videos

Im Folgenden finden sich Darstellungen zu den genannten Untersuchungsmethoden, geordnet nach den jeweiligen Abschnitten dieses Kapitels.

4.5.1 Neuropsychologische Untersuchung/Praxie-Prüfung

- Luria-Sequenz (◘ Abb. 4.1)

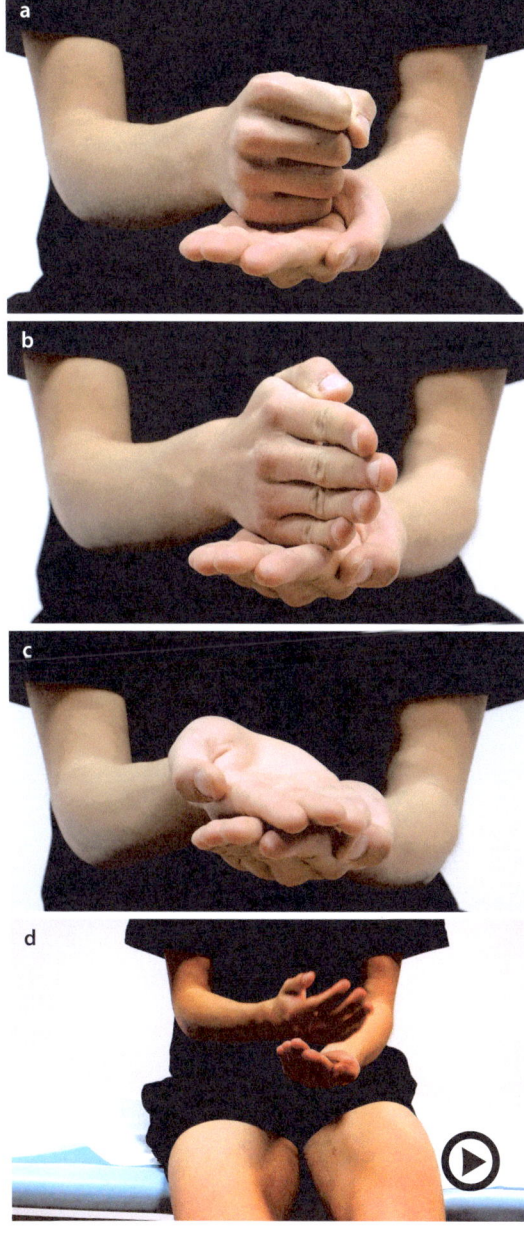

◘ **Abb. 4.1** **a–d** Dreistufen-Handsequenz (Luria-Sequenz) zur Untersuchung der motorischen Flexibilität. Vom Untersucher wird die Bewegungsabfolge ca. 3-mal vorgemacht. Danach soll der Patient die Sequenz mehrfach ausführen (Video). Störung bei Frontalhirnläsion, frontotemporaler und Alzheimer-Demenz (https://doi.org/10.1007/000-2n2)

4.5.2 Prüfung der Hirnnerven

- N. opticus (◐ Abb. 4.2 und 4.3)

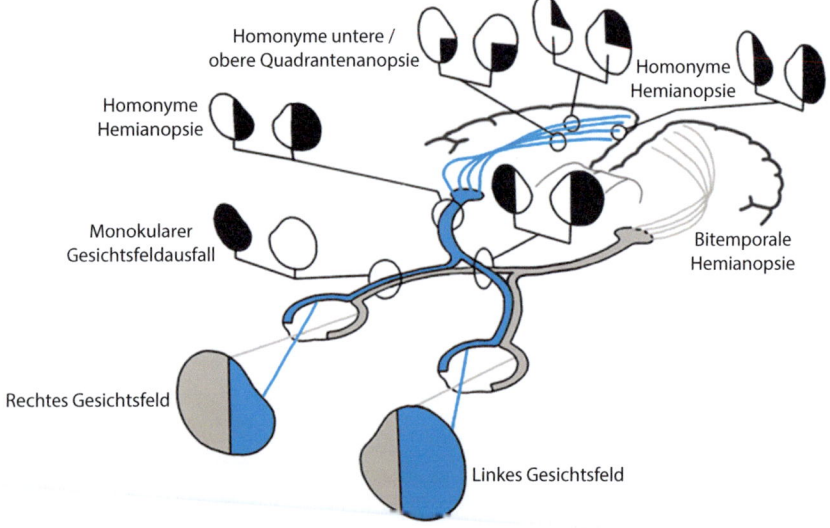

◐ **Abb. 4.2** Sehbahn mit Zuordnung des Läsionsortes bei Gesichtsfeldausfall

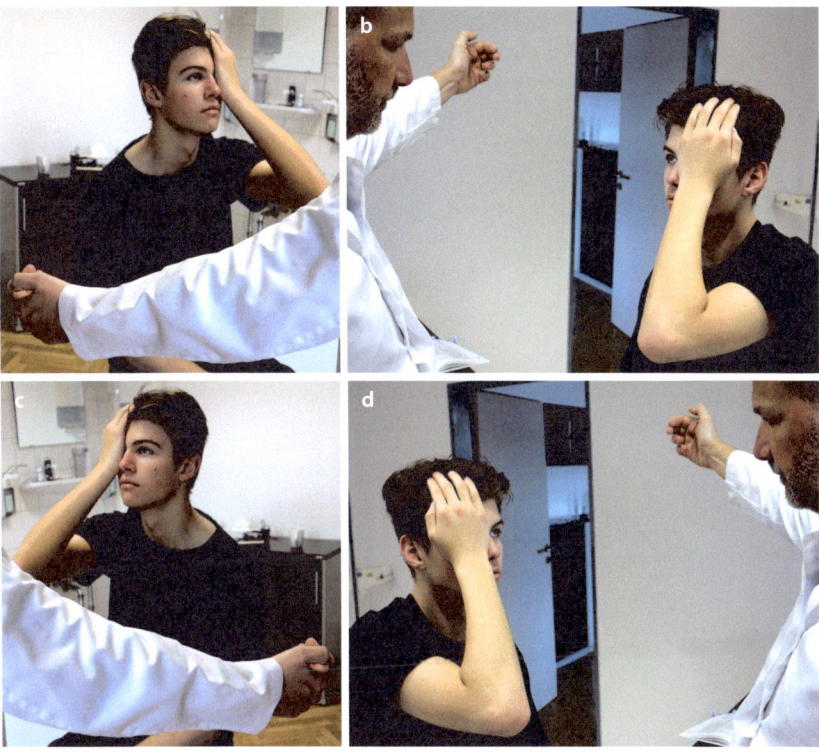

Abb. 4.3 a–d Konfrontationstest („Finger-Perimetrie") zur klinischen Prüfung eines Gesichtsfelddefektes. Der Untersucher „konfrontiert" sein Gesichtsfeld mit dem des Patienten. Die Fixierlinie Untersucher-Patient muss dabei gleich sein. Der Patient deckt jeweils ein Auge ab, sodass das Gesichtsfeld jeder Seite im unteren und oberen Quadranten geprüft werden kann. Ein Objekt (z. B. Fingerbewegungen) wird in ca. 50 cm Augenabstand von jeweils 30 cm unterhalb bzw. oberhalb der Horizontallinie des Auges herangeführt. Der Patient teilt mit, sobald er das Objekt wahrnimmt

- **Hirnnerven III, IV und VI** (◘ Abb. 4.4, 4.5, 4.6, 4.7, 4.8 und 4.9)

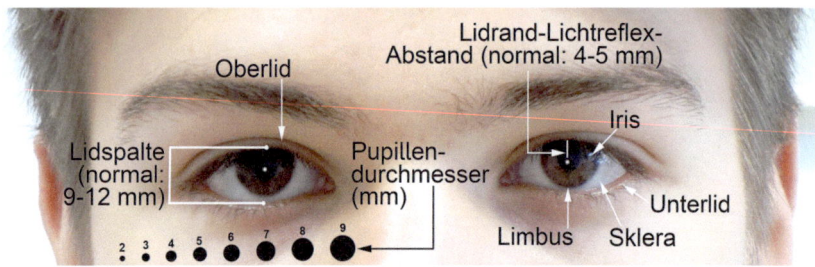

◘ **Abb. 4.4** Orientierungs- und Messwerte der Augenregion

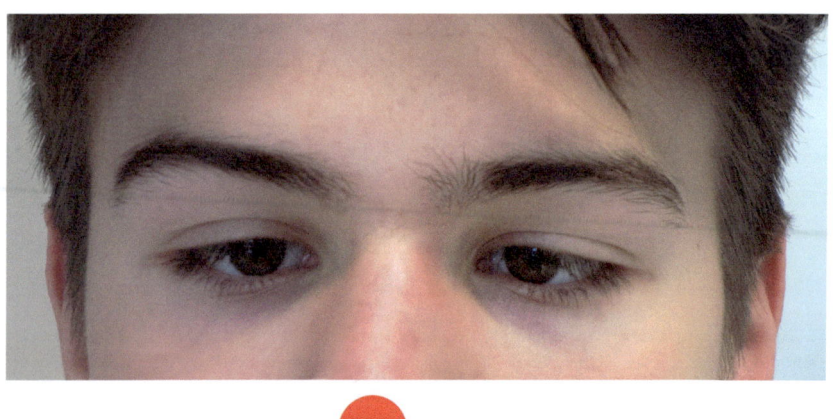

◘ **Abb. 4.5** Nahreaktion (Konvergezreaktion). Fixation eines Objektes in ca. 9 cm Gesichtsabstand. Prüfung der Pupillenverengung beim Konvergenzblick

Klinische neurologische Methode

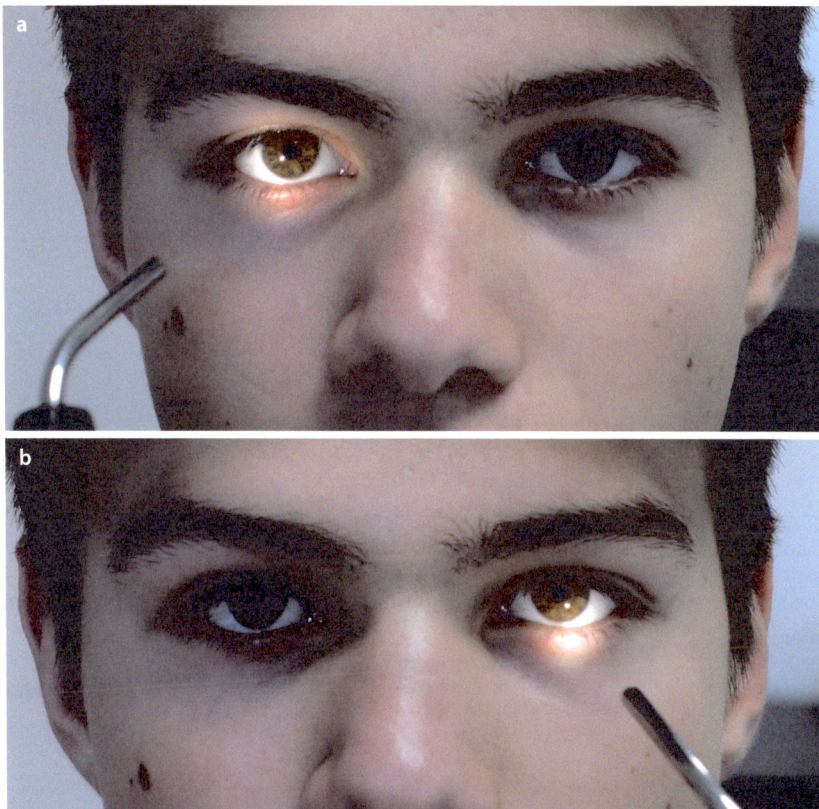

● **Abb. 4.6 a,b** Pupillenreaktion bei direkter und indirekter (kontralateraler, konsensueller) Lichtreaktion. Beobachtung der Pupillenreaktion jeweils ipsi- und kontralateral zur Beleuchtung

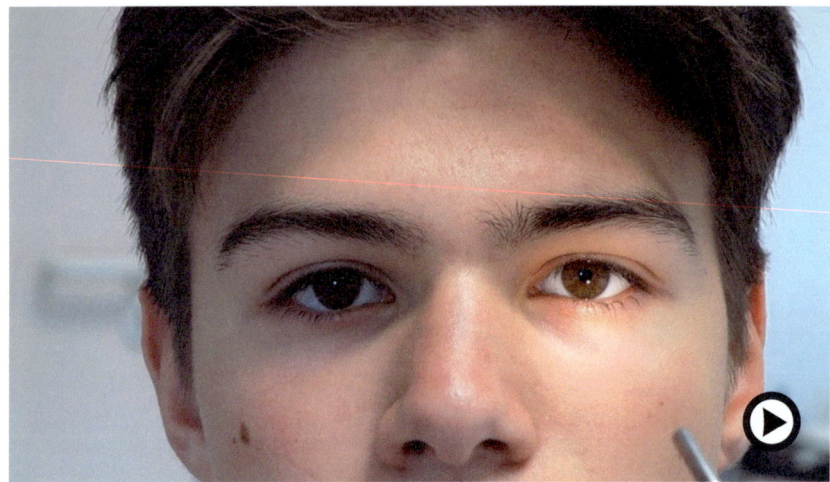

◘ **Abb. 4.7** Lichtwechseltest zur Prüfung einer afferenten Pupillenstörung (z. B. bei Optikusneuritis). Voraussetzung ist eine ungestörte Pupillenefferenz (normale Innervation der Pupillenmotorik). Untersuchung im abgedunkelten Raum. Ein Auge wird indirekt (von unterhalb) für etwa 3 s beleuchtet, dann rascher Lichtwechsel zum kontralateralen Auge mit Beleuchtung dort für ca. 3 s und anschließend erneuter Lichtwechsel. Insgesamt ca. 4-mal wiederholen. Zeigt sich eine Pupillenerweiterung im nicht gerade beleuchteten Auge bzw. tritt eine verzögerte oder gar keine Pupillenverengung bei Lichtwechsel zu diesem Auge auf, so spricht dies für eine Afferenzstörung der Pupillenreaktion (https://doi.org/10.1007/000-2mg)

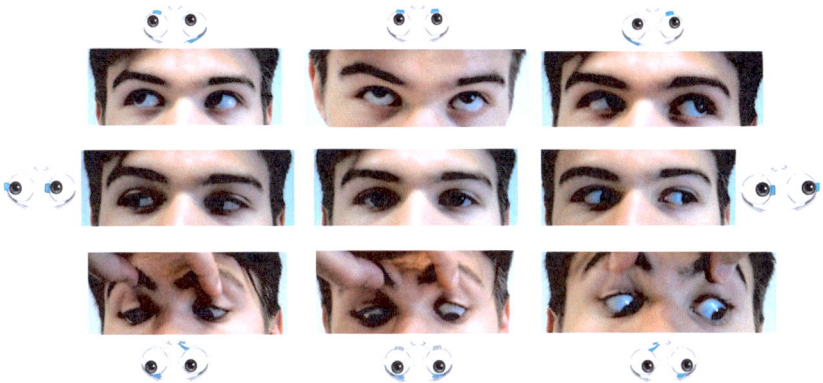

◘ **Abb. 4.8** Konjugierte Augenbewegungen in neun unterschiedliche Blickrichtungen mit Schema zu den jeweils aktiven Augenmuskeln (blau), ausgehend vom Geradeausblick (Bildmitte)

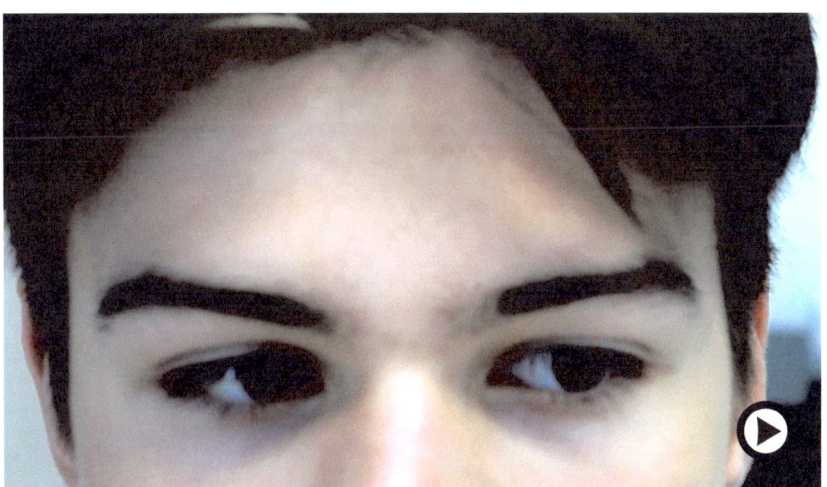

◘ **Abb. 4.9** Langsame Blickfolgebewegung zur Prüfung eines Nystagmus (https://doi.org/10.1007/000-2mh)

- **Trigeminus (** Abb. 4.10, 4.11 und 4.12)

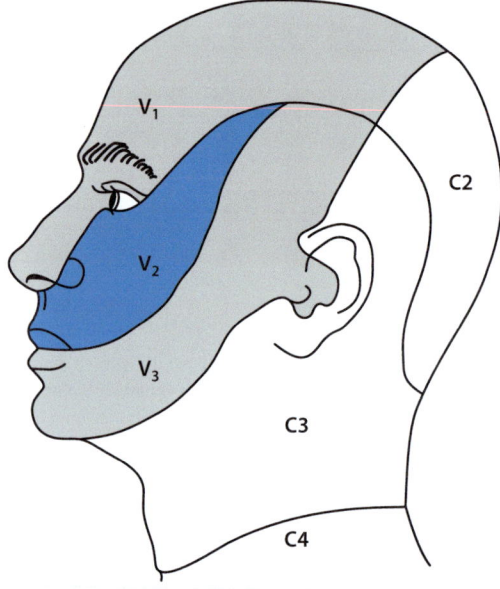

Abb. 4.10 Sensibilität der Gesichts-, Kopf- und Nackenhaut (V_1–V_3 bezeichnen die Trigeminusäste, C2–C4 die zervikalen Dermatome)

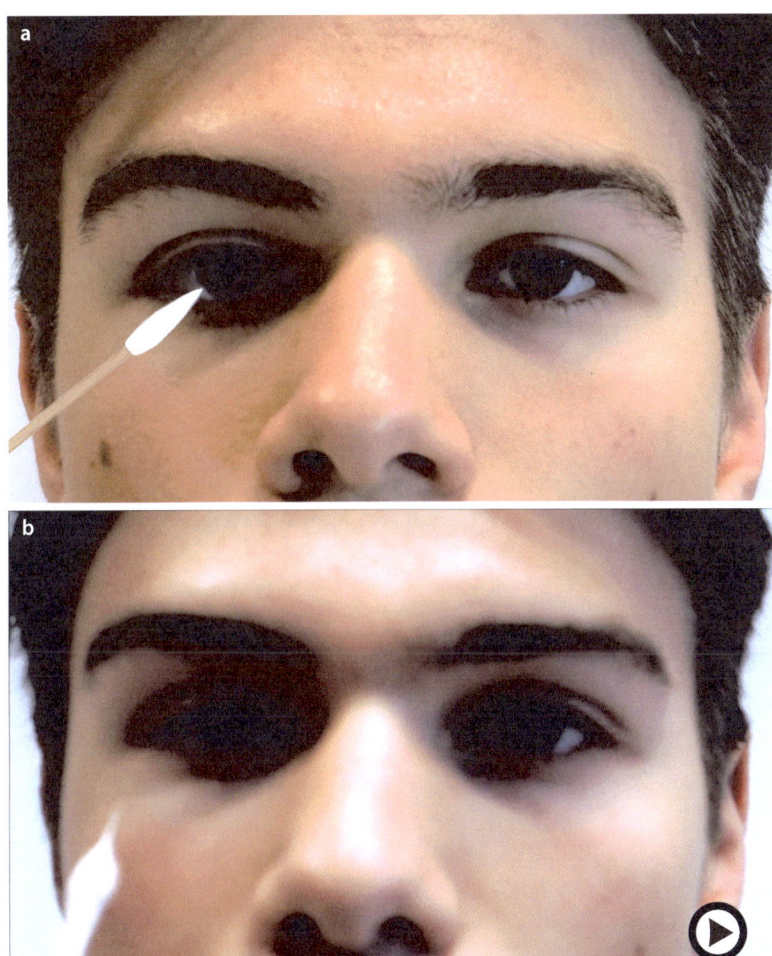

Abb. 4.11 a,b Auslösung des Kornealreflexes (Blinkreflex), der normalerweise immer auslösbar ist. Nach Annäherung an das Auge von schräg unten wird der Reflex durch Berührung am Limbus corneae mit einem Wattefaden ausgelöst. Es erfolgt im Normalfall ein beidseitiger Lidschluss (Video). Bei einer peripheren fazialen Parese mit Beteiligung des M. orbicularis oculi und fehlendem Lidschluss (Lagophthalmus) ist die Abweichung des Augapfels nach oben/außen (Bell-Phänomen) zu beobachten. Der Patient wird befragt, ob er die Berührung im Seitenvergleich unterschiedlich wahrgenommen hat (Sensibilitätsstörungen treten bei einer Läsion von V_1/N. ophthalmicus auf) (https://doi.org/10.1007/000-2mj)

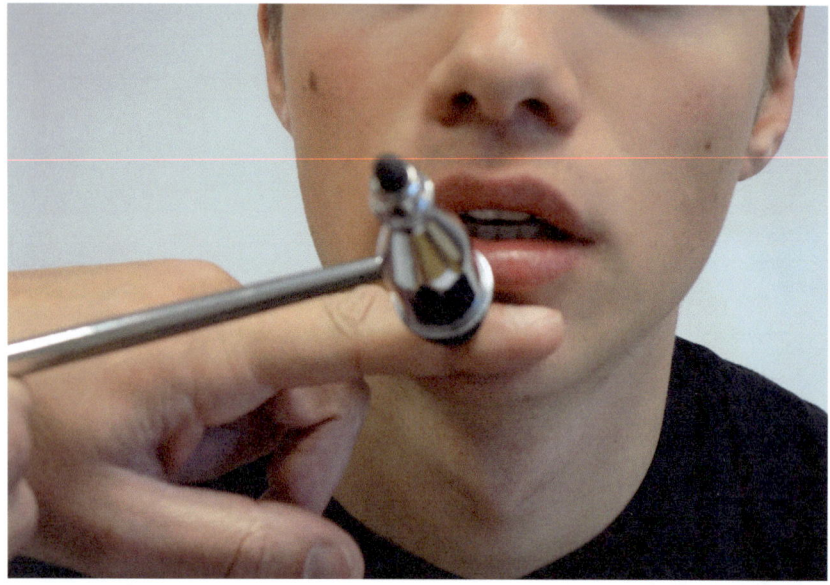

Abb. 4.12 Prüfung des Masseterreflexes durch Schlag mit dem Reflexhammer auf den Zeigefinger des Untersuchers. Der Mund des Patienten ist mit dem gering nach vorne verlagerten Kinn leicht geöffnet. Der Reflex ist oft bei gesunden Personen nur schwach oder gar nicht auslösbar

N. facialis (◨ Abb. 4.13)

◨ **Abb. 4.13 a–e** Prüfung der willkürlichen Motorik des N. facialis. Differenzierung einer infranukleären/peripheren gegenüber einer supranukleären/zentralen fazialen Parese: Bei der zentralen Parese bleibt die Innervation der Stirn erhalten und es besteht häufig nur eine Mundastschwäche. Darüber hinaus kann eine Diskrepanz zwischen spontaner und willkürlicher Gesichtsmotorik bei Läsion zentraler fazialer Bahnen beobachtet werden. Eine leichte Schwäche des M. orbicularis oculi zeigt sich darin, dass die Wimpern bei Lidschluss deutlicher sichtbar bleiben (Wimpern-/Zilienzeichen = „signe des cils")

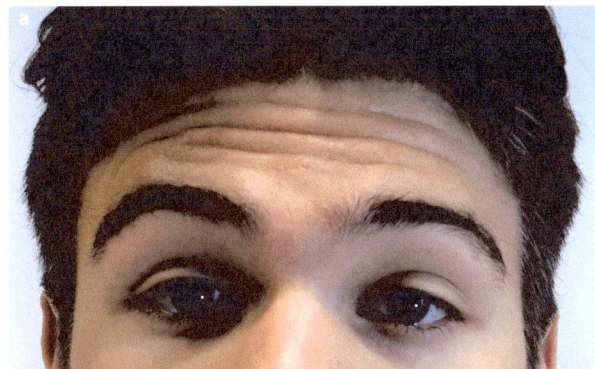

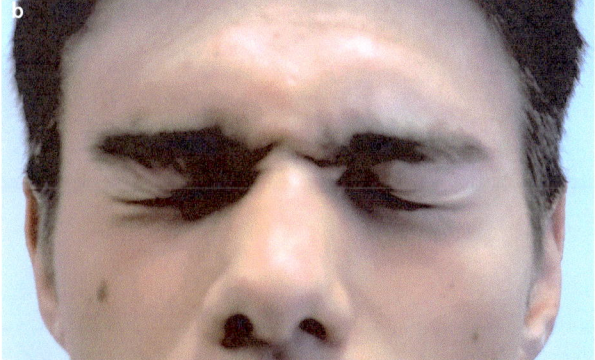

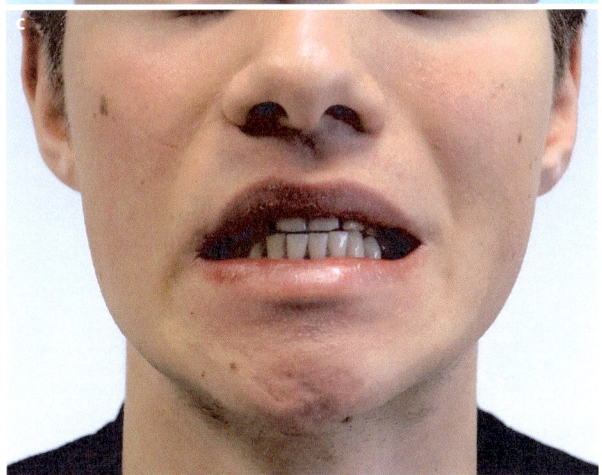

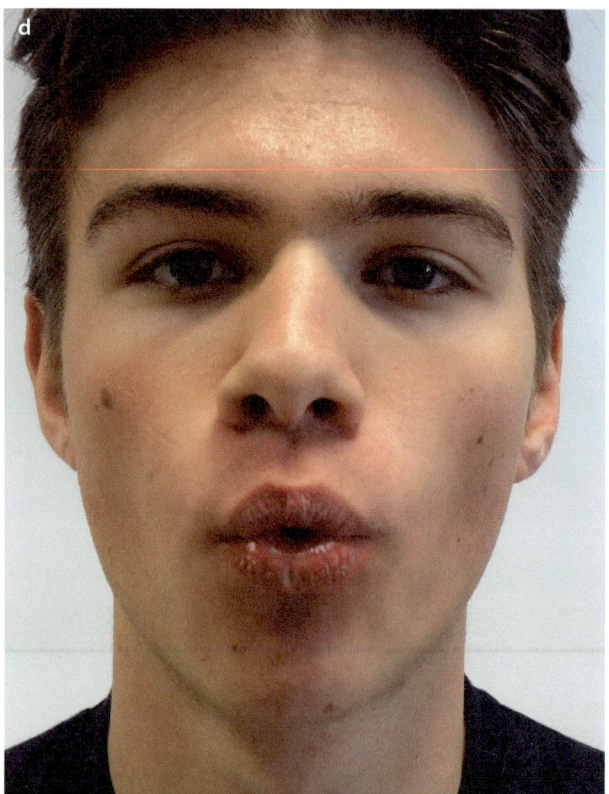

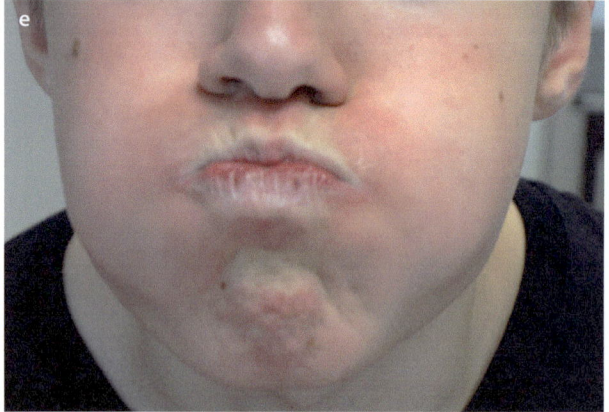

Abb. 4.13 (Fortsetzung)

Klinische neurologische Methode

- **N. vestibulocochlearis (▶ Abb. 4.14, 4.15 und 4.16)**

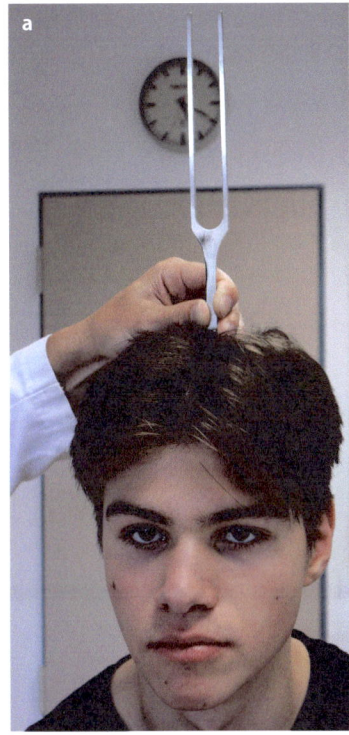
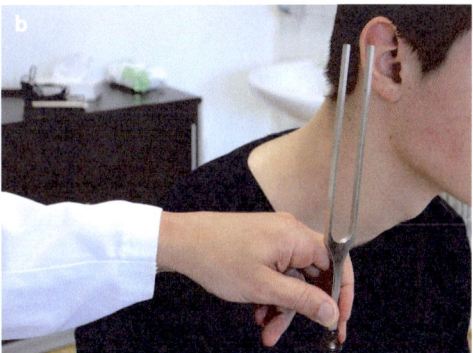

▶ **Abb. 4.14 a,b** Prüfung des Gehörs mit dem Weber-Test (linkes Bild) zur Feststellung von Seitenunterschieden. Es wird die Ton-Knochenleitung einer mittig auf dem Kopf gehaltenen schwingenden Stimmgabel untersucht. Der Patient wird befragt, wo er den Ton wahrnimmt. Wird der Ton seitengleich in Kopfmitte oder im ganzen Kopf gehört, ist der Test normal. Beim Rinne-Test (rechtes Bild) wird zuerst die schwingende Stimmgabel über dem Mastoid aufgesetzt. Der Patient wird gebeten anzugeben, wenn er den Ton nicht mehr hört. Direkt anschließend wird die weiterschwingende Stimmgabel vor das Ohr gehalten. Normal ist ein immer noch wahrgenommener Ton (Luftleitung > Knochenleitung, positiver Rinne-Test)

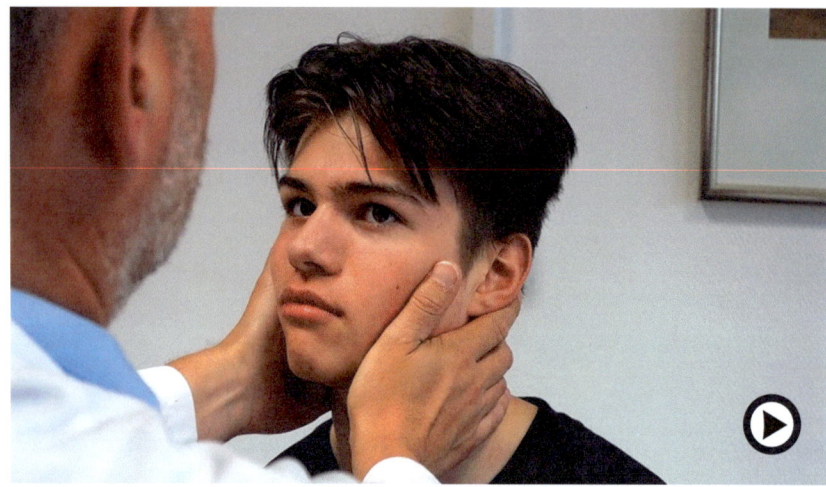

■ **Abb. 4.15** Kopfimpulstest (KIT) zur Untersuchung des (horizontalen) vestibulookulären Reflexes (VOR). Der Patient fixiert einen Punkt, z. B. die Nase des Untersuchers. Dieser umfasst den Kopf beidhändig seitlich und bewegt den Kopf aus der Mittelstellung um 10–15° jeweils nach rechts oder links. Normal ist die Beibehaltung des Fixationspunktes durch den Patienten infolge des intakten VOR, der eine stabile Augenstellung im Raum ermöglicht. Die Untersuchung kann videobasiert (vKIT) dokumentiert werden (https://doi.org/10.1007/000-2mk)

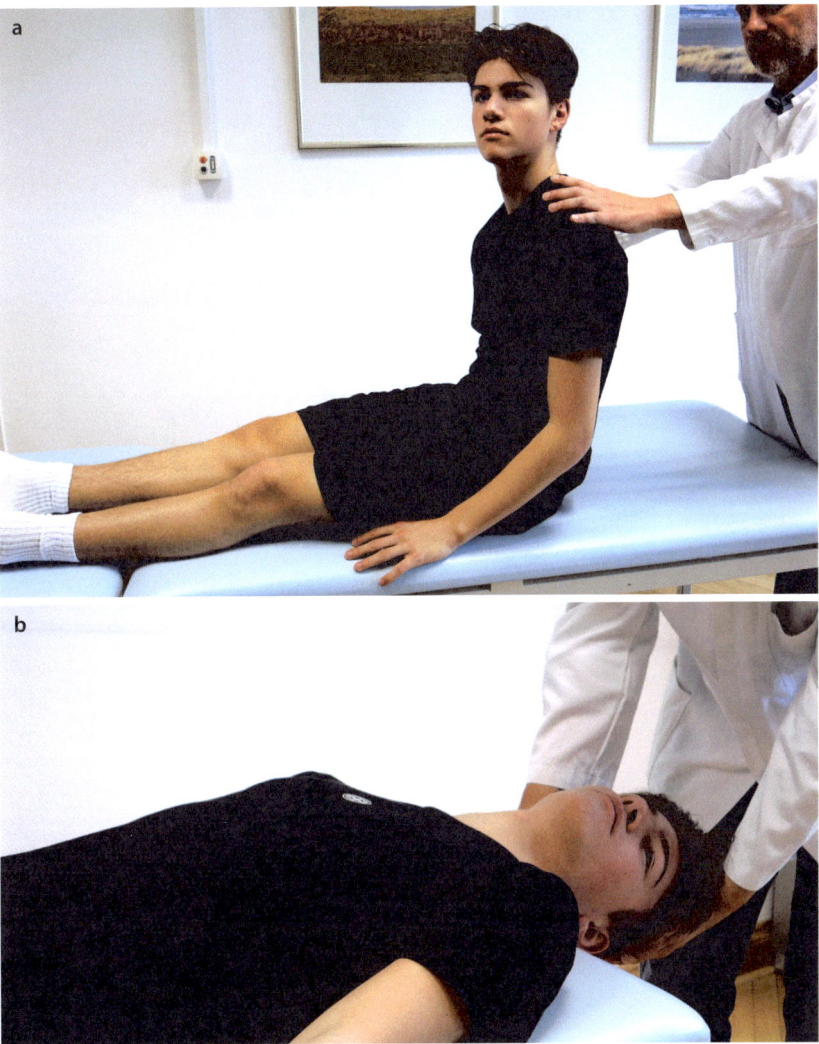

Abb. 4.16 a,b Lagerungsprüfung nach Dix-Hallpike. Der Patient wird aus der sitzenden Position mit geöffneten Augen mit um 45° zur betroffenen Seite gedrehtem Kopf (Reklination um ca. 45°) rasch in Kopfhängelage positioniert, sodass das betroffene Ohr nach unten zeigt

- **N. accessorius (Abb. 4.17 und 4.18)**

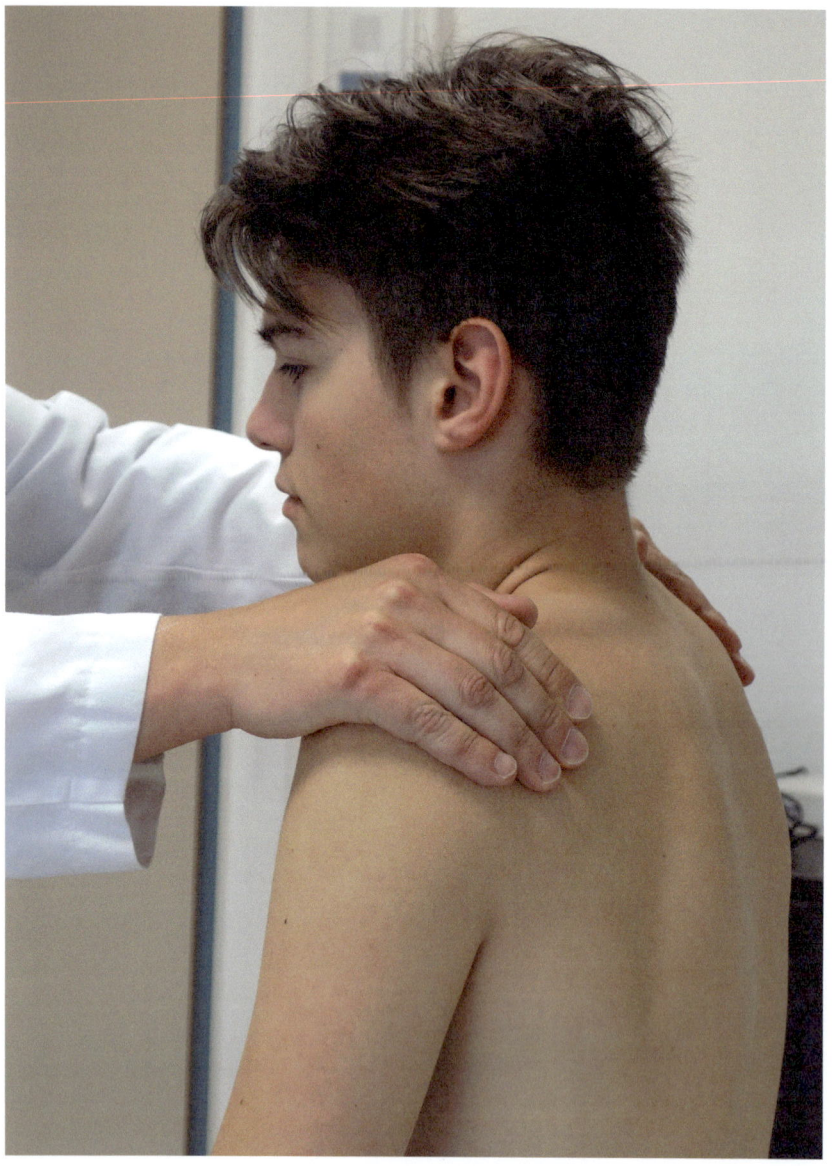

Abb. 4.17 M. trapezius, aktive Schulterhebung gegen Widerstand

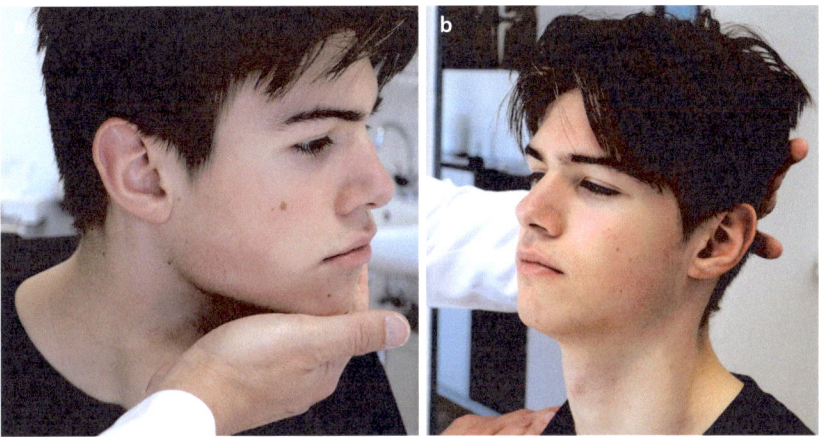

◘ **Abb. 4.18 a,b** M. sternocleidomastoideus jeweils gegen Widerstand. **a** einseitig durch kontralaterale Seitwärtsdrehung des Kopfes, **b** Testung beider Muskeln durch Reklination des Kopfes

- **N. hypoglossus (◨ Abb. 4.19)**

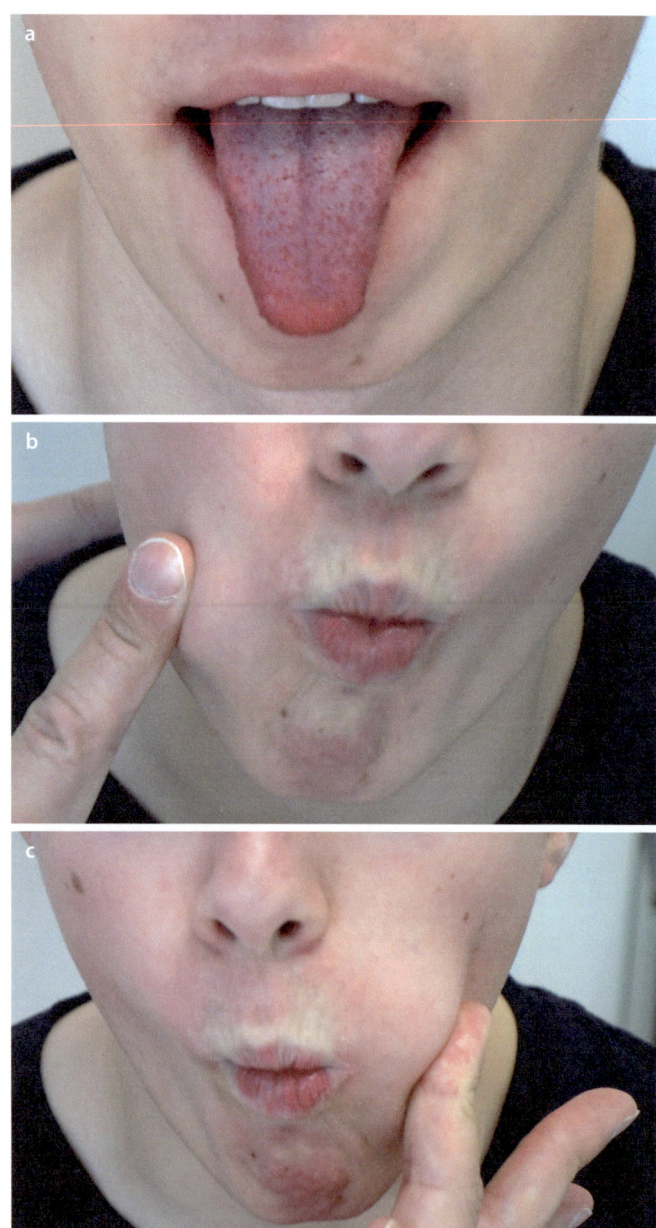

◨ **Abb. 4.19** a–c Untersuchung der Motorik des N. hypoglossus

Klinische neurologische Methode

4.5.3 Prüfung der Motorik

- **Kraft von Schulter- und Armmuskulatur (** Abb. 4.20, 4.21, 4.22, 4.23, 4.24, 4.25, 4.26, 4.27, 4.28, 4.29, 4.30, 4.31, 4.32, 4.33, 4.34 und 4.35)

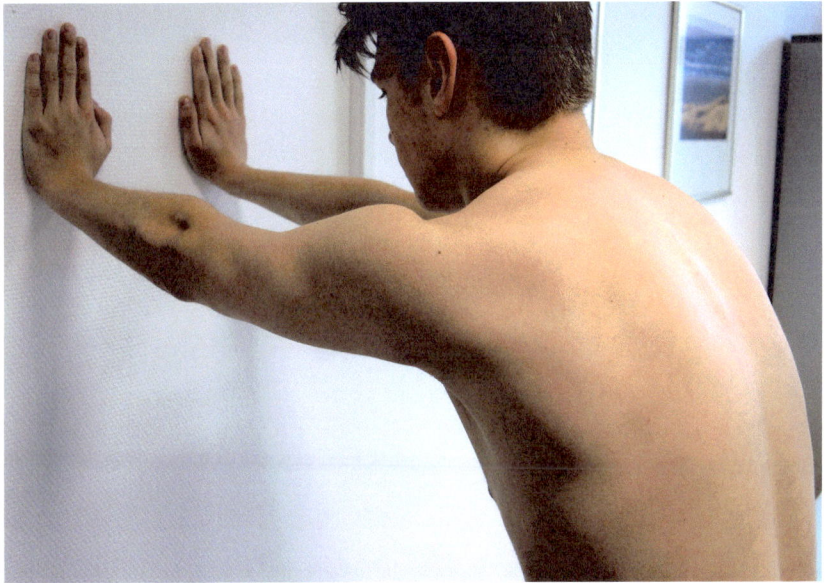

Abb. 4.20 M. serratus anterior (N. thoracicus longus, C5-C7). Armdruck gegen Wand

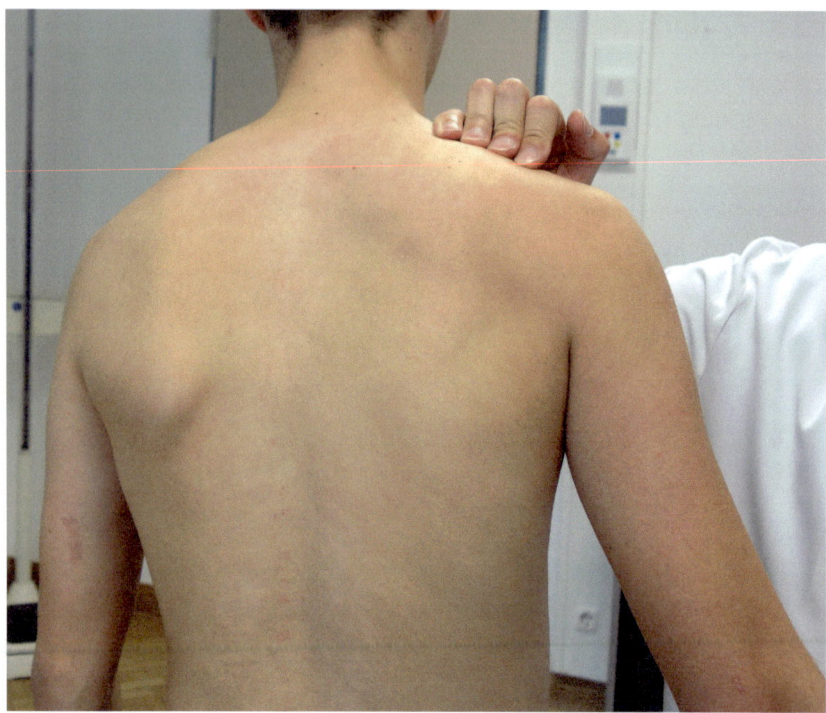

Abb. 4.21 M. supraspinatus (N. suprascapularis, C5–C6). Aktive Armabduktion, Untersucher leistet Widerstand an der Armaußenseite in Höhe des Ellenbogens und palpiert den Muskel

Klinische neurologische Methode

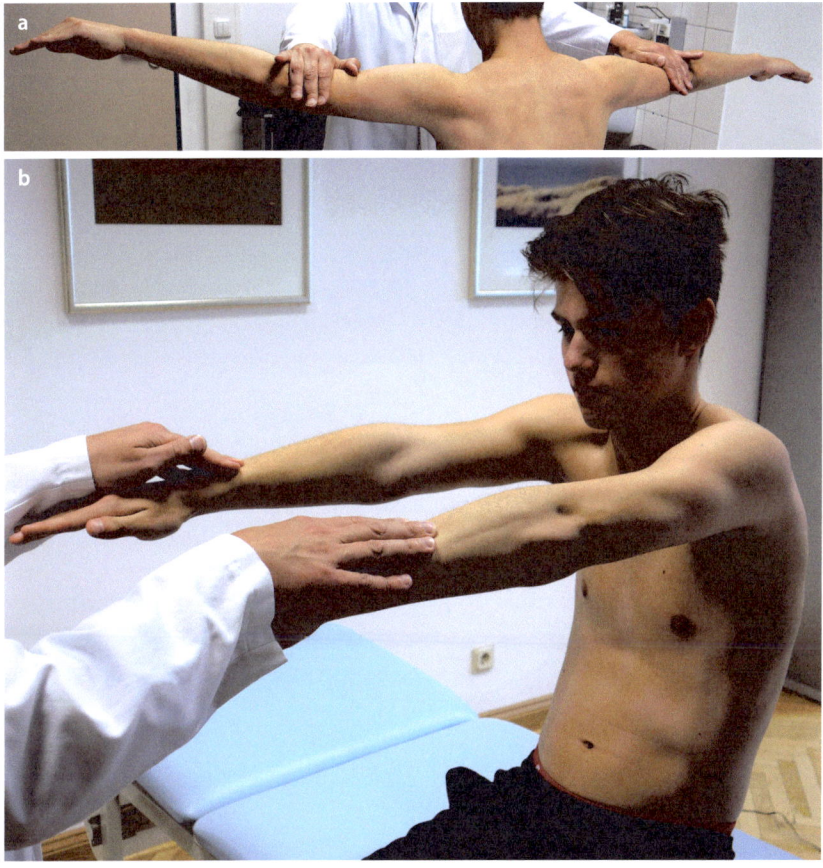

◘ **Abb. 4.22** **a,b** M. deltoideus, Pars lateralis (N. axillaris, C5–C6). **a** Horizontal gehaltene Arme werden gegen Widerstand oberhalb des Ellenbogengelenks nach oben gedrückt, **b** die Pars anterior wird durch Armhebung gegen Widerstand nach vorne überprüft

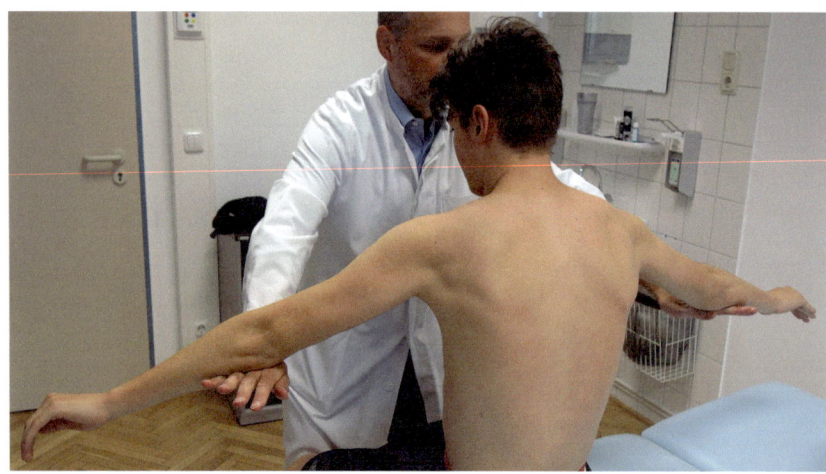

◘ **Abb. 4.23** M. latissimus dorsi (N. thoracodorsalis, C6–C8). Horizontal ausgestreckte Arme werden gegen Widerstand nach unten gedrückt

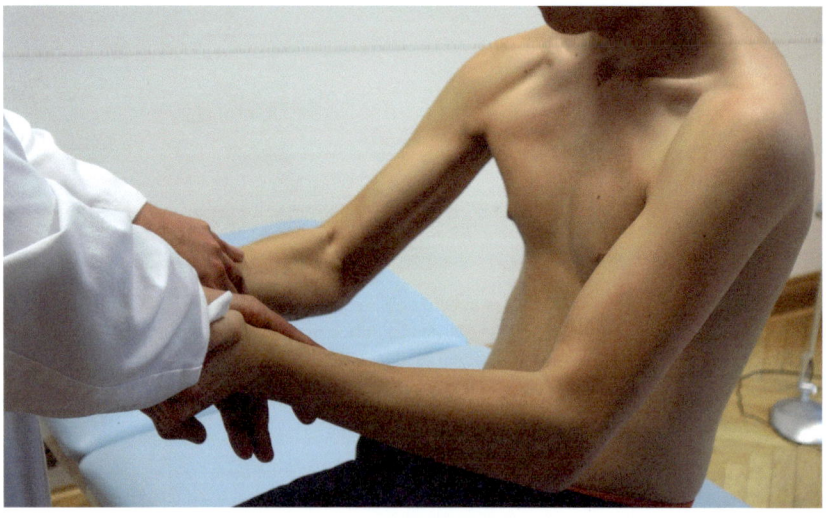

◘ **Abb. 4.24** M. pectoralis major (Nn. pectorales medialis et lateralis, C5–Th1). Leicht gebeugte Arme werden gegen Widerstand zusammengeführt

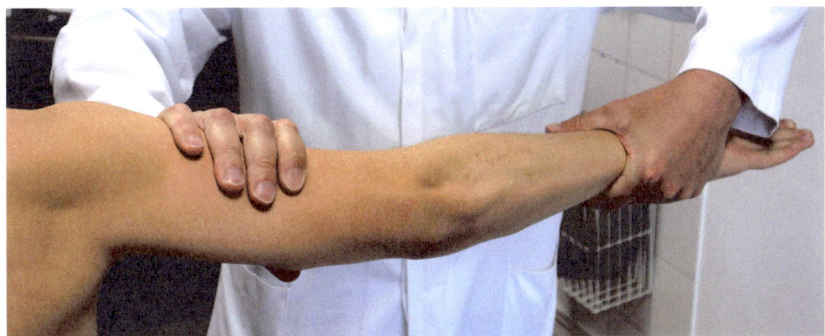

◘ **Abb. 4.25** M. triceps brachii (N. radialis, C6–C8). Streckung des Armes im Ellbogengelenk gegen Widerstand im Unterarm

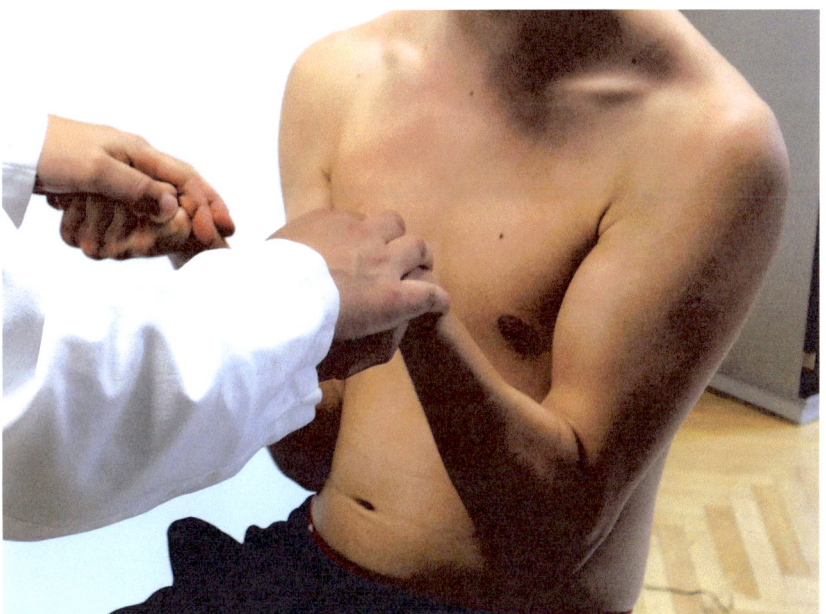

◘ **Abb. 4.26** M. biceps brachii (N. musculocutaneus, C5–C6). Armbeugung im Ellenbogengelenk in Supinationsstellung gegen Widerstand im Handgelenk

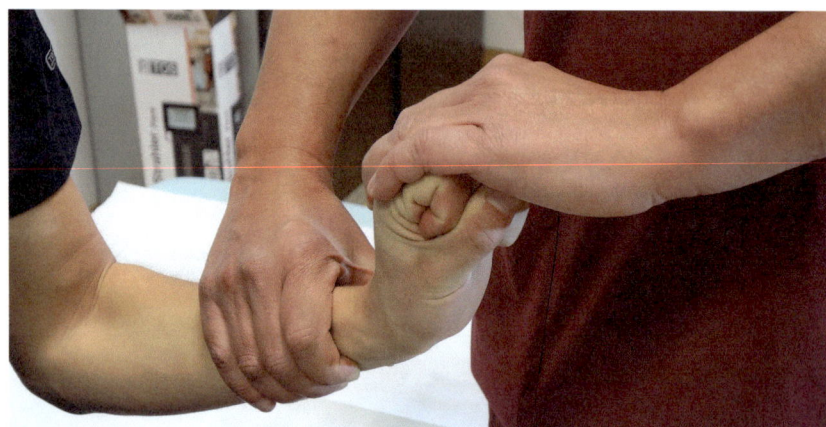

◘ **Abb. 4.27** Handextensoren (Mm. extensor carpi radialis longus, N. radialis C6–C7; Mm. extensor carpi radialis brevis et ulnaris, N. radialis, C7–C8). Dorsalextension bei kräftigem Faustschluss

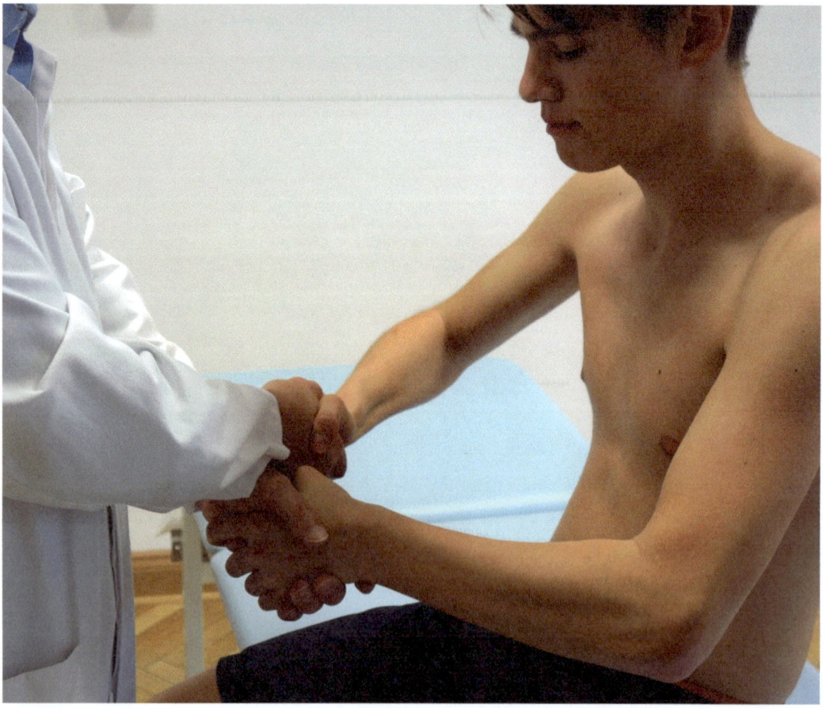

◘ **Abb. 4.28** Faustschluss, kräftiger Händedruck (Flexoren und Extensoren der Unterarme sowie Flexoren der Finger)

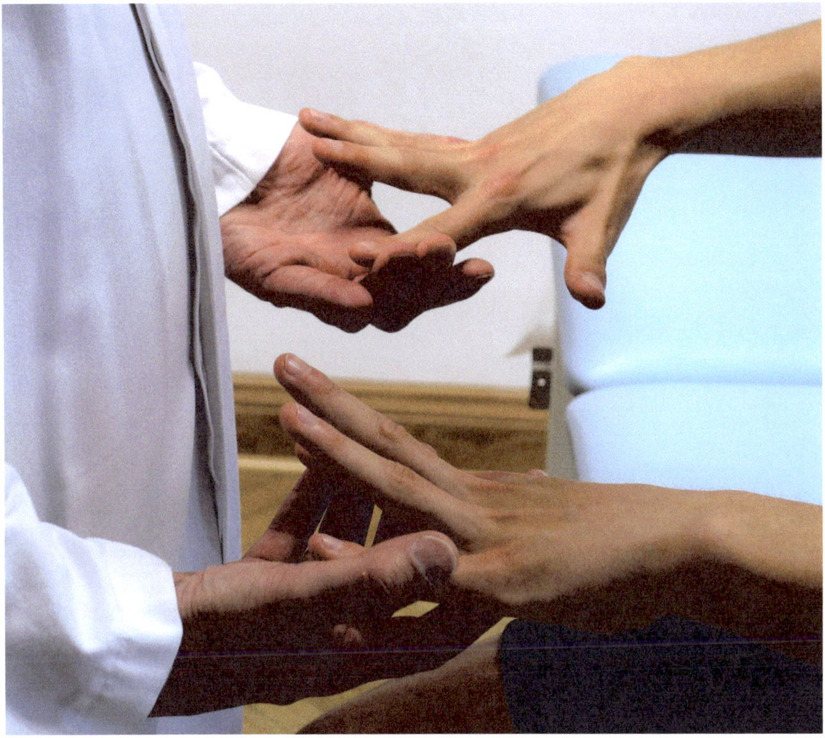

Klinische neurologische Methode

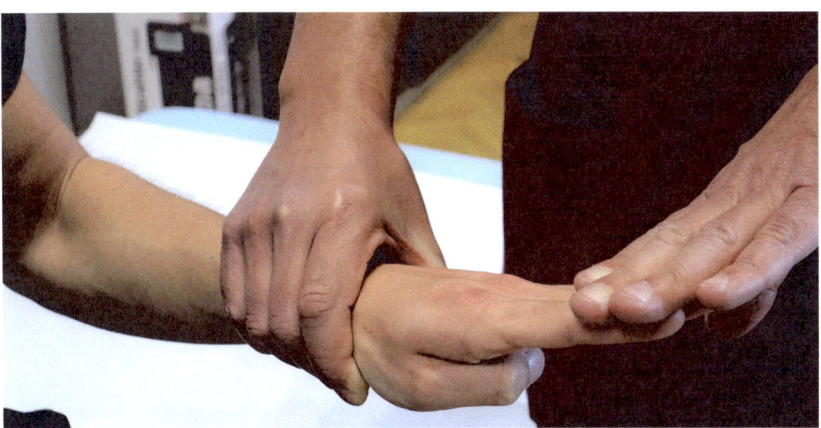

◘ **Abb. 4.29** Fingerspreizung (Mm. interossei et abductor digiti minimi, N. ulnaris, C8–Th1). Fingerspreizung gegen Widerstand des Untersuchers am 2. und 5. Finger

◘ **Abb. 4.30** Fingerstreckung gegen Widerstand (M. extensor digitorum, N. radialis, C7–C8)

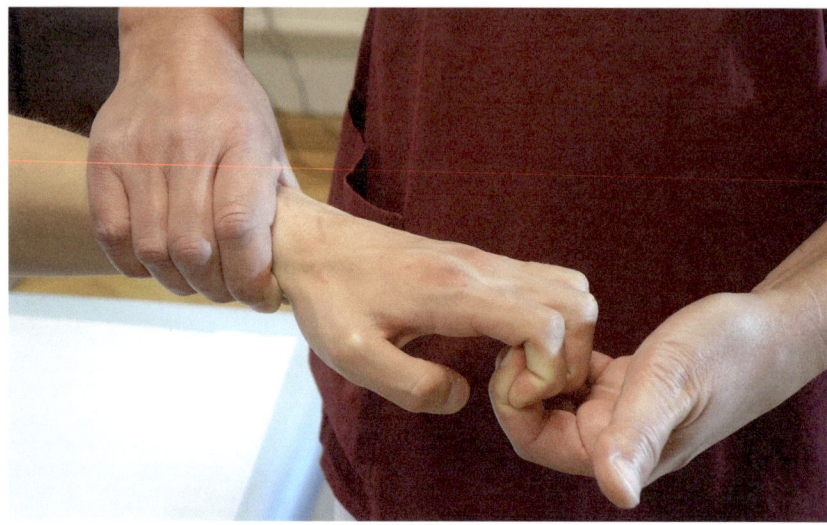

◘ **Abb. 4.31** Fingerbeugung gegen Widerstand (Beugung der Fingerendglieder: M. flexor digitorum profundus, N. medianus → Finger 2/3 und N. ulnaris → Finger 4/5, C7–Th1; Beugung der Finger Grund- und Mittelgelenke: M. flexor digitorum superficialis, N. medianus, C7–Th1)

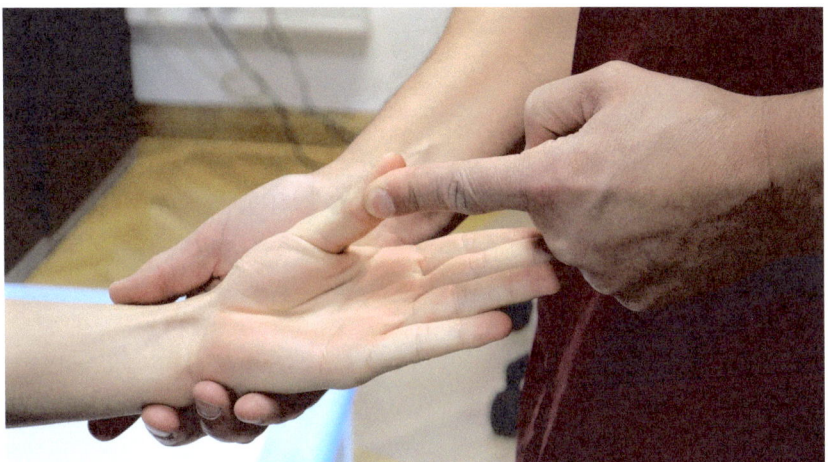

◘ **Abb. 4.32** Beugung des Daumenendgliedes gegen Widerstand (M. flexor pollicis longus, N. medianus, C8–Th1)

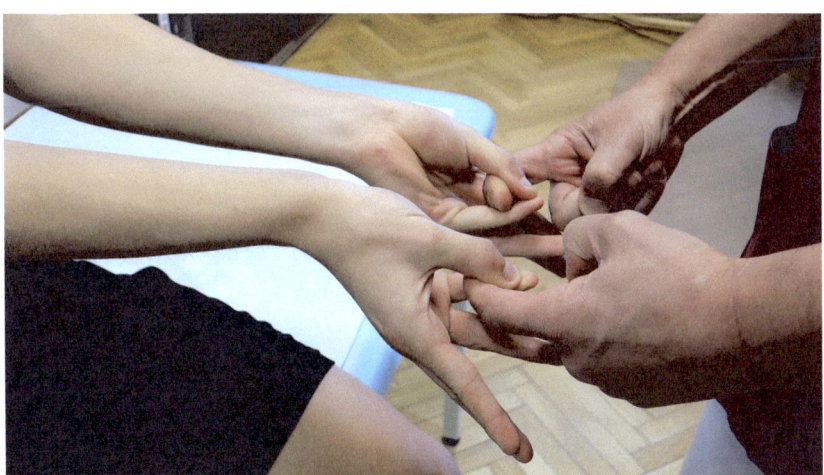

◘ **Abb. 4.33** Daumenopposition (M. opponens pollicis, N. medianus, C8–Th1). Fester Druck der Endglieder von Daumen und Kleinfinger gegeneinander, den der Untersucher gegen den Widerstand des Patienten zu lösen versucht

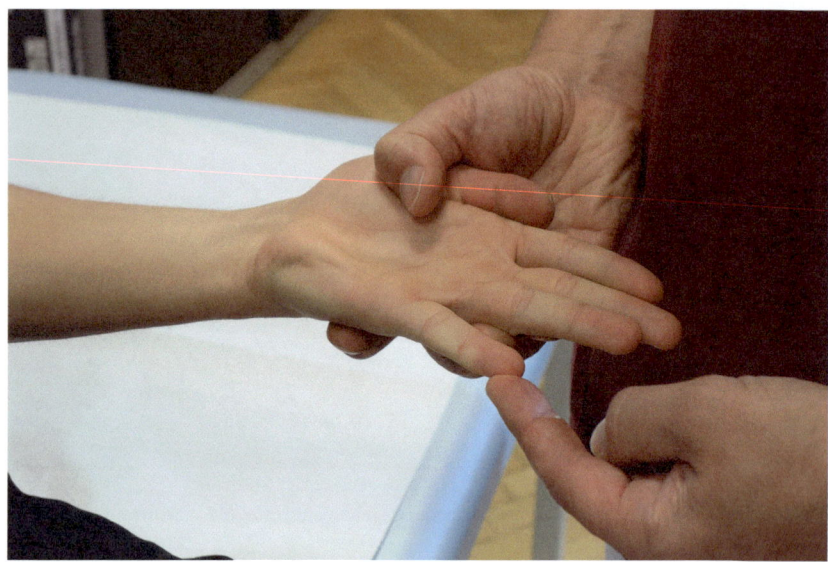

◘ **Abb. 4.34** Kleinfingerabduktion gegen Widerstand (M. abductor digiti minimi, N. ulnaris, C8–Th1)

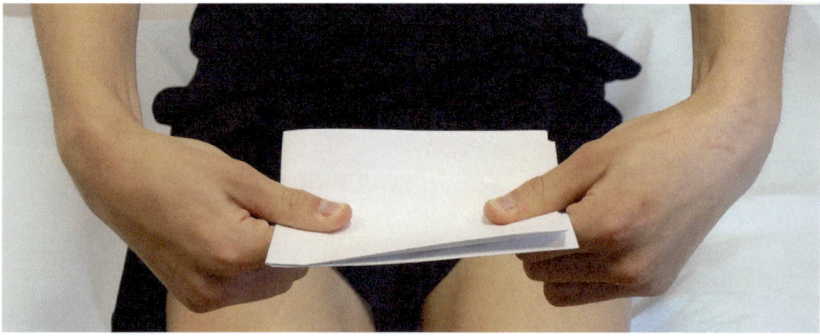

◘ **Abb. 4.35** Froment-Zeichen: Der Patient wird gebeten, das Papier zwischen Daumen und Zeigefinger festzuhalten und kräftig seitwärts zu ziehen (hier Normalbefund)

Klinische neurologische Methode

- **Kraft von Becken- und Beinmuskulatur (** ◘ **Abb. 4.36, 4.37, 4.38, 4.39, 4.40, 4.41, 4.42, 4.43, 4.44 und 4.45)**

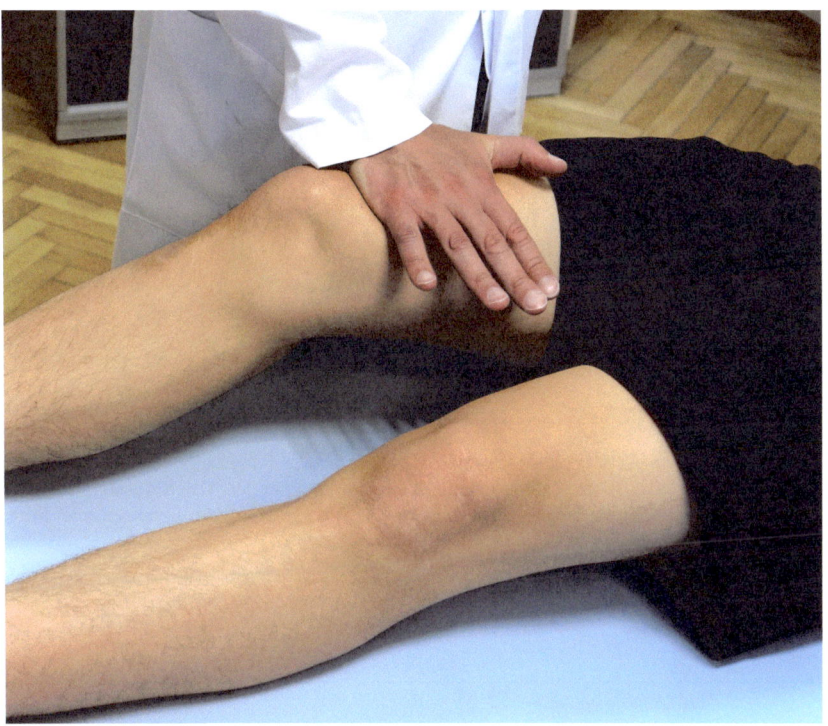

◘ **Abb. 4.36** Beugung des Beins im Hüftgelenk (M. iliopsoas, L2–L4)

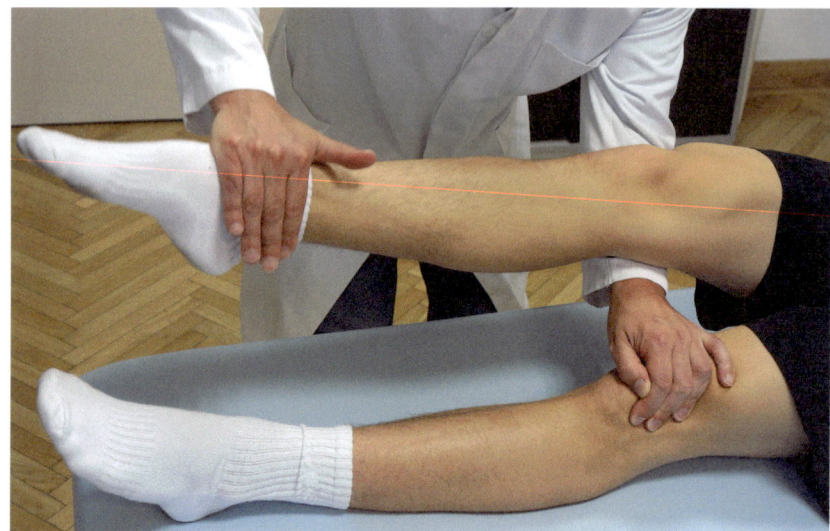

Abb. 4.37 Beinstreckung im Kniegelenk (M. quadriceps femoris, N. femoralis, L2–L4). Der Patient streckt das Bein gegen Widerstand mit Auflage über den Arm des Untersuchers in Kniegelenkshöhe. Leichte Paresen zeigen sich vor allem bei erschwertem Ersteigen einer Stufe (ca. 40 cm Höhe) oder eines Stuhls (Sturzgefährdung beachten)

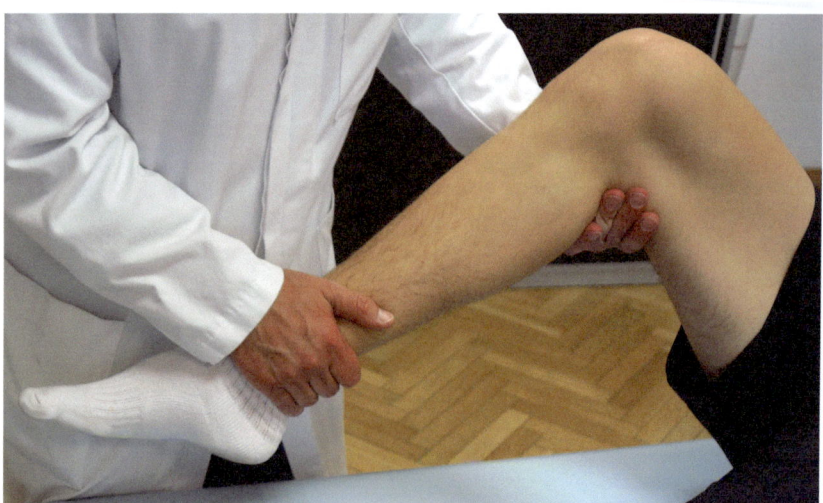

Abb. 4.38 Kniebeugung (Mm. biceps femoris, semitendinosus und semimembranosus [ischiokrurale Muskeln], N. ischiadicus → Nn. tibialis und fibularis [peroneus] communis, L5–S2). Alternative Prüfung im Sitzen oder in Bauchlage

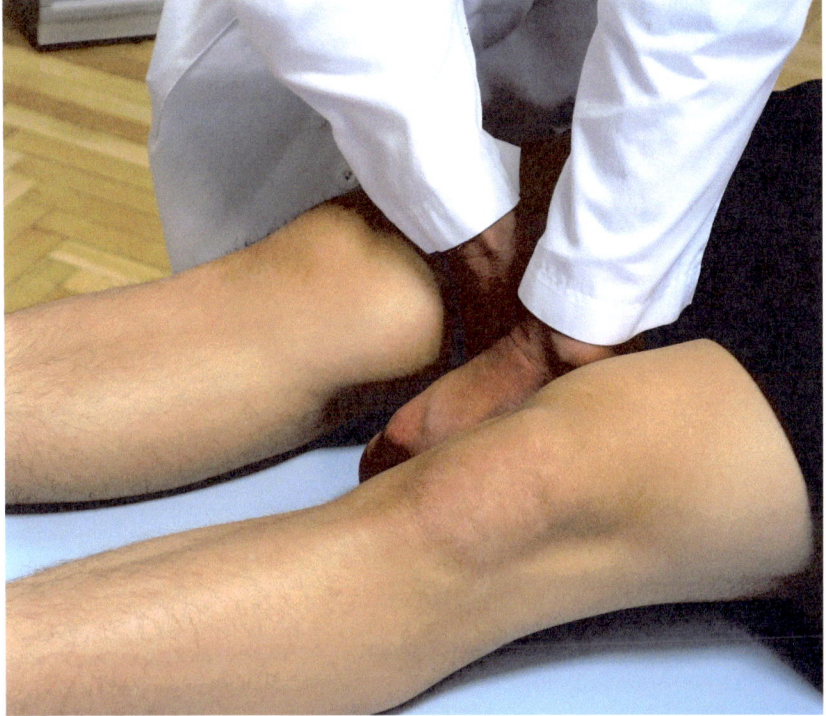

Abb. 4.39 Beinadduktion (Adduktorengruppe: Mm. obturatorius externus, pectineus, adductores longus, brevis, minimus und gracilis; N. obturatorius, L2–L4). Zusammendrücken beider Beine. Alternative Prüfung am mit gespreizten Beinen auf dem Rücken liegenden Patienten, indem der Untersucher die Beine jeweils knapp oberhalb der Fußgelenke anfasst und Widerstand ausübt (größere Hebelwirkung). In Seitenlage Anheben des jeweils oben liegenden Beines durch den Untersucher. Bei intakter Muskelkraft kann der Patient mit zusammengepressten Beinen vom Untersucher seitlich angehoben werden

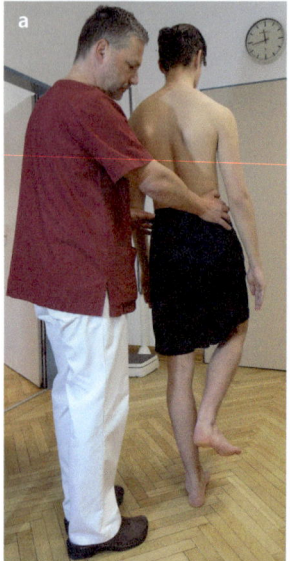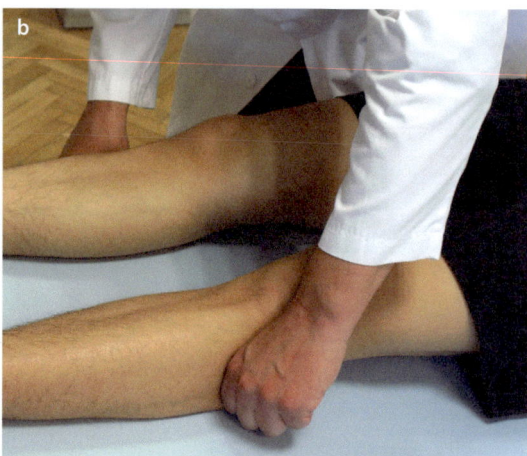

Abb. 4.40 a,b Beinabduktion (Mm. gluteus medius, minimus und tensor fasciae latae, N. gluteus superior, L4–S1). **a** Trendelenburg-Test (Prüfung insbesondere des M. gluteus medius): Der Untersucher legt die Hände beidseits horizontal auf den Beckenkamm. **b** Alternative Prüfung: Im Liegen Spreizung der Beine gegen äußeren Widerstand. In Seitenlage Anheben des jeweils oben liegenden Beines durch den Patienten gegen Widerstand des Untersuchers, der das Bein oberhalb des Fußgelenkes anfasst und Gegendruck ausübt

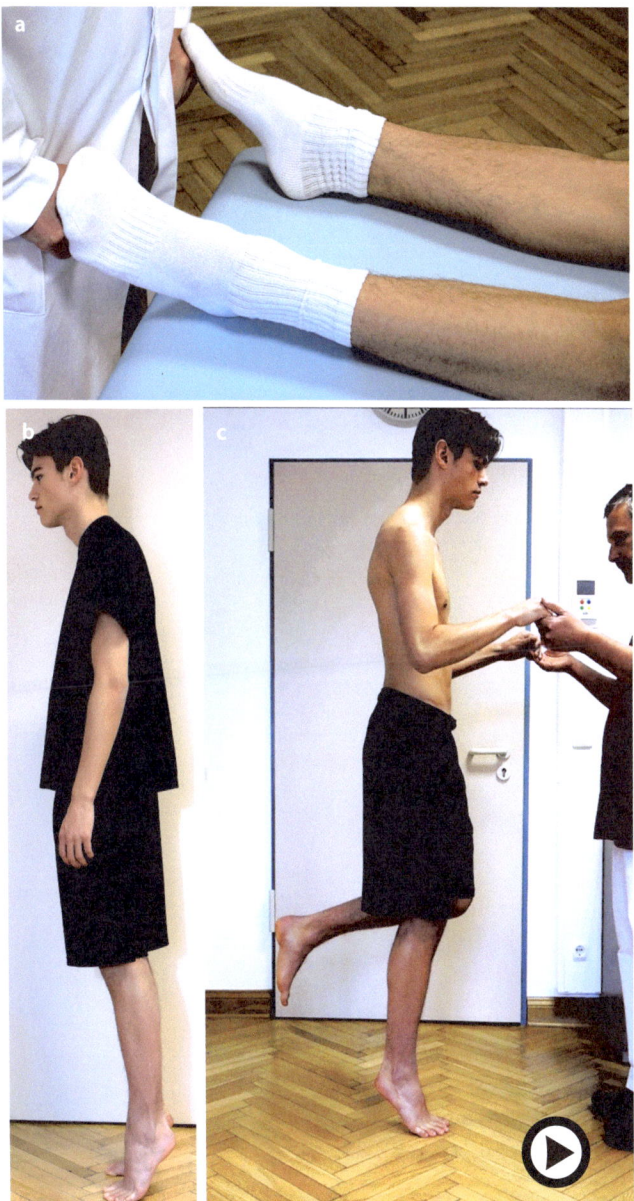

◘ **Abb. 4.41** a–c Plantarflexion (M. triceps surae → Mm. gastrocnemius und soleus, N. tibialis, S1–S2). **a** Im Liegen ist eine Schwäche nur bei ausgeprägter Parese festzustellen, **b** leichte Paresen sind besser beim Zehenstand erkennbar (https://doi.org/10.1007/000-2mm)

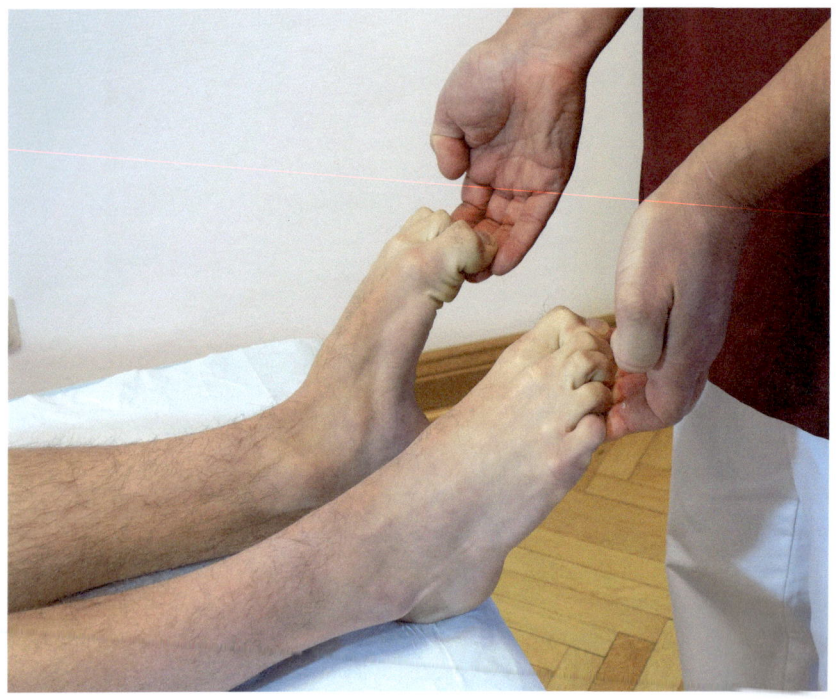

Abb. 4.42 Zehenbeugung (u. a. Mm. flexor hallucis brevis, digiti minimi brevis und digitorum brevis, N. tibialis → Nn. plantaris medialis und lateralis, L5–S2)

Klinische neurologische Methode

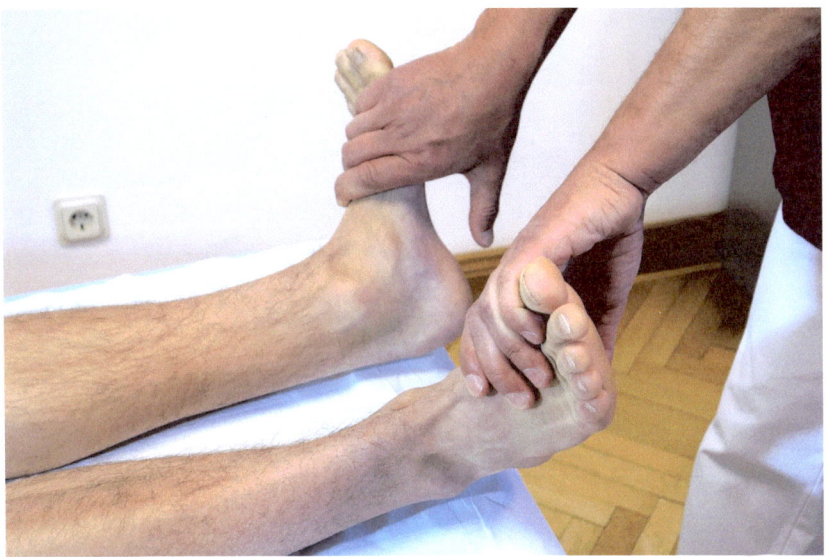

Abb. 4.43 Dorsalextension im Fußgelenk gegen Widerstand des Untersuchers (M. tibialis anterior, N. fibularis [peroneus] profundus, L4–L5)

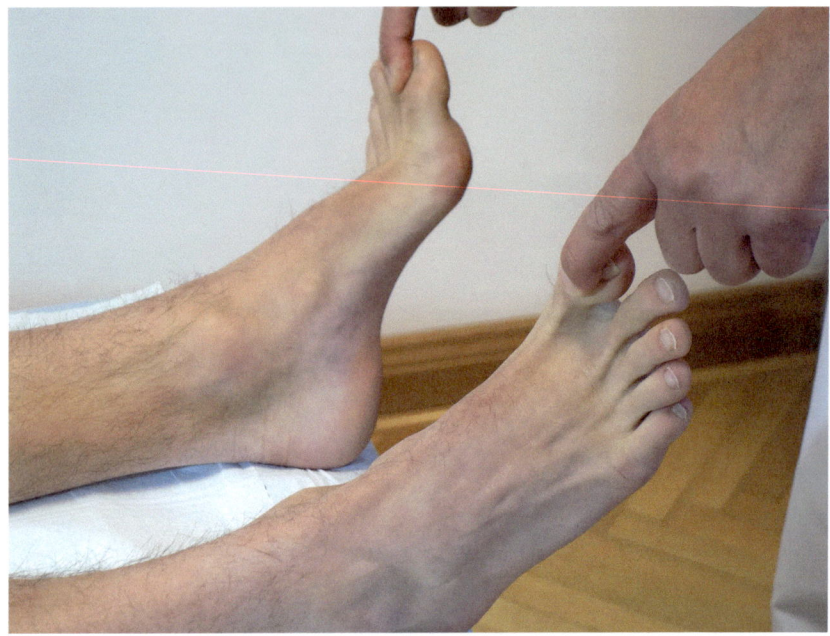

Abb. 4.44 Zehenextensoren, insbesondere Großzehenextension (M. extensor hallucis longus und Mm. extensor hallucis brevis sowie extensor digitorum brevis, N. fibularis [peroneus] profundus, L4–L5). Der M. extensor hallucis longus ist bei einer Nervenwurzelläsion L5 schwerpunktmäßig neben dem M. gluteus medius (Trendelenburg-Zeichen positiv) und der Fußheberparese (bei Fersengang) paretisch → Unterscheidungsmerkmal gegenüber einer Fußheberparese durch eine Fibularis- [Peroneus-]Läsion oder Polyneuropathie

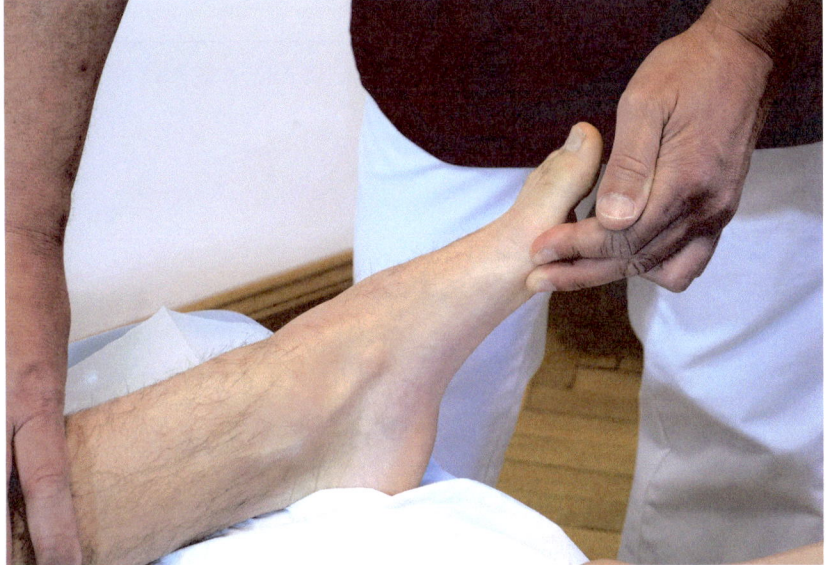

Abb. 4.45 Fußinversion/-supination (M. tibialis posterior, N. tibialis, L5–S1). Widerstand des Untersuchers am medialen Fußrand und Palpation des Muskels am Unterschenkel → Unterscheidungsmerkmal gegenüber einer Fußheberparese durch eine Fibularis- [Peroneus-]Läsion oder Polyneuropathie

4.5.4 Prüfung der Sensibilität

- Dermatome, periphere Sensibilitätsareale (◘ Abb. 4.46, 4.47 und 4.48)

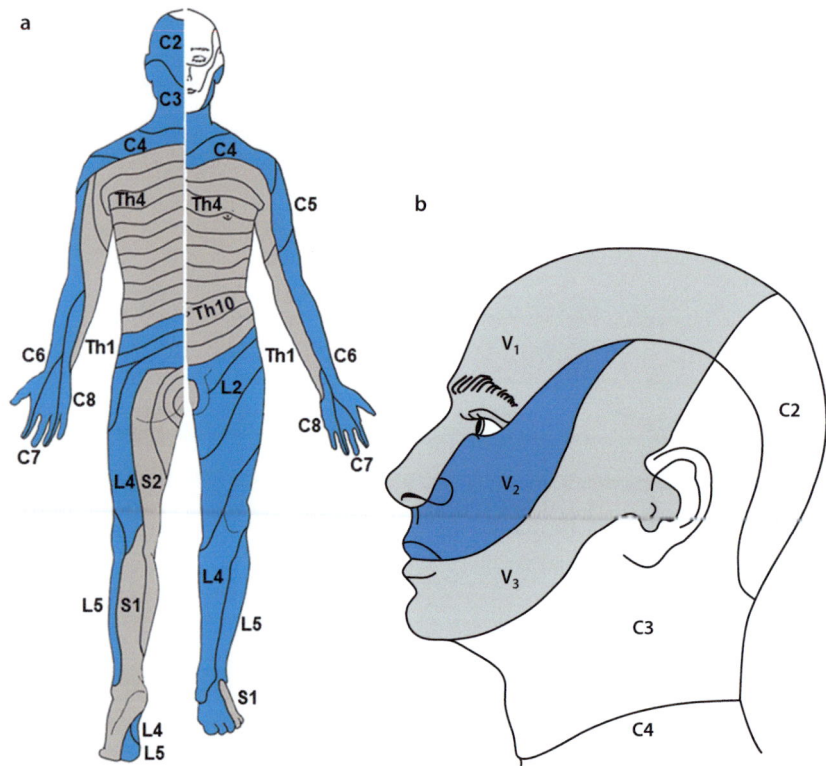

◘ **Abb. 4.46** **a,b** Dermatome (Ansicht links posterior, rechts anterior) **(a)**, Sensibilität der Gesichts-, Kopf- und Nackenhaut (V_1–V_3 bezeichnen die Trigeminusäste, C2–C4 die zervikalen Dermatome) **(b)**

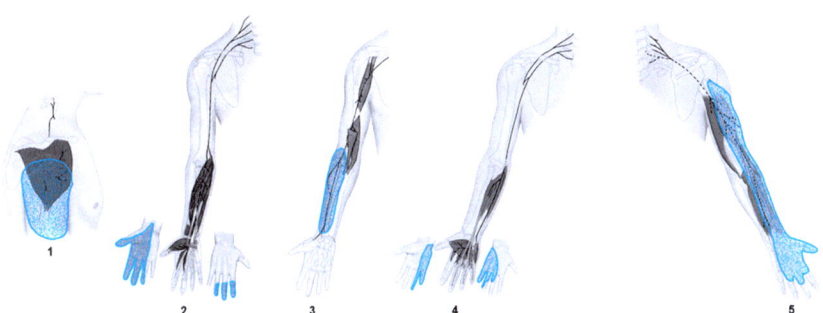

◘ **Abb. 4.47** Sensibilitätsareale (blau) peripherer Armnerven. 1: N. axillaris, 2: N. medianus, 3: N. musculocutaneus, 4: N. ulnaris, 5: N. radialis

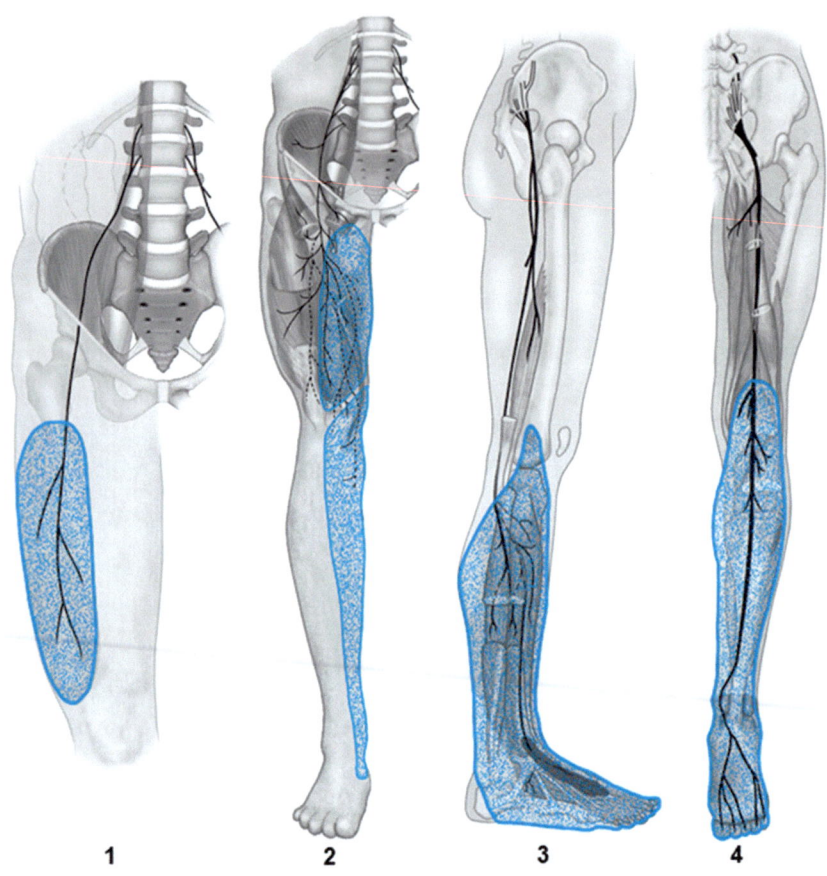

Abb. 4.48 Sensibilitätsareale (blau) peripherer Beinnerven. 1: N. cutaneus femoris lateralis, 2: N. femoralis (Rr. cutanei anteriores, N. saphenus), 3. N. fibularis (peroneus) communis (N. ischiadicus), 4: N. tibialis (N. ischiadicus)

Klinische neurologische Methode

- Bewegungsempfinden (◘ Abb. 4.49), Vibrationsempfinden (◘ Abb. 4.50) und Standsicherheit (◘ Abb. 4.51)

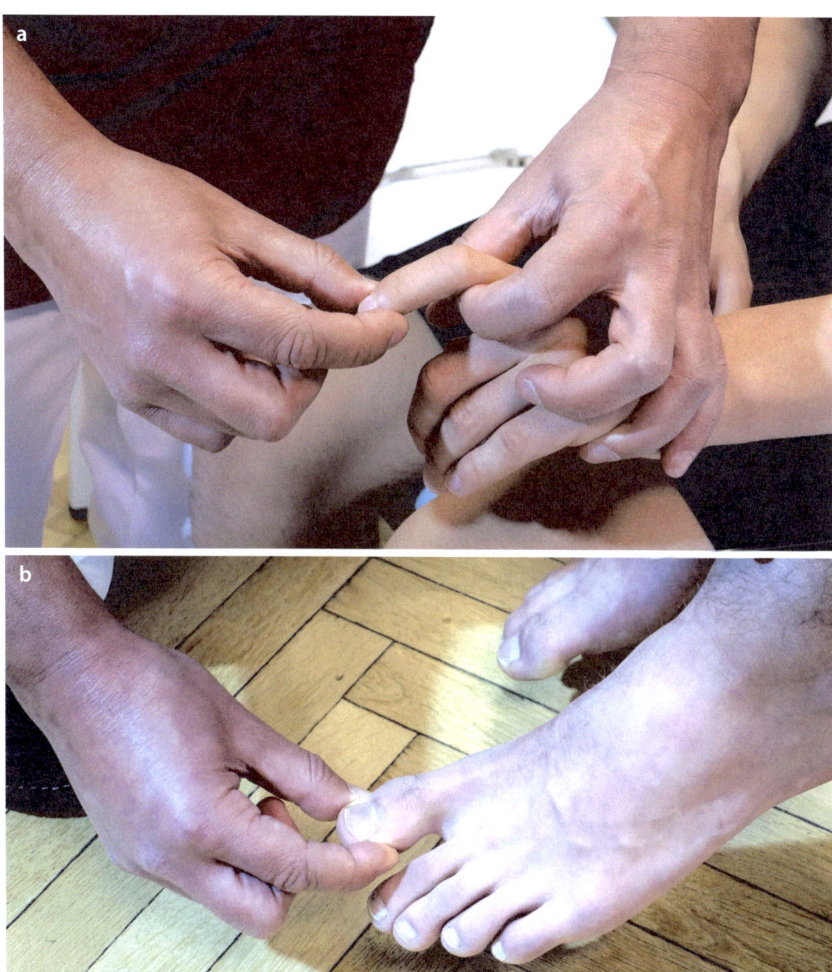

◘ **Abb. 4.49** a,b Prüfung des Bewegungsempfindens (Lagesinn) durch passive Bewegung der Finger- oder Großzehe. Seitliches Erfassen von Finger/Großzehe. Normalerweise kann der Patient mit geschlossenen Augen die Lage sowie die Bewegungsrichtung der vom Untersucher ausgeführten Auslenkungen erkennen

Abb. 4.50 a–e Stimmgabel-Test zur Untersuchung des Vibrationsempfindens an Knochenvorsprüngen (Ellenbogen, Knöchel, Knie), Fingergelenk oder Zehenoberseite

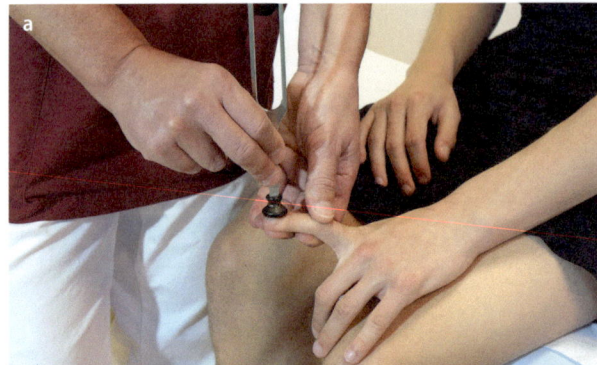

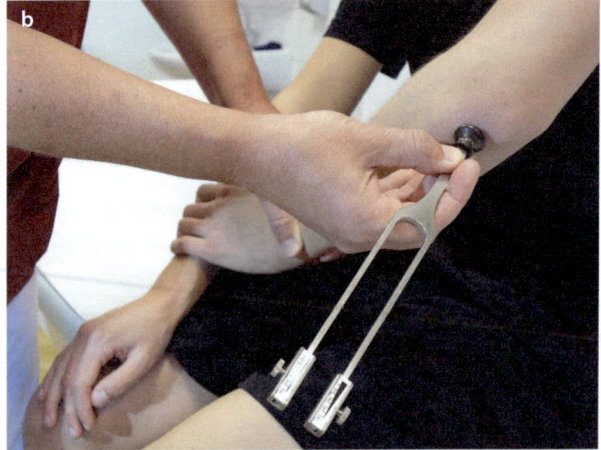

Klinische neurologische Methode

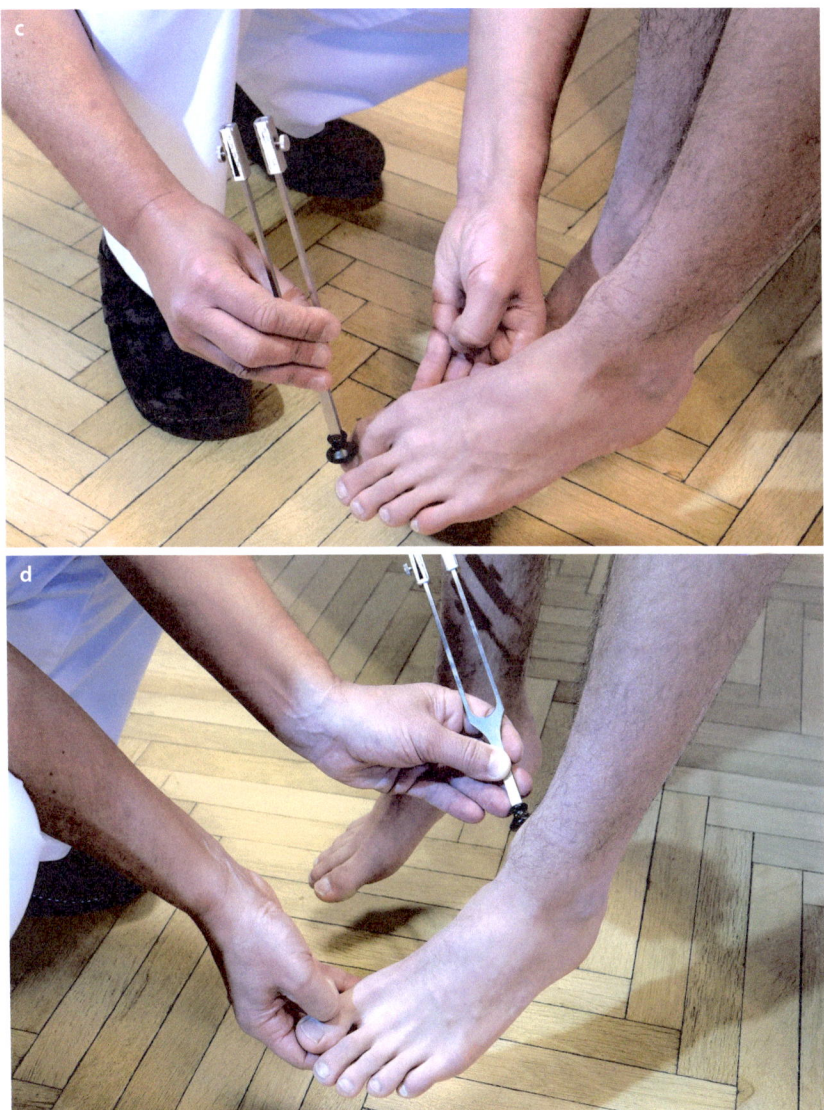

◘ **Abb. 4.50** (Fortsetzung)

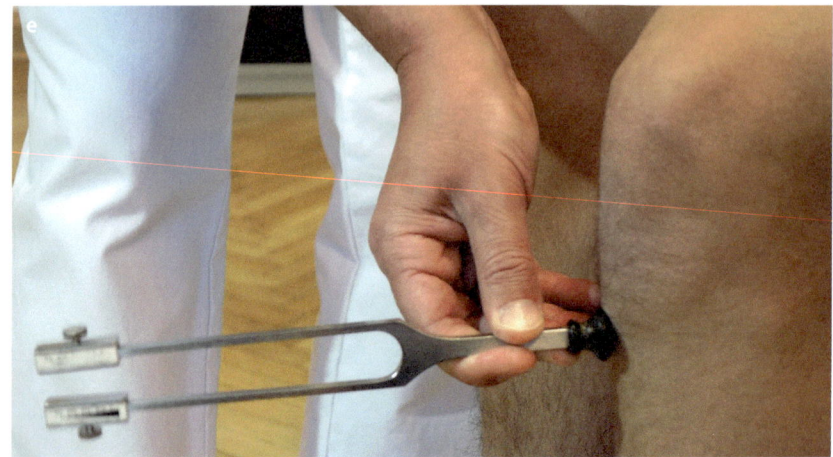

Abb. 4.50 (Fortsetzung)

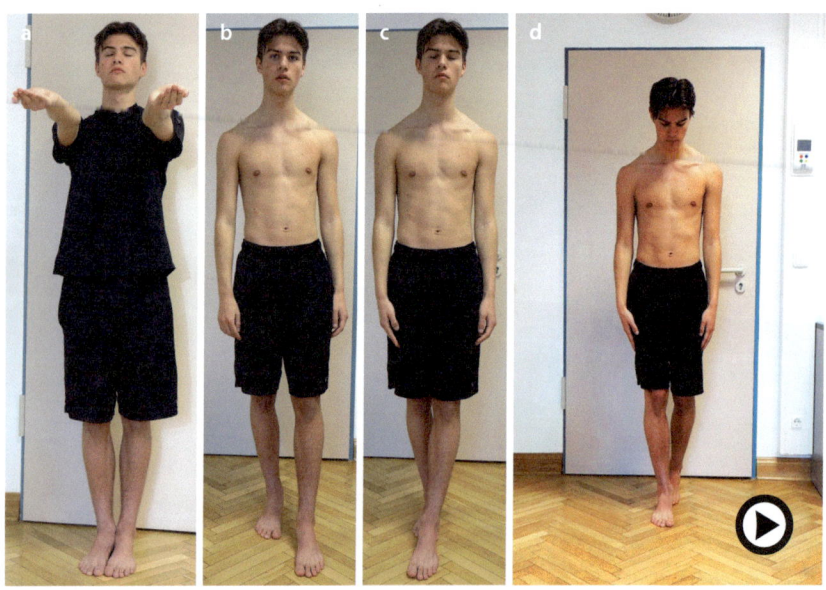

Abb. 4.51 a–c Romberg-Versuch zur Beurteilung der Standsicherheit. Prüfung mit enger Beinstellung, geschlossenen Augen und ausgestreckten Armen. Geringer ausgeprägte Koordinationsstörungen können durch eine erschwerte Ausführung des Romberg- Versuches (Tandem-Stand) und/oder des Seiltänzergangs (Video), jeweils mit offenen oder geschlossenen Augen, verdeutlicht werden (https://doi.org/10.1007/000-2mn)

Klinische neurologische Methode

4.5.5 Prüfung der Reflexe

- Propriozeptive Reflexe (◘ Abb. 4.52, 4.53, 4.54, 4.55, 4.56, 4.57, 4.58, 4.59 und 4.60)

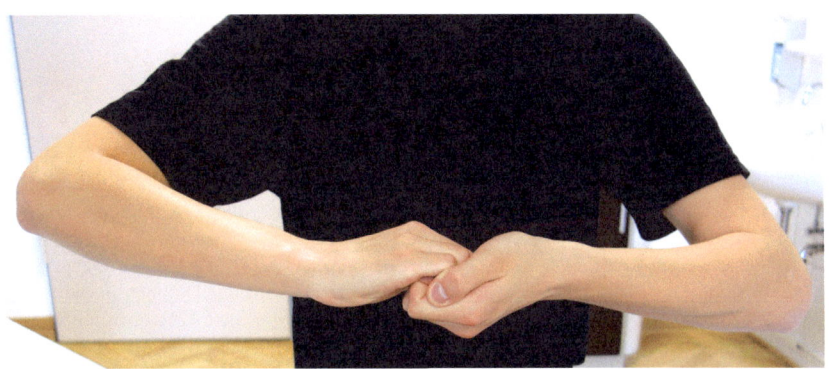

◘ **Abb. 4.52** Reflexbahnung mit Jendrassik-Handgriff

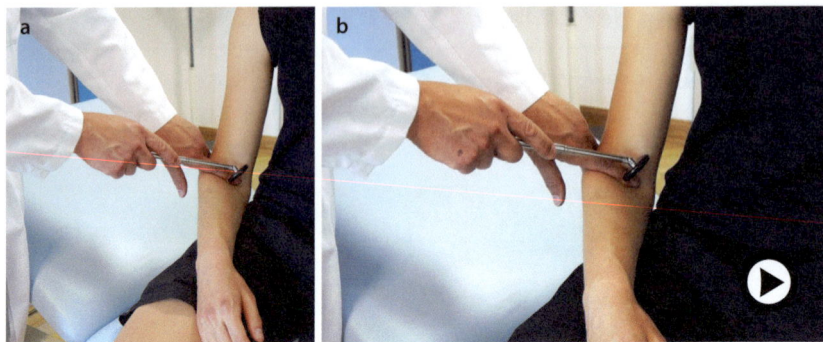

● **Abb. 4.53 a, b** Biceps-brachii-Reflex (Bizepssehnen-Reflex, BSR; N. musculocutaneus, C5–C6). Befindet sich der Untersucher auf derselben Seite wie der zu untersuchende Arm, dann legt er seinen Zeigefinger in die Ellenbeuge mit leichtem Druck auf die Bizepssehne (Video). Bei Untersuchung des gegenüberliegenden Armes wird der Daumen in die Ellenbeuge angelegt. Der Arm des Patienten ist leicht gebeugt, mit seinem Unterarm mittig zwischen Pro- und Supinationsstellung (https://doi.org/10.1007/000-2mp)

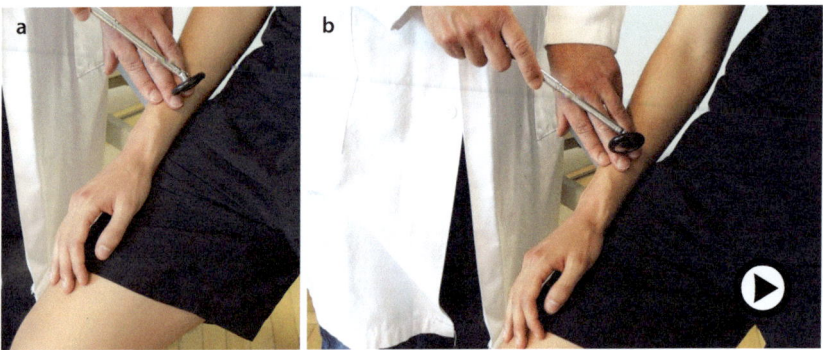

● **Abb. 4.54 a, b** Brachioradialis-Reflex (Radiusperiost-Reflex, RPR; N. radialis, C5–C6). Mit dem Reflexhammer Schlag auf die radiale Unterarmseite in Handgelenksnähe (Video) (https://doi.org/10.1007/000-2mq)

Klinische neurologische Methode

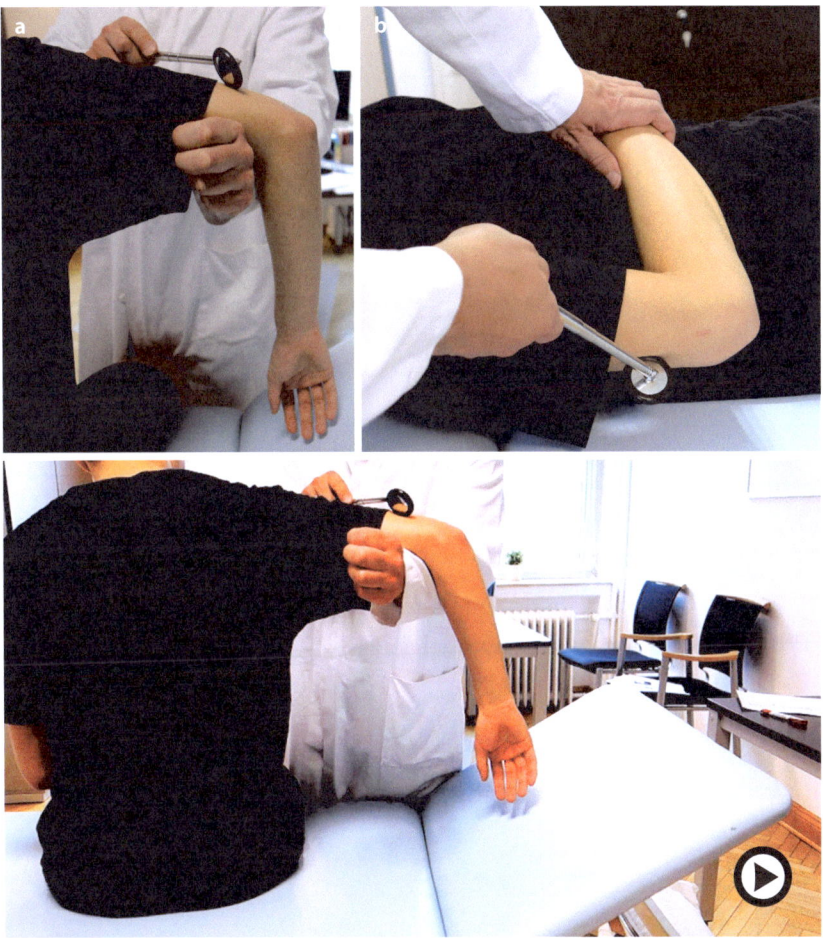

◘ **Abb. 4.55** a–c Triceps-brachii-Reflex (Trizepssehnen-Reflex, TSR; N. radialis, C6–C8). Auslösung des Reflexes durch Beklopfen der Trizepssehne im Sitzen (Video) oder Liegen (https://doi.org/10.1007/000-2mr)

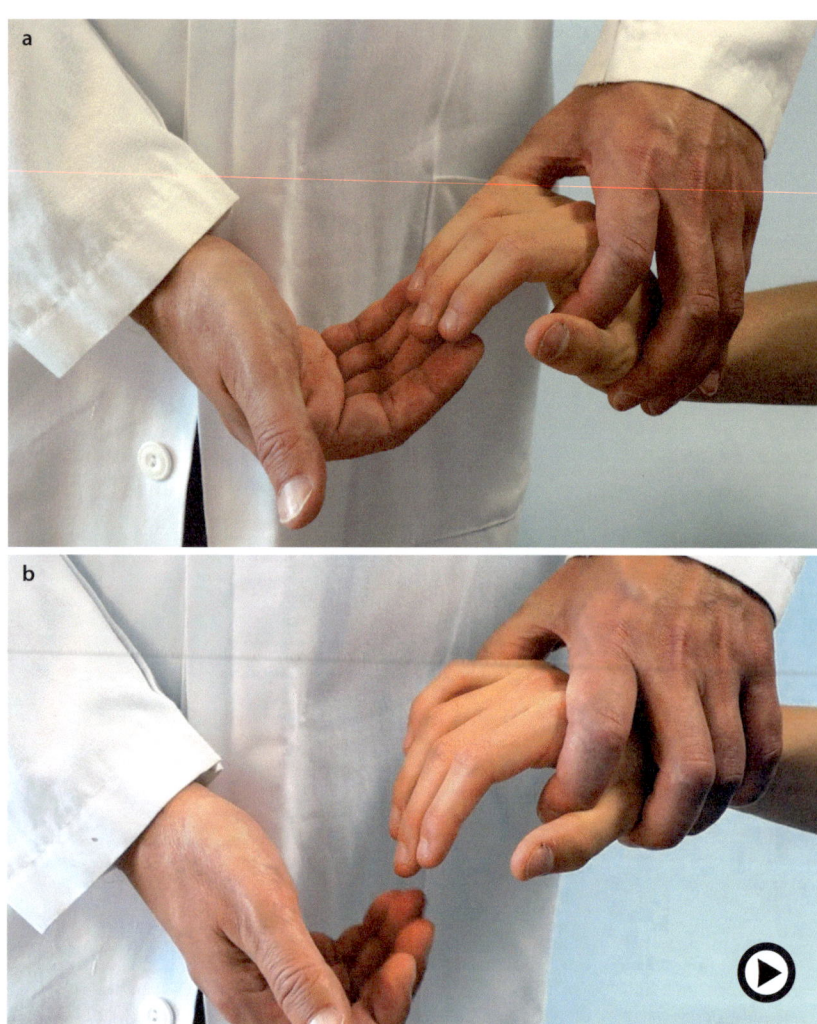

Abb. 4.56 a, b Trömner-Reflex (Nn. medianus et ulnaris, C7–Th1). Der Untersucher schlägt mit den Fingerkuppen gegen die Fingerkuppen des Patienten (Video 022-31). Die Reflexantwort ist eine kurze Beugung aller Finger bzw. des Daumendgliedes. Dieser Reflex kann normalerweise fehlen. Eine einseitige Auslösbarkeit spricht für eine ipsilaterale Reflexsteigerung (https://doi.org/10.1007/000-2ms)

Klinische neurologische Methode

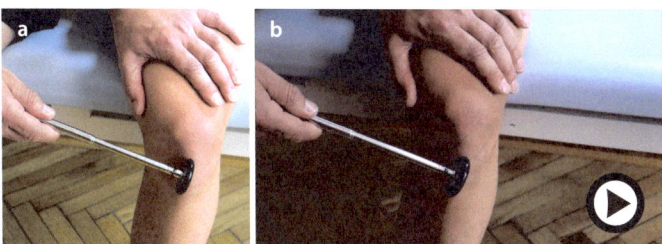

Abb. 4.57 a, b Quadrizeps-Reflex (Patellarsehnenreflex, PSR) in sitzender Position. Auslösung mit Schlag des Reflexhammers auf die Patellarsehne (Video b) (https://doi.org/10.1007/000-2mt)

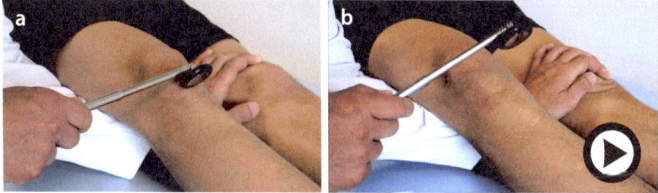

Abb. 4.58 a, b Quadrizeps-Reflex (Patellarsehnenreflex, PSR) in liegender Position. Auslösung mit Schlag des Reflexhammers auf die Patellarsehne. Unterstützung im Knie, indem der Untersucher seinen Arm unterhalb des Kniegelenks positioniert (Video b) (https://doi.org/10.1007/000-2mv)

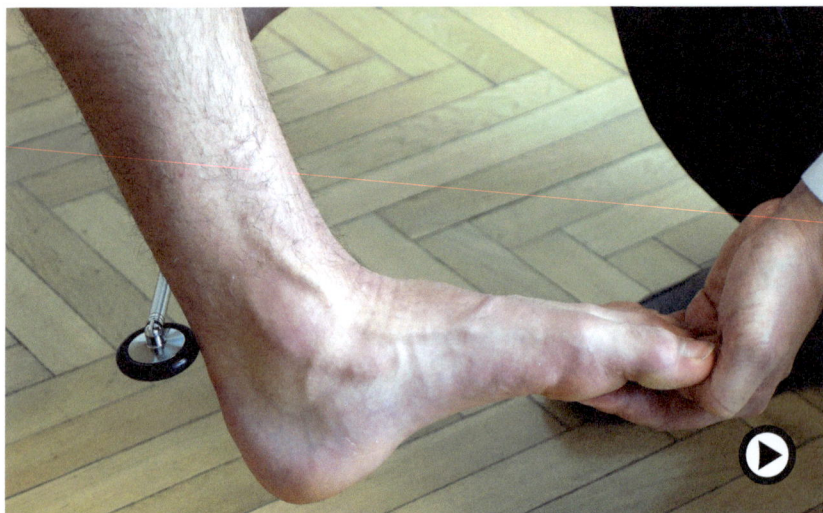

Abb. 4.59 Triceps-surae-Reflex (Achillessehnenreflex, ASR). Reflexauslösung sitzend. Die Hand des Untersuchers liegt am Fußballen an und drückt den Fuß nach oben, mit dem Reflexhammer wird der Schlag auf die Achillessehne ausgeführt (https://doi.org/10.1007/000-2mw)

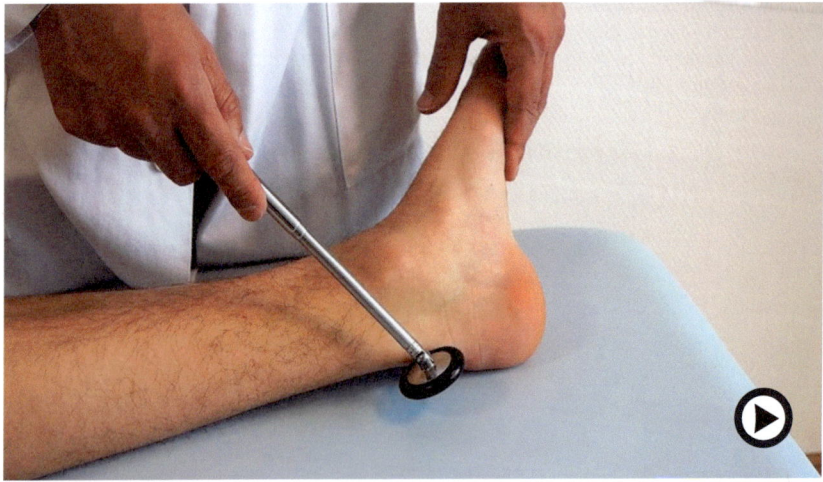

Abb. 4.60 Triceps-surae-Reflex (Achillessehnenreflex, ASR). Reflexauslösung liegend. Die Hand des Untersuchers liegt am Fußballen an und drückt den Fuß nach oben, mit dem Reflexhammer wird der Schlag auf die Achillessehne ausgeführt (https://doi.org/10.1007/000-2mx)

- **Nozizeptive Reflexe (○ Abb. 4.61 und 4.62)**

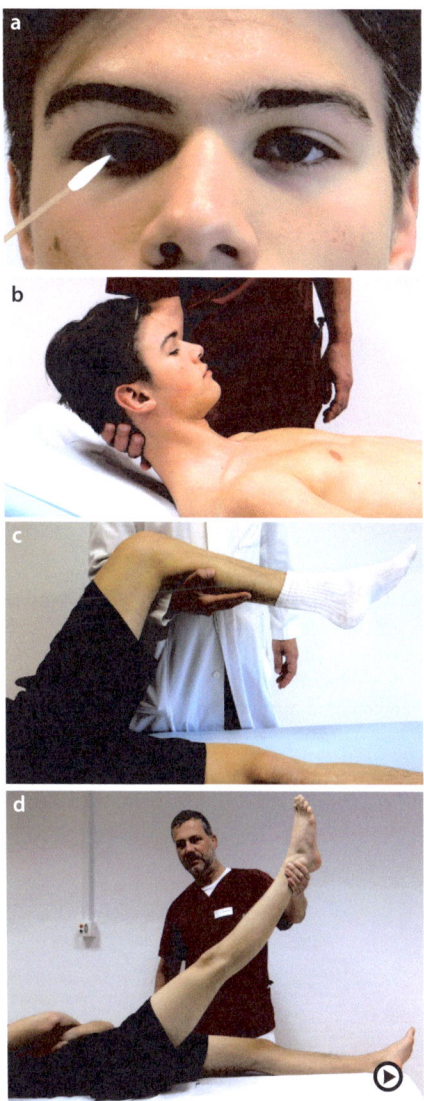

○ **Abb. 4.61** a–d Beispiele nozizeptiver Reflexe. **a** Kornealreflex, **b** Nackenbeuge-Zeichen, **c** Kernig-Zeichen, **d** Lasègue-Zeichen (https://doi.org/10.1007/000-2my)

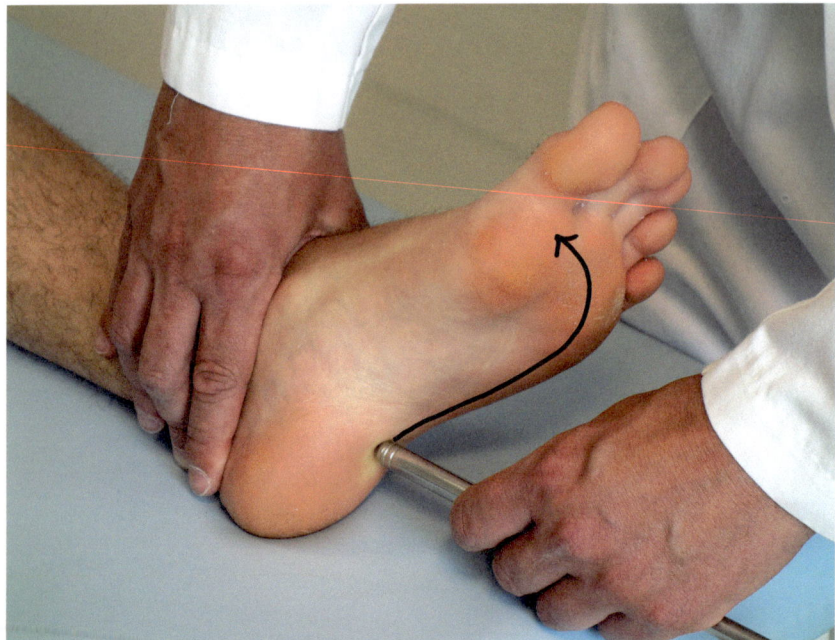

◘ **Abb. 4.62** Auslösung des Babinski-Reflexes durch wiederholtes Bestreichen ab Fersenregion der lateralen Fußsohle bogenförmig bis Höhe der zweiten Zehe. Der Ballen der Großzehe soll dabei nicht erfasst werden, weil dies zu einer (rhythmischen) Großzehenextension führen kann, die von der tonischen Extension der Großzehe beim Babinski-Reflex abzugrenzen ist. Mögliches Spreizphänomen der übrigen Zehen nach Bestreichen der lateralen Fußsohle. Der Babinski-Reflex ist ein Hinweis auf eine kortikospinale (Pyramidenbahn-) Läsion. Wird ein „diskreter" oder „suspekter" Babinski-Reflex bei Unsicherheit in der Beurteilung dieses Reflexes festgestellt, sollte dies Anlass zu einer Wiederholung der Untersuchung und eindeutigen Beurteilung des Reflexes sein

Klinische neurologische Methode

4.5.6 Prüfung von Koordination und Gang

- Normaler Gang (◘ Abb. 4.63)

◘ **Abb. 4.63** Normaler Gang und Standkoordination (https://doi.org/10.1007/000-2mz)

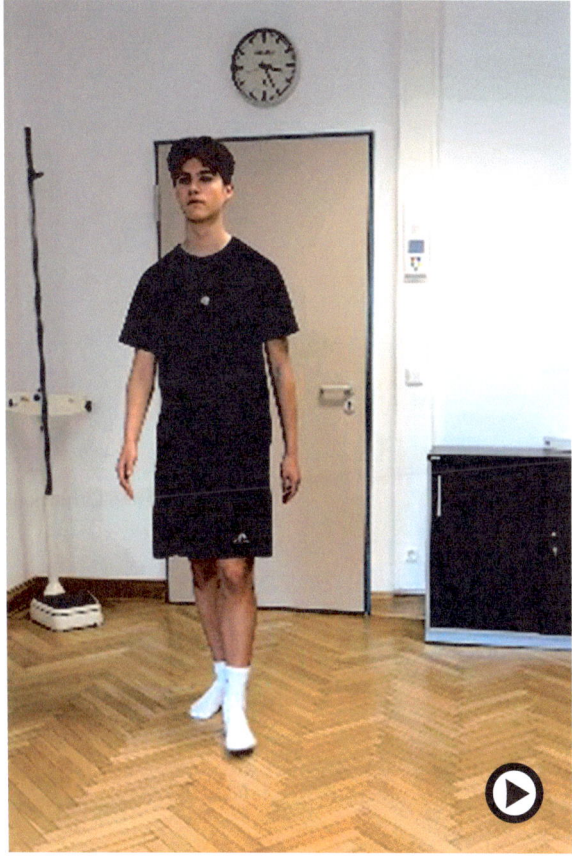

- **Koordinationstests (◐ Abb. 4.64, 4.65, 4.66 und 4.67)**

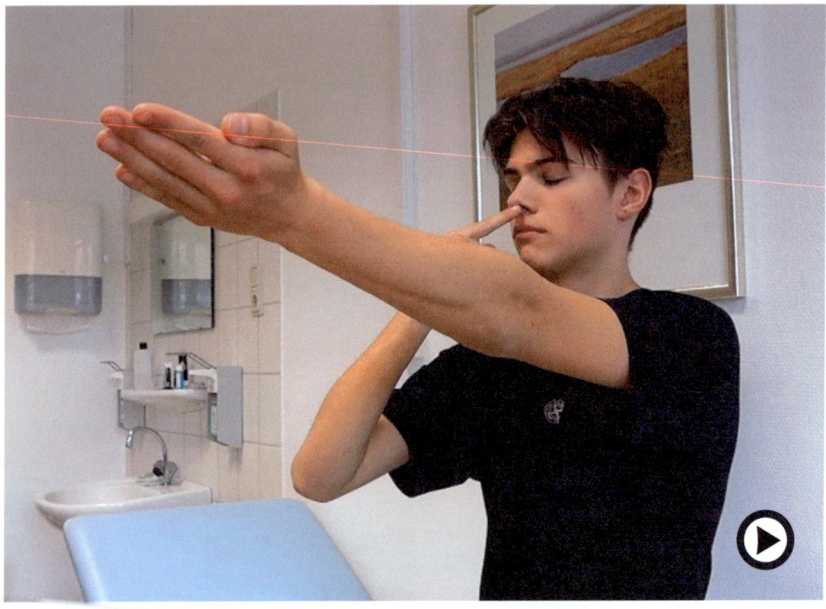

◐ **Abb. 4.64** Finger-Nase-Versuch (https://doi.org/10.1007/000-2n0)

Klinische neurologische Methode

◘ **Abb. 4.65** Finger-Finger-Versuch (https://doi.org/10.1007/000-2n1)

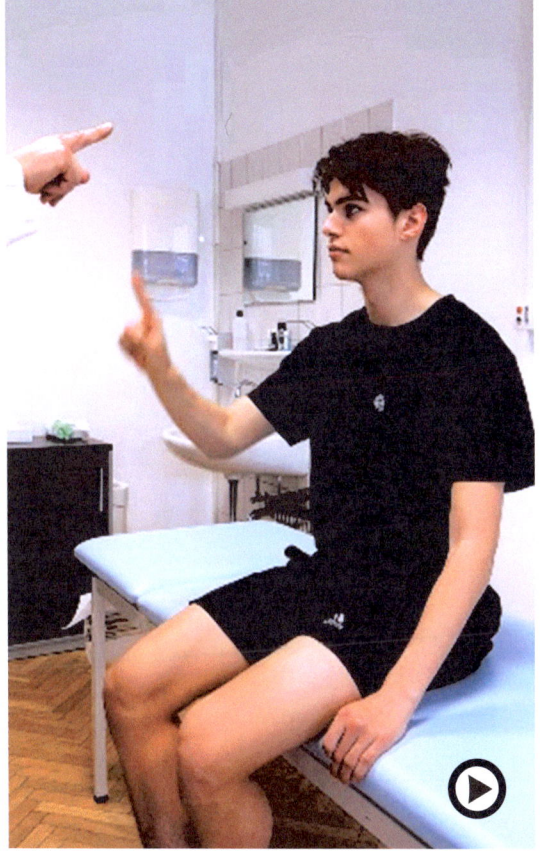

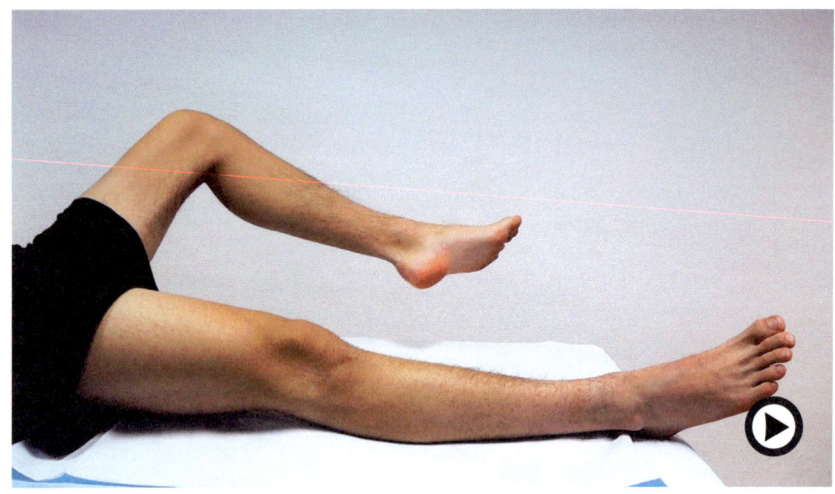

■ **Abb. 4.66** Knie-Hacke-Versuch (https://doi.org/10.1007/000-2mf)

Klinische neurologische Methode

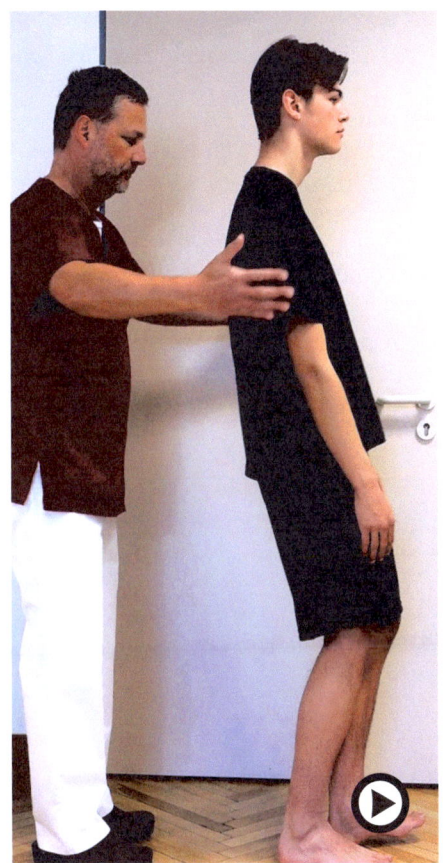

◘ **Abb. 4.67** Zugtest (Pull-Test) zur Prüfung der Reflexe zur Gleichgewichtskontrolle (posturale Reflexe). Aus dem Stand mit leicht offener Beinstellung und geöffneten Augen erfolgt nach Ankündigung durch den hinter dem Patienten stehenden Untersucher ein kräftiger Zug an beiden Schultern nach dorsal. Bei mehr als zwei Ausfallschritten oder Zurückfallen (Retropulsion) ist eine posturale Instabilität vorhanden (https://doi.org/10.1007/000-2n3)

4.6 Beispiel

- Was?
  „Wacher Patient, motorische Hemiparese ohne Spastik rechts, Babinski-Reflex rechts, nicht flüssige Spontansprache mit Agrammatismus und phonematischen Paraphasien; arterielle Hypertonie."

- Wie?
  „Während anstrengender Gartenarbeit. 16.00 Uhr Armparese rechts, bis Ankunft Notaufnahme um 19.00 Uhr Entwicklung einer Hemiparese."

- Wo?
  „Linke Temporalregion, wahrscheinlich Gyrus praecentralis."

- Warum?
  „Hirninfarkt, DD Hirnblutung im Versorgungsgebiet der A. cerebri media links."

- Prognose
  „Vitalparameter stabil."

- Aktion
  „Umgehend CT des Kopfes, nach Ausschluss einer intrazerebralen Blutung Beginn der intravenösen Thrombolyse. Aufnahme auf Stroke Unit."

# Digitale neurologische Untersuchung

Reinhard Rohkamm

Inhaltsverzeichnis

5.1 Ausgangslage – 348

5.2 Merkmale – 348

5.3 Anamnese – 353

5.4 Untersuchung – 353

© Springer-Verlag GmbH Deutschland, ein Teil von Springer Nature 2021
P. Kermer, R. Rohkamm (Hrsg.), *Die neurologische Untersuchung*,
https://doi.org/10.1007/978-3-662-61415-0_5

5.1 Ausgangslage

Neurologische Untersuchung sowie Dokumentation mit Unterstützung digitaler Technologien und Anwendungen (eHealth).

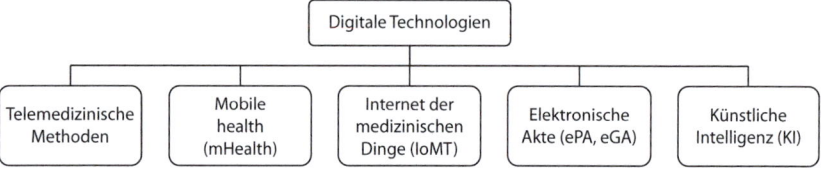

5.2 Merkmale

- **Telemedizinische Methoden**

„Telemedizin ist ein Sammelbegriff für verschiedenartige ärztliche Versorgungskonzepte, die als Gemeinsamkeit den prinzipiellen Ansatz aufweisen, dass medizinische Leistungen der Gesundheitsversorgung der Bevölkerung in den Bereichen Diagnostik, Therapie und Rehabilitation sowie bei der ärztlichen Entscheidungsberatung über räumliche Entfernungen (oder zeitlichen Versatz) hinweg erbracht werden. Hierbei werden Informations- und Kommunikationstechnologien eingesetzt." (Beschlussprotokoll des 118. Deutschen Ärztetages 2015)

- **Mobile Gesundheit (Mobile Health, mHealth)**

Digitale Technologien mobiler Geräte („mobile devices") wie Smartphones, Smartwatches, Tablets und von körpernahen oder implantierten Sensoren übermittelte Daten werden zur Krankheitsprävention sowie zur Unterstützung von Diagnose, Therapie und Rehabilitation von Erkrankungen eingesetzt.

- **Internet medizinischer Dinge (Internet of Medical Things = IoMT)**

Digitale Vernetzung interagierender medizinischer Objekte („things") über das Internet. Dabei ist es das Ziel, die gesendeten und empfangenen Daten verbundener medizinischer Geräte und Systeme (z. B. Sturzsensoren, Bewegungssensoren, Medikamentenmonitoring, Schrittzähler, tragbare Kreislaufsensoren, Wartung von Medizingeräten, sprachgesteuerte Assistenzsysteme) zu automatisieren und zu optimieren.

- **Elektronische Patientenakte (ePA)**
Vom Patienten freiwillig digital gespeicherte Daten seiner Befunde, Diagnosen, Therapiemaßnahmen, Behandlungsberichte, Impfungen, Notfalldaten, Medikamentenpläne und Arztbriefe. Der Patient entscheidet, wer auf seine Akte Zugriff hat. Die Krankenkassen sind ab 2021 verpflichtet, den Versicherten eine ePA zur Verfügung zu stellen, die dann von Ärzten und Krankenhäusern genutzt werden kann.

- **Elektronische Gesundheitsakte (eGA)**
Die eGA soll den Patienten über seine ihn betreffenden medizinischen Daten informieren. Ärzte sind verpflichtet, Patienten elektronische Kopien der Befunde zu überreichen. Diese können in die ePA vom Patienten eingelesen werden. Hierbei kann der Patient entscheiden, welche Daten gespeichert und weitergegeben werden dürfen. Eine Pflicht zur Auswertung und Nutzung einer eGA durch Ärzte besteht nicht. Ärzte können aber bei ausdrücklichem Wunsch des Patienten auf die eGA zugreifen.

- **Künstliche Intelligenz (KI, Artificial Intelligence = AI)**
Menschliche Lern-, Entscheidungs- und Handlungsprozesse werden in Programmen als Algorithmen abgebildet. Damit können Computer selbstständig bestimmte Probleme bearbeiten und lösen. Die Grundlage maschineller lernender Systeme (Deep Learning) sind künstliche neuronale Netze (KNN). Sie eignen sich zur automatischen Analyse von großen und komplexen Datenmengen, beispielsweise zur Unterstützung von diagnostischen und differenzialdiagnostischen Aufgabenstellungen oder in der Personalisierung von Behandlungsplänen (Übersicht bei Rajkomar et al. 2019).

Beispiele digitaler Technologien zur Unterstützung der neurologischen Untersuchung

Digitale Technologien		Anwendungsbeispiel
Telemedizinische Methoden		
Teleneurologie → Netzwerk zwischen einem neurologischen Zentrum (z. B. Universitätsklinikum) und Kliniken ohne neurologische Fachabteilung; insbesondere wenn in kleineren Kliniken nicht rund um die Uhr Neurologen zur Versorgung neurologischer Notfälle, die spezialisiertes neurologisches Wissen erfordern, im Dienst sind	Audiovisuelle konsiliarische Untersuchung bei akuten neurologischen Erkrankungen (z. B. Schlaganfall, Bewusstseinsstörung, epileptischer Anfall, Meningoenzephalitis, akuter Schwindel) Mit einem mobilen Kamera-/Aufnahmesystem am Patientenbett der teilnehmenden Klinik wird zusammen mit dem Arzt vor Ort die neurologische Untersuchung durchgeführt, der telemedizinisch verbundene Konsiliararzt des Zentrums berät zu Akutmaßnahmen wie auch zur weiteren Diagnostik und erstellt einen Konsiliarbericht	Schlaganfall → Telestroke-Netzwerk (z. B. STENO, SATELIT, TEMPiS, NEVAS, TESAURUS, TRANSIT)
Teleepilepsie (Epilepsie-Netzwerk)	Experten eines Epilepsiezentrums beraten bei der Diagnose und Therapie (z. B. pharmakorefraktäre Epilepsie, Status epilepticus, Indikation zur Epilepsiechirurgie); vor allem für Kinder und ältere Patienten hilfreich, die nur erschwert entfernte Zentren erreichen können	Epilepsie-Netzwerk (TeIEP)

Digitale neurologische Untersuchung

Beispiele digitaler Technologien zur Unterstützung der neurologischen Untersuchung

Digitale Technologien		Anwendungsbeispiel
Rettungsmedizin	Ersthelfer wählt Notfallleitstelle, übermittelt Videoaufnahme zusammen mit Herzfrequenz, Atmung, Bewegung via Smartphone an Disponenten; folgende Direktübertragung der aktuellen Daten aus dem Rettungswagen an das Krankenhaus	Schlaganfall, Bewusstlosigkeit, epileptischer Anfall
Neurologische Telekonsultation	Audiovisuelles Konsiliargespräch mit einem Facharzt für Neurologie	Beratung bei neurologischen Problemstellungen (Hausarzt, Arzt anderer Fachdisziplin)
Online-Video-Sprechstunde (OVS)	Kontakt zwischen Arzt und Patient, der sich im häuslichen Umfeld befindet Der Patient schildert seine Beschwerden und wird vom Arzt zu einzelnen Untersuchungsschritten aufgefordert	Ärztliche Erstkonsultation, Verlaufskontrolle des neurologischen Befundes (z. B. bei Kopfschmerzen, Demenz, Parkinson-Krankheit, Bewegungsstörungen, multipler Sklerose, Lumbago)
Mobile Gesundheit (Mobile Health = mHealth)		
Anwendungsprogramm (Application Software = App) auf Smartphone, Smartwatch oder Tablet Am oder im Körper vorhandene Sensoren (Wearables, Mensch-Maschine-Produkte, Defibrillatorweste)	Datenerhebung (z. B. von Herzfrequenz, Blutdruck, Bewegungsprofil, Schlafenzeiten und Stürzen)	Kontrolle bei Vorhofflimmern, Defibrillation bei Kammerflimmern und Notruf/Meldung an Herzzentrum, Notruf bei Sturz über Verbindung zum Smartphone, Erinnerung an Medikamenteneinnahme, Zunahme motorischer Defizite (z. B. bei Parkinson-Krankheit)
Frühdiagnostik und Behandlung bei Parkinson-Krankheit	Körpernaher Sensor, Smartphone, unterstützt durch Teleneurologie	PCompanion (▶ http://www.parkinson-companion.de/), iPrognosis (▶ http://www.i-prognosis.eu/)

Beispiele digitaler Technologien zur Unterstützung der neurologischen Untersuchung

Digitale Technologien		Anwendungsbeispiel
Patient-Arzt-Kommunikation	Als Vorbereitung zur ärztlichen Erstuntersuchung oder zur Verlaufsbeurteilung von Beschwerden	▶ https://idana.com
	Beratung, Terminanfrage, Therapie, Daten zur Erkrankung von Patienten	PatientConcept als App (▶ https://neurosys.de
Selbsthilfe	Schlaganfallsymptome erkennen	z. B. FAST-Test (▶ www.schlaganfall-hilfe.de▶ https://www.klinikum-os.de/)
	Symptomanalyse	▶ https://ada.com/de/
Internet medizinischer Dinge (Internet of Medical Things = IoMT)		
Digitale Vorsorgesysteme (im häuslichen Bereich, Krankenhaus, Pflegeeinrichtung, Rehabilitationsklinik)	Miteinander verknüpfte medizinische Sensoren, Objekte und webfähige Geräte, die jeweils eindeutig definiert sind; Sammlung und Analyse der Daten, ohne dass eine Interaktion zwischen Menschen bzw. zwischen Menschen und Computer stattfindet	Im Notfall automatische Auslösung eines Notrufs (z. B. Schlaganfall, epileptischer Anfall, akuter Schwindel, Bewusstlosigkeit, Sturz)

Praxistipp

Bei allen digitalen Technologien und Anwendungen im medizinischen Bereich sind Sicherheit und Transparenz der gespeicherten Daten, die persönliche Kontrolle des Patienten über seine Daten sowie die Vertraulichkeit aller Mitteilungen des Patienten unverzichtbare Anforderungen. Für viele kommerziell angebotene Medizinprodukte (Fitnesstracker, Smartwatches, digitale Brillen, Apps) ist oft nicht nachvollziehbar, wie die Daten weiterverarbeitet und -genutzt werden.

5.3 Anamnese

Bei telemedizinischen Verfahren wird die Anamnese im Gespräch zwischen Patient und Arzt erhoben. Auf mobilen Geräten wird die Anamnese in Echtzeit als geschriebener Text in Form von Frage – Antwort (Chat) ermittelt.

Die digital erhobenen Daten können insbesondere in der Vorbereitung einer Erstkonsultation oder in der Therapiebegleitung chronischer Krankheiten hilfreich sein, weil sich die weitere neurologische anamnestische Gesprächsführung zielgerichteter auf die eigentlichen Beschwerden ausrichten lässt. Gleichzeitig kann die Dringlichkeit der ärztlichen Konsultation beurteilt werden. Die möglichen Nachteile einer anonymisierten Datenerhebung bei mobilen Geräten werden durch das nachfolgende ärztliche anamnestische Gespräch aufgehoben.

5.4 Untersuchung

Das unmittelbare Eintragen der Befunde bei der neurologischen Untersuchung in digitalisierte Befundbögen und deren elektronische Zusammenfassung gibt einen raschen Überblick zu den vorhandenen Störungen. Zudem erübrigt sich eine nachträgliche Dokumentation, wenn diese Befunde direkt in die Behandlungsunterlagen (elektronische Akte) einfließen.

Fallstricke neurologischer Methoden

Reinhard Rohkamm

Inhaltsverzeichnis

6.1 Ausgangslage – 356

6.2 Merkmale – 356

6.3 Anamnese – 356

6.4 Untersuchung – 356
6.4.1 Falsch positive Diagnose (Mimics) – 359
6.4.2 Falsch negative Diagnose (Chamäleons) – 361
6.4.3 Kognitive Verzerrung („cognitive bias") – 362

6.5 Konsequenz für den ärztlichen Alltag – 365

© Springer-Verlag GmbH Deutschland, ein Teil von Springer Nature 2021
P. Kermer, R. Rohkamm (Hrsg.), *Die neurologische Untersuchung*,
https://doi.org/10.1007/978-3-662-61415-0_6

6.1 Ausgangslage

Denkfehler im klinischen neurologischen Entscheidungsprozess.

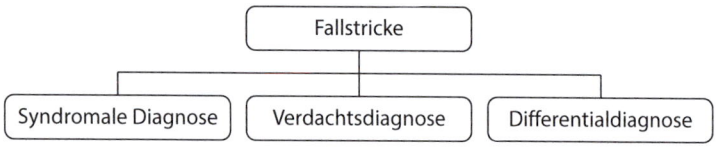

6.2 Merkmale

Während die syndromale Diagnose wesentlich vom Erfassen des typischen Musters eines Syndroms und der Definition der Hauptbeschwerden bestimmt wird, kommen bei der Verdachts- und differenzierten Diagnose vor allem analytische Denkprozesse zum Einsatz (s. Abbildung unten).

6.3 Anamnese

Erster Fallstrick auf diesem Pfad ist eine unter Zeitdruck erhobene „Kurzanamnese", die kein ausreichendes Verständnis seitens des Untersuchers der führenden Beschwerden des Patienten ermöglicht und damit Denkfehler in diagnostischen Entscheidungen anbahnen kann – in erster Linie, weil eine ausführliche neurologische Untersuchung (entsprechend ▶ Kap. 4) in der Regel weder notwendig noch in der zur Verfügung stehenden Zeit zu verwirklichen ist und die nachfolgende neurologische Untersuchung wegen der lückenhaften Anamnese deshalb leicht fehlgeleitet wird.

6.4 Untersuchung

Kommen unzureichende Untersuchungstechniken oder eine Über- oder Unterbewertung erhobener klinischer Untersuchungsbefunde hinzu, werden meist auch Erwartungen, eine zutreffende Diagnose z. B. durch Laboruntersuchungen, EMG, Dopplersonografie, CT oder MRT zu erreichen, nicht erfüllt.

Überbewertungen von klinischen Befunden sind beispielsweise ausführliche schnittmusterartige Dokumentationen von sensiblen Defiziten, ohne diese in eine angemessene Relation zu motorischen Defiziten und Reflexbefunden zu setzen (z. B. Unterscheidung periphere vs. zentrale Parese). Umgekehrt kann eine Unterbewertung von sensiblen Ausfällen und Reflexbefunden zur gleichartigen Fehlbewertung führen.

Paraklinische Untersuchungsmethoden können insbesondere dann die klinische Diagnostik nicht unterstützen, wenn sie als Folge des vorhergegangen klinischen Irrweges eine nicht für die Symptome ursächliche Region oder Funktion untersuchen. Diese Problematik resultiert u. a. auch aus einer ungenau formulierten oder gar fehlenden Fragestellung an den die jeweilige Diagnostik durchführenden Untersucher.

Die folgende Abbildung zeigt Fallstricke im klinischen neurologischen Diagnoseprozess. Paraklinische Befunde, deren Informationen auf allen Ebenen einfließen und die jeweils klinisch analysiert werden müssen, sind nicht mit dargestellt.

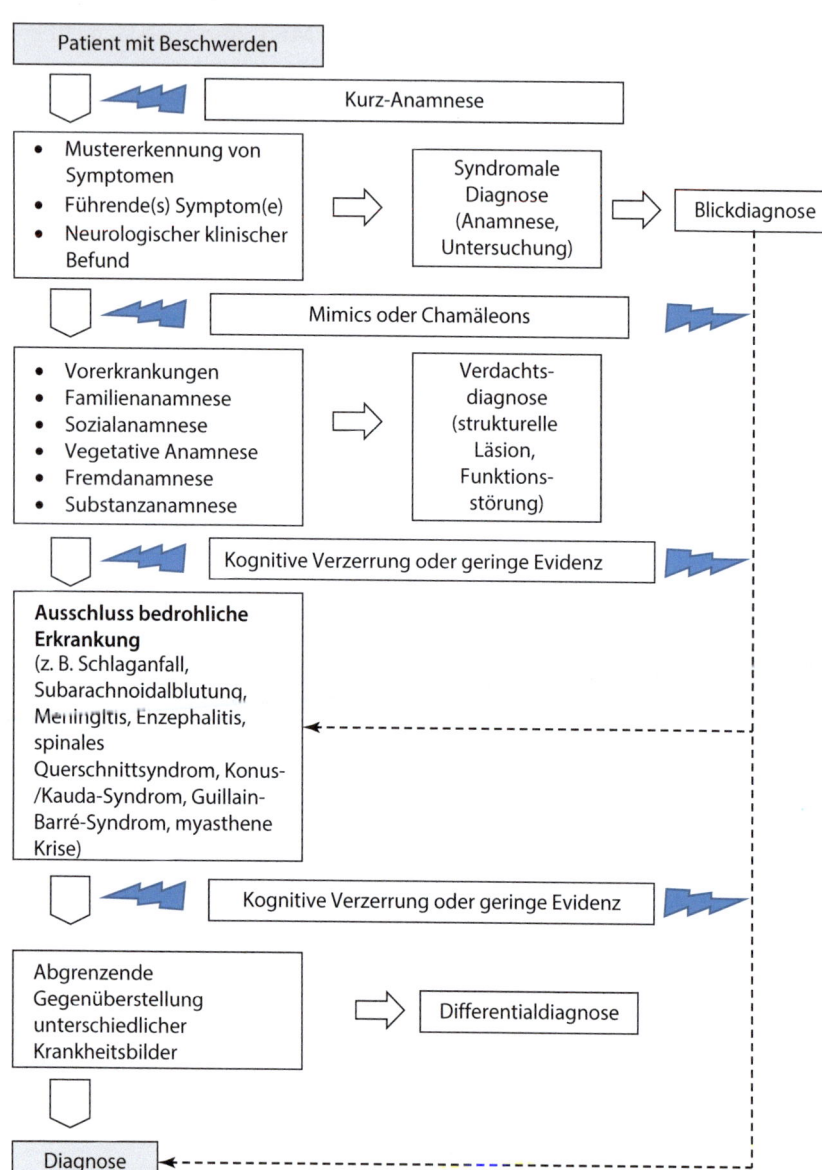

Ein erfahrener Untersucher gelangt bei einer typischen Symptomkonstellation meist rasch zu einer zutreffenden Diagnose (Blickdiagnose).
Bei untypischer Manifestation einer häufigen Erkrankung, typischen Symptomen eines seltenen Krankheitsbildes, multiplen Erkrankungen oder fehlender Erfahrung des Untersuchers beginnt in der Regel ein die zeitlichen und materiellen Ressourcen stärker beanspruchender analytischer Diagnoseprozess. Dieser sammelt möglichst viele Daten und analysiert sämtliche Informationen in reziproken Einzelschritten und Schlussfolgerungen.

Alle Schritte im Diagnoseprozess sind Störeinflüssen ausgesetzt, die unterschiedlich stark das Ergebnis und damit eine zutreffende Diagnose verzerren können.

Wesentliche Störfaktoren der syndromalen Diagnose sind falsch positive oder negative Symptome und Befunde (Mimics und Chamäleons). Der analytische Diagnoseprozess wird vor allem von kognitiven Verzerrungen und Evidenzen beeinflusst. Hinzu kommen unterschiedliche Wechselbeziehungen dieser Störfaktoren auf allen Ebenen des diagnostischen Entscheidungsprozesses.

6.4.1 Falsch positive Diagnose (Mimics)

Symptome und Befunde haben mit der eigentlich zugrunde liegenden Erkrankung typische oder häufige Krankheitszeichen gemeinsam, werden dieser aber nicht zugerechnet („sieht so aus wie ... – ist es aber nicht").

Beispiele falsch positiver Diagnosen (in alphabetischer Reihenfolge)	
Erkrankung	**Mimics**
Amyotrophe Lateralsklerose (ALS)	Chronische inflammatorische demyelinisierende Polyneuropathie (CIDP), multifokale motorische Neuropathie (MMN), sporadische Einschlusskörpermyositis, spinobulbäre Muskelatrophie (Kennedy-Krankheit), spinale Muskelatrophie (Hirayama-Krankheit), Neuromyotonie, zervikale Myelopathie, hereditäre spastische Paraparese, Muskelfaszikulationen ohne Paresen/Muskelatrophie

Beispiele falsch positiver Diagnosen (in alphabetischer Reihenfolge)	
Erkrankung	Mimics
Chronische inflammatorische demyelinisierende Polyneuropathie (CIDP)	Hereditäre Neuropathie, paraproteinämische/paraneoplastische Polyneuropathie, Vaskulitis, diabetische Polyneuropathie
Fokaler motorischer Status epilepticus	Asterixis, Chorea, Dystonie, Hemiballismus, Myoklonus, Tremor, PNEA
Guillain-Barré-Syndrom, Miller-Fisher-Syndrom	Akute schlaffe Paraparese (im Rahmen von Virusinfektionen wie West-Nil-Virus, Herpes-simplex-Virus, Zytomegalie-Virus, Varizella-Zoster-Virus), Querschnittmyelitis (Mycoplasma pneumoniae, Herpes-simplex-Virus, Varizella-Zoster-Virus), akute spinale Raumforderung (z. B. epiduraler Abszess, spinale Blutung, Bandscheibenvorfall), A.-spinalis-anterior-Syndrom, Myasthenia gravis, Critical-Illness-Neuropathie/-Myopathie
(Pharmakoresistente) Epilepsie	Kardiale Synkopen (z. B. Long-QT-Syndrom), PNEA
Psychogene (funktionelle) Störungen	Gangstörung (schleppend-langsamer Gang, häufige Stürze ohne Verletzungen), Sehverlust (Pupillen-Lichtreflex und optokinetischer Nystagmus jedoch auslösbar)
Schlaganfall	Postiktale Parese (Todd Parese), Hypoglykämie, Sepsis, Migräne mit Aura, psychogene Hemiparese
Transitorisch ischämische Attacke (TIA)	Migräne mit Aura, epileptischer Anfall, Synkope, akute vestibuläre Schwindelattacke, transiente globale Amnesie, zerebrale Amyloidangiopathie („amyloid spells"), paroxysmale Symptome bei einer multiplen Sklerose (Dysarthrie, Dystonie, Doppelbilder), psychogene Störung

6.4.2 Falsch negative Diagnose (Chamäleons)

Symptome und Befunde sind untypisch und ungewöhnlich für die eigentlich zugrunde liegende Erkrankung, die sich dann erst im weiteren Verlauf herausstellt („sieht nicht so aus wie ... – ist es aber").

Beispiele falsch negativer Diagnosen (in alphabetischer Reihenfolge)

Erkrankung	Chamäleons
Beidseitiger Thalamusinfarkt	(Transiente) globale Amnesie
Bilateraler parietookzipitaler Hirninfarkt, globale Aphasie bei Infarkt der linken A. cerebri media, Schädel-Hirn-Trauma	Verwirrtheit, Delir, Intoxikation
Chronische inflammatorische demyelinisierende Polyneuropathie (CIDP)	Guillain-Barré-Syndrom, amyotrophe Lateralsklerose, Nervenengpass-Syndrome (CTS, UNE), Polyneuropathie (insbesondere Diabetes mellitus)
Guillain-Barré-Syndrom	Seltene Varianten des Guillain-Barré-Syndroms (GBS mit auslösbaren Reflexen, paraparetisches GBS, bilaterale faziale Parese ohne Ophthalmoplegie und ohne Arm-/Bein-Parese)
Kortikaler Hirninfarkt	Periphere Nervenläsion (z. B. „Fallhand")
Psychogene (funktionelle) Störung	Geruchs-/Geschmackstörungen („alles riecht/schmeckt chemisch", „Zunge/Mund brennt immer wie Feuer"), Zungenbiss (Zungenspitze), Tremor, Konvergenzspasmus (erweckt den Eindruck einer beidseitigen Abduzensparese), einseitige faziale Schwäche, Dysphonie
TIA bei einer hochgradigen Karotis-/Mediastenose	Fokaler epileptischer Anfall

6.4.3 Kognitive Verzerrung („cognitive bias")

Hiermit werden nicht bewusste, mehr oder weniger automatisch ablaufende Denkmuster (Bias) in der heuristischen Verarbeitung von Informationen bezeichnet, die im Ergebnis zu falschen Schlussfolgerungen führen (intuitive Denkfehler).

Im medizinischen Kontext sind heuristische Strategien in der klinischen Diagnostik sinnvoll und nützlich, um den zeitlichen und materiellen Einsatz bis zur Differenzialdiagnose bzw. Diagnose abzukürzen. Hierbei führen besonders durch Erfahrung generierte Techniken dazu, dass mit den ärztlichen Berufsjahren eine zunehmende diagnostische Treffsicherheit erzielt wird.

Heuristiken versuchen, mit möglichst wenig Aufwand ein möglichst gutes diagnostisches Ergebnis zu erzielen. Dabei stellen sie bei der Suche nach einer Diagnose oft einen Teil der verfügbaren wie auch der erhobenen Informationen zurück (z. B. Erkrankungsprävalenzen, einzelne körperliche Befunde, bestimmte Labordaten, radiologische Befunde). Von vielen möglichen, hierbei wirksamen Bias (Befangenheit, Vorurteile) sind die folgenden bei klinischen neurologischen Problemstellungen relevant. Mit deren Kenntnis geht auch gleichzeitig die Erkenntnis einher, dass kein Arzt von kognitiven Verzerrungen frei ist. Dies wiederum eröffnet die Möglichkeit, die eigenen diagnostischen Fähigkeiten kritisch zu hinterfragen („debiasing").

Beispiele für kognitive Verzerrungen im Diagnoseprozess (nach Croskerry 2002; Redelmeier 2005)

Bias	Kennzeichen
Ankereffekt („anchoring effect")	Einfluss bestimmter Informationen („Anker"), die wichtiger als andere genommen werden, auf die Entscheidungsfindung. Beispielsweise werden isoliert aufgetretene starke Nackenschmerzen ohne weitere Zusatzbeschwerden einer zervikogenen Ursache („Zervikalsyndrom") zugeordnet. Erst bei erneutem Nackenschmerz zusammen mit einer Bewusstseinsstörung wird eine Subarachnoidalblutung diagnostiziert
Attributionsfehler („attribution bias")	Symptome werden nicht ernst genommen, weil als deren Ursache ein Persönlichkeitsmerkmal („vegetativ überlagert", „supranasale Beschwerden", „wehleidig", „unkooperativ", „weitschweifig") oder das hohe Lebensalter („altersbedingte Beschwerden") angenommen wird

Fallstricke neurologischer Methoden

Beispiele für kognitive Verzerrungen im Diagnoseprozess (nach Croskerry 2002; Redelmeier 2005)

Bias	Kennzeichen
Bestätigungsfehler („confirmation bias")	Tendenz, Informationen zu bevorzugen, die bestehende diagnostische Überzeugungen bestätigen. Symptome und Befunde werden so gedeutet, dass sie die eigene Einschätzung unterstützen. Unstimmige Informationen werden ausgeblendet
Einrahmungseffekt („framing")	Diagnostische Entscheidungen werden von der Präsentation der Informationen gesteuert. Beispielsweise kann die Einweisungsdiagnose „TIA" zu anderen differenzialdiagnostischen Überlegungen als „Anfall" führen
Erfahrungsirrtum („posterior probability error")	Eine schon länger bestehende Erkrankung, derentwegen ein Patient mehrfach vorstellig wurde, wird bei erneuter (z. B. zehnter) Konsultation als Ursache von gleichartigen Beschwerden angesehen. Beispielsweise werden langjährige Migränekopfschmerzen bei neuerlichen Kopfschmerzen wieder einer Migräneattacke zugeordnet und die diesmal ursächliche Subarachnoidalblutung wird nicht erkannt
Fehler im Rückblick („hindsight bias")	Nach Eintritt eines Ereignisses (z. B. einer Hemiplegie) ist man im Nachhinein der Meinung, dieses (nach einer TIA) so vorhergesehen zu haben („war doch klar, dass das so kommen musste"), ohne dass man bereits zum Zeitpunkt der TIA diagnostische und therapeutische Maßnahmen durchgeführt hatte
Gefühlsbestimmte Voreingenommenheit („affective bias")	Positive oder negative Einstellungen gegenüber einem Patienten oder einer Situation beeinflussen den diagnostischen Entscheidungsprozess. Erscheint ein Patient dem Untersucher sympathisch, kann dies dazu führen, dass mehr und auch risikoreichere Untersuchungen durchgeführt werden, „um auch ja nichts zu übersehen". Bei schwieriger kollegialer Zusammenarbeit können z. B. notwendige Konsiliaruntersuchungen wegen Dissonanzen unterbleiben

Beispiele für kognitive Verzerrungen im Diagnoseprozess (nach Croskerry 2002; Redelmeier 2005)

Bias	Kennzeichen
Kontextfehler („context bias")	Symptome werden einer Struktur oder einem Organ zugerechnet, ohne dass andere Ursachen berücksichtigt werden. Schulterschmerzen werden z. B. als Folge degenerativer knöcherner Veränderungen diagnostiziert, ohne dass die tatsächlich vorhandene Ursache einer neuralgischen Schulteramyotrophie festgestellt wird
Prävalenzfehler („base rate neglect")	Die Prävalenz einer Erkrankung, von Labordaten oder bildgebenden Befunden und deren Eintrittswahrscheinlichkeit wird außer Acht gelassen. So ist bei einer beschleunigten BSG eine temporale Arteriitis als Ursache neu aufgetretener Kopfschmerzen bei einer jungen Frau unwahrscheinlicher als bei einem Mann um die 70 Jahre
Selbstüberschätzung („overconfidence bias")	Eine getroffene Diagnose wird ohne hinreichende Evidenz durch (unkritisches) Vertrauen auf die eigene Kompetenz als zutreffend eingeschätzt. Andere diagnostische Überlegungen werden nicht mehr weiterverfolgt
Verfügbarkeitsfehler („availability bias")	Eine kürzlich bei einem Patienten korrekt gestellte Diagnose fällt bei ähnlichen Beschwerden eines anderen Patienten als erstes ein. So wird z. B. eine Gangataxie, die zuvor erfolgreich bei einem Patienten als Folge eines Vitamin-B_{12}-Mangels diagnostiziert wurde, bei einem weiteren Patienten mit Gangataxie ebenfalls einem Vitamin-B_{12}-Mangel zugeordnet. Erst später stellt sich als Ursache eine zervikale Myelopathie heraus
Vorzeitige Beendigung („premature closure")	Der diagnostische Prozess wird verfrüht ohne Berücksichtigung weiterer Untersuchungsmöglichkeiten abgeschlossen. Insbesondere Blickdiagnosen sind für diesen Fehler anfällig

> **Praxistipp**
>
> Neurologische Untersuchungen werden auch „zum Ausschluss" einer „nicht organischen" Ursache veranlasst. Diese Fragestellung kann den Eindruck erwecken, dass der Überweisende von untypischen oder nicht körperlich verursachten (funktionellen) Beschwerden ausgeht („framing").
>
> Die diagnostischen Schwierigkeiten liegen hier darin, dass atypische Manifestationen einer häufigen (z. B. Palinopsie bei einem parietookzipitalen Hirninfarkt) oder typische Manifestation einer seltenen (z. B. schmerzhafte Muskelspasmen, Angst vor freiem Gehen, gesteigerte Schreckhaftigkeit beim Stiff-Person-Syndrom) Erkrankung vorliegen können.
>
> Auf funktionelle Beschwerden eines Patienten weisen klinische Befunde hin, die keinen sinnvollen Zusammenhang ergeben (z. B. ausgeprägte einseitige Lähmung von Arm und Bein ohne Beteiligung von Hirnnerven plus kompletter einseitiger Ausfall aller sensiblen Qualitäten und normalem Reflexbefund). Einen weiteren Hinweis liefern Symptome, die deutlich von bekannten neurologischen Krankheitsbildern abweichen (z. B. eine Sehstörung mit einem konzentrischen Gesichtsfeldausfall, der sowohl in ca. 1 m Abstand wie auch in 2–3 m Entfernung unverändert ist).
>
> Vor diesem Hintergrund können mögliche Denkfehler im Diagnoseprozess dadurch entstehen, dass einerseits ungewöhnliche Beschwerden oder andererseits die Erhebung eines normalen neurologischen Befundes zur Diagnose „psychogene Beschwerden" führen. Insbesondere ist ein normaler neurologischer Befund nach nur kurzzeitig aufgetretenen Symptomen kein Grund, die Abwesenheit einer schwerwiegenden „organischen" Erkrankung anzunehmen. Beispiele sind flüchtige neurologische Ausfälle bei einer Migräne, fokale epileptische Anfälle als Frühzeichen eines Hirntumors, Parästhesien in der Frühphase eines Guillain-Barré-Syndroms oder vorübergehende Doppelbilder als Erstsymptom einer multiplen Sklerose.

6.5 Konsequenz für den ärztlichen Alltag

Die aus den beschriebenen Fehleroptionen und deren haftungsrechtlicher Konsequenz resultierende Beanspruchung zeitlicher und materieller Ressourcen steht im Konflikt und teilweise im Widerspruch mit der Vergütung im Gesundheitssystem (DRG-System mit liegezeitabhängigen Fallpauschalen, Vergütung nach Punktwerten, keine Ergebnis-/Qualitätsorientierung) und den Anforderungen an Praxen und Krankenhäuser als Wirtschaftsunternehmen (Kosten für externe Diagnostik, interne Leistungsverrechnung, Verlust des Patienten durch Überweisung/Verlegung).

Der regelmäßige Austausch aller in die Behandlung des Patienten involvierten Fachdisziplinen (z. B. durch interdisziplinäre Fallbesprechungen, Qualitätszirkel, Morbiditäts-/Mortalitätskonferenzen) hilft, die diagnostische und therapeutische Sicherheit und Qualität zu erhöhen. Übergeordnete SOPs und Leitlinienempfehlungen können hierbei unterstützen.

Im klinischen Umfeld ist eine regelmäßige fachärztliche Supervision entsprechend dem Vier-Augen- und Vier-Ohren-Prinzip unabdingbar. Zusatzdiagnostik sollte immer mit einer eindeutigen Fragestellung angefordert werden. Schließlich müssen im Zweifelsfall die Anamnese und körperliche Untersuchung im Verlauf mehrfach wiederholt und die Entscheidungen im Diagnoseprozess ggf. geändert werden. Eine kompakte und dennoch die wesentlichen Probleme erfassende Dokumentation ist die Grundlage einer korrekten differenzialdiagnostischen Zuordnung. Hierzu sind in den jeweiligen Kapiteln dieses Buches einige Anregungen enthalten.

Serviceteil

Anhang – 368

Stichwortverzeichnis – 377

© Springer-Verlag GmbH Deutschland, ein Teil von Springer Nature 2021
P. Kermer, R. Rohkamm (Hrsg.), *Die neurologische Untersuchung*,
https://doi.org/10.1007/978-3-662-61415-0

Anhang

Gängige klinische Abkürzungen

Abkürzung	Text
A./a.	Arteria/arteriae (Nominativ Singular/Genitiv Singular)
AI	Artificial Intelligence
AION	Anteriore ischämische Optikusneuropathie
ALS	Amyotrophe Lateralsklerose
ALT	Alanin-Aminotransferase
AMD	Altersabhängige Makuladegeneration
AP	Alkalische Phosphatase
App	Application Software
AST	Aspartat-Aminotransferase
ATL	Aktivitäten des täglichen Lebens
BGA	Blutgasanalyse
BI	Barthel-Index
BMI	Body Mass Index
BPPV	Benigner peripherer paroxysmaler Lagerungsschwindel
BSG	Blutsenkungsgeschwindigkeit
BWS	Brustwirbelsäule
BZ	Blutzucker
C	Zervikalwurzel
CADASIL	Cerebral autosomal dominant arteriopathy with subcortical infarcts and leukoencephalopathy
CAM	Confusion assessment method
CARASIL	Cerebral autosomal recessive arteriopathy with subcortical infarcts and leukoencephalopathy
CBS	Charles-Bonnet-Syndrom
CIDP	Chronische inflammatorische Polyradikulitis

Anhang

Abkürzung	Text
CJD	Creutzfeldt-Jakob-Krankheit
CK	Kreatinkinase
CRP	C-reaktives Protein
CRPS	Komplexes regionales Schmerzsyndrom
CT	Computertomogramm, Computertomografie
Dig.	Digitus oder Digiti
DRG	Diagnosis Related Groups, diagnosebezogene Fallgruppen
eGA	Elektronische Gesundheitsakte
EKG	Elektrokardiogramm
ePA	Elektronische Patientenakte
FEES	Fiberoptic endoscopic evaluation of swallowing
FLAIR	Fluid attenuated inversion recovery
Gamma-GT	Gamma-Glutamyl-Transferase, γ-GT
GCS	Glasgow-Coma-Scale
GGT	Gamma-Glutamyl-Transferase, γ-GT
GLDH	Glutamatdehydrogenase
GTKA	Generalisierter tonisch-klonischer Anfall
HINTS	*H*ead *I*mpulse, *N*ystagmus, *T*est of *S*kew
HIT	Kopfimpulstest („head impulse test")
HIV	Human immunodeficiency virus
HWS	Halswirbelsäule
IADL	Instrumental Activities of Daily Living
ICDSC	Intensive Care Delirium Screening Checklist
ICP	Intrakranieller Druck, Hirndruck
INO	Internukleäre Ophthalmoplegie
IoMT	Internet medizinischer Dinge (Internet of Medical Things)
KI	Künstliche Intelligenz
KIT	s. HIT

(Fortsetzung)

Abkürzung	Text
KS	Kopfschmerzen
L	Lumbalwurzel
LDH	Laktat-Dehydrogenase
L-Dopa	L-3,4-Dihydroxyphenylalanin (Levodopa)
LEMS	Lambert-Eaton-Myasthenie-Syndrom = LES
LSD	D-Lysergsäurediäthylamid
LWS	Lendenwirbelsäule
M.	Morbus
M./m.	Musculus/musculi (Nominativ Singular/Genitiv Singular)
MAD	Mittlerer arterieller Druck (Norm 70–105 mmHg) = MAP
MAO-Hemmer	Monoaminoxidase-Hemmer
MAP	Mean arterial pressure = MAD
MAS	Modifizierte Ashworth-Skala
MCI	Leichte kognitive Beeinträchtigung („mild cognitive impairment")
MDMA	3,4-Methylendioxy-N-methylamphetamin, Methylen-dioxy-methylamphetamin, Ecstasy
MELAS	Mitochondriale Enzephalomyopathie mit Laktatazidose und schlaganfallähnlichen Episoden („mitochondrial encephalomyopathy, lactic acidosis, and recurrent stroke-like episodes syndrome")
MER	Muskeleigenreflex
mHealth	Mobile Gesundheit, „mobile Health"
MLF	Medialer longitudinaler Fasciculus
Mm.	Musculi (Nominativ Plural)
MOH	Kopfschmerzen durch übermäßigen Medikamentengebrauch („medication overuse headache")
MOTYP	Months Of The Year Backwards Test
MRT	Magnetresonanztomogramm, Magnetresonanztomografie
MS	Multiple Sklerose
MSA	Multisystematrophie

Anhang

Abkürzung	Text
MSS	Myofasziales Schmerzsyndrom
N./n.	Nervus/nervi (Nominativ Singular/Genitiv Singular)
NMOSD	Neuromyelitis-optica-Spektrum-Erkrankungen
Nn.	Nervi (Nominativ Plural)
NPH	Normaldruckhydrzephalus („normal pressure hydrcephalus")
NSKE	Non-konvulsiver Status epilepticus
OKN	Optokinetischer Nystagmus
OVS	Online-Video-Sprechstunde
pAVK	Periphere arterielle Verschlusskrankheit
PCT	Procalcitonin
PML	Progressive multifokale Leukenzephalopathie
PNEA	Psychogener nicht epileptischer Anfall
POTS	Posturales Tachykardiesyndrom
PRES	Posteriores reversibles Enzephalopathie-Syndrom
PSR	Patellarsehnenreflex = Quadrizeps-Reflex
R.	Ramus (Nominativ Singular)
RAPD	Relativer afferenter Pupillendefekt („relative afferent pupillary defect")
RASS	Richmond agitation sedation scale
RBD	REM-Schlaf-Verhaltensstörung
RCVS	Reversibles zerebrales Vasokonstriktionssyndrom
Rr.	Rami (Nominativ Plural)
S	Sakralwurzel
SAE	Subkortikale arteriosklerotische Enzephalopathie = SVE
SIRS	Systemisches inflammatorisches Response-Syndrom („systemic inflammatory response syndrome")
sO_2	Sauerstoffsättigung
SOP	Standard Operating Procedure, standardisiertes Vorgehen

(Fortsetzung)

Abkürzung	Text
SPPB	Short Physical Performance Battery
SREAT	Steroid-responsive encephalopathy associated with autoimmune thyroiditis
SSRI	Selektiver Serotonin-Wiederaufnahme-Inhibitor („selective serotonin reuptake inhibitor")
SVE	Subkortikale vaskuläre Enzephalopathie = SAE
TEA	Transiente epileptische Amnesie
TGA	Transiente globale Amnesie, amnestische Episode
Th	Thorakalwurzel
TIA	Transitorisch ischämische Attacke
TSH	Thyreotropin
TTMC	Timed Test of Money Counting
TUG-Test	Timed-up-and-go-Test
UNE	Ulnarisneuropathie am Ellenbogen
UNM	Erstes Motoneuron („upper motor neuron")
VAS	Visuelle Analogskala
VEP	Visuell evozierte Potenziale
VOR	Vestibulookulärer Reflex = okulozephaler Reflex
vs.	versus, im Gegensatz zu
WHO	World Health Organization
ZNS	Zentralnervensystem

Literatur: Quellen und Websites

Abdo WF et al (2010) The clinical approach to movement disorders. Nat Rev Neurol 6(1): 29–37

Ackermann H et al (2018) Neurogene Sprechstörungen (Dysarthrien), S1-Leitlinie. In: Deutsche Gesellschaft für Neurologie (Hrsg) Leitlinien für Diagnostik und Therapie in der Neurologie. www.dgn.org/leitlinien. Zugegriffen am 11.04.2020

Amadori K, Püllen R, Steiner T (2014) Gangstörungen im Alter. Nervenarzt 85:761–772

Bartmann F (2019) Smartphone – das Stethoskop des 21. Jahrhunderts. Internist 60:319–323

Bauer J, Denkinger M, Freiberger E et al Geriatrisches Assessment der Stufe 2, S1-Leitlinie. AWMF-Register-Nr. 084-002. https://www.awmf.org. Zugegriffen am 21.04.2020

Beisse F, Beisse C, Lagrèze WA, Rüther K, Schiefer U, Wilhelm H (2014) Aktuelle Empfehlungen zur Neuritis nervi optici. Ophthalmologe 111:722–726

Berger JR (2015) Stupor and coma. In: Daroff RB, Jankovic J, Mazziotta J, Pomeroy SL (Hrsg) Bradley's neurology in clinical practice. Elsevier, Philadelphia

Bergert FW, Braun M, Feßler J et al (2018) Geriatrisches Assessment in der Hausarztpraxis – S1-Leitlinie. Deutsche Gesellschaft für Allgemeinmedizin und Familienmedizin (DEGAM). AWMF-Register-Nr. 053-015. https://www.awmf.org/leitlinien/aktuelle-leitlinien.html. Zugegriffen am 17.04.2020

Block F (Hrsg) (2016) Komplikationen in der Neurologie. Springer, Berlin/Heidelberg

Bork U, Weitz J, Penter V (2018) Apps und Mobile Health – Viele Potentiale noch nicht ausgeschöpft. Dtsch Ärztebl 115(3):A62–A66

Bösel J, Schönenberger S (2018) Neuro-Intensivmedizin. Georg Thieme Verlag, Stuttgart/New York

Brignole M, Moya A, de Lange FJ et al (2018) 2018 ESC Guidelines for the diagnosis and management of syncope. Eur Heart J 39:1883–1948

Bronisch FW (1973) Die Reflexe und ihre Untersuchung in Klinik und Praxis. Georg Thieme Verlag, Stuttgart

Brune AJ, Gold DR (2019) Acute visual disorders – what should the neurologist know? Semin Neurol 39:53–60

Croskerry P (2002) Achieving quality in clinical decision making: cognitive strategies and detection of bias. Acad Emerg Med 9:1184–1204

Dalakas MC (2009) Toxic and drug-induced myopathies. J Neurol Neurosurg Psychiatry 80:832–838

Deuschl G, Maier W et al (2016) S3-Leitlinie Demenzen. In: Deutsche Gesellschaft für Neurologie (Hrsg) Leitlinien für Diagnostik und Therapie in der Neurologie. www.dgn.org/leitlinien. Zugegriffen am 05.03.2020

Deutsche Gesellschaft für Telemedizin. https://www.dgtelemed.de

Dichgans M, Böhm M et al (2016) S1-Leitlinie Vaskuläre Demenzen. In: Deutsche Gesellschaft für Neurologie (Hrsg) Leitlinien für Diagnostik und Therapie in der Neurologie. www.dgn.org/leitlinien. Zugegriffen am 05.03.2020

Die internationale Klassifikation von Kopfschmerzerkrankungen – ICHD-3. 2019. https://ichd-3.org/de/. Zugegriffen am 06.03.2020

Diehl R et al Synkopen, S1-Leitlinie.Deutsche Gesellschaft für Neurologie (Hrsg) Leitlinien für Diagnostik und Therapie in der Neurologie. 2020 www.dgn.org/leitlinien. Zugegriffen am 11.04.2020

Dietz V (2013) Klinik der Spastik – spastische Bewegungsstörung. Nervenarzt 84:1508–1511

Dodick DW (2010) Pearls: headache. Semin Neurol 30:74–81

Dziewas R., Pflug C et al Neurogene Dysphagie, S1-Leitlinie. In: Deutsche Gesellschaft für Neurologie (Hrsg) Leitlinien für Diagnostik und Therapie in der Neurologie. https://www.dgn.org/leitlinien. Zugegriffen am 07.07.2020

Edlow JA, Rabinstein A, Traub SJ, Wijdicks EFM (2014) Diagnosis of reversible coma. Lancet 384:2064–2076

Elger CE, Berkenfeld R (geteilte Autorenschaft) et al (2017) S1-Leitlinie Erster epileptischer Anfall und Epilepsien im Erwachsenenalter. In: Deutsche Gesellschaft für Neurologie

(Hrsg) Leitlinien für Diagnostik und Therapie in der Neurologie. www.dgn.org/leitlinien. Zugegriffen 17.02.2020

Fong TG et al (2009) Delirium in elderly adults: diagnosis, prevention and treatment. Nat Rev Neurol 5(4):210–220

Ganz DA, Latham NK (2020) Prevention of falls in community-dwelling older adults. N Engl J Med 382:734–743

Günnewig T, Erbguth F (Hrsg) (2006) Praktische Neurogeriatrie: Grundlagen – Diagnostik – Therapie – Sozialmedizin. Kohlhammer

Guzik AK, Switzer JA (2020) Teleneurology is neurology. Neurology 94:16–17

von Haken R, Hansen HC (2019) Delir in 3 Schritten. Dtsch Med Wochenschr 144:1619–1628

Hansen HC (2013) Bewusstseinsstörungen und Enzephalopathien – Diagnose, Therapie, Prognose. Springer, Berlin-Heidelberg

Hatcher-Martin J, Adams JL, Anderson ER et al (2020) Telemedicine in neurology. Neurology 94:30–38

Hess DC, Audebert HJ (2013) The history and future of telestroke. Nat Rev Neurol 9:340–350

Heuß D et al (2020) Diagnostik und Differenzialdiagnose bei Myalgien, S1-Leitlinie. In: Deutsche Gesellschaft für Neurologie (Hrsg) Leitlinien für Diagnostik und Therapie in der Neurologie. https://www.dgn.org/leitlinien. Zugegriffen am 12.03.2020

ICD-10-GM Version 2020. https://www.dimdi.de/dynamic/de/klassifikationen/icd/icd-10-gm/

Internationale Klassifikation von Kopfschmerzerkrankungen – ICHD-3. 2019. https://ichd-3.org/de/. Zugegriffen am 06.03.2020

Kertscher B, Speyer R, Palmieri M, Plant C (2014) Bedside screening to detect oropharyngeal dysphagia in patients with neurological disorders: an updated systemic review. Dysphagia 29:204–212

Kohane I (2020) AI for the eye – automated assistance for clinicians screening papilledema. N Engl J Med 382:1760–1761

Kroppenstedt S, Halder A (federführend) S2k-Leitlinie Spezifischer Kreuzschmerz. Bundesärztekammer 2017. AWMF Reg.-Nr. 033-051

Lachs MS, Feinstein AR, Cooney LM Jr, Drickamer MA, Marottoli RA, Pannill FC et al (1990) A simple procedure for general screening for functional disability in elderly patients. Ann Intern Med 112:699–706

Lamb SE, Jørstad-Stein EC, Hauer K, Becker C et al (2005) Development of a common outcome data set for fall injury prevention trials: The Prevention of Falls Network Europe Consensus. J Am Geriatr Soc 53:1618–1622

Leistikow I (2017) Prevention is better than cure. CRC Press, Taylor & Francis Group, Boca Raton

Maldonado JR (2018) Delirium pathophysiology: an update hypothesis of the etiology of acute brain failure. Int J Geriatr Psychiatry 33:1428–1457

Masur H, Papke K, Althoff S, Oberwittler C et al (2000) Skalen und Scores in der Neurologie. Georg Thieme Verlag, Stuttgart/New York

Medical Research Council (1976) Aids to the examination of the peripheral nervous system. Her Majesty's Stationary Office, London

Menkhaus S, Wallesch C-W, Behrens-Baumann E (2003) Charles-Bonnet-Syndrom. Ophthalmologe 100:736–739

Moßhammer D, Schaeffeler E, Schwab M, Mörike K (2014) Mechanisms and assessment of statin-related muscular adverse effects. Br J Clin Pharmacol 78:454–466

O'Regan NA et al (2014) Attention! A good bedside test for delirium? J Neurol Neurosurg Psychiatry 85(10):1122–1131

Oertel WH, Deuschl G, Poewe W (Hrsg) (2012) Parkinson-Syndrome und andere Bewegungsstörungen. Georg Thieme Verlag, Stuttgart/New York

Perry L (2001) Screening swallowing function of patients with acute stroke. Part two: detailed evaluation of the tool used by nurses. J Clin Nurs 10:474–481

Platz T et al Therapie des spastischen Syndroms, S2k-Leitlinie. In: Deutsche Gesellschaft für Neurologie (Hrsg) Leitlinien für Diagnostik und Therapie in der Neurologie. 2018. www.dgn.org/leitlinien. Zugegriffen am 07.04.2020

Plettenberg P (2017) Demenz und trotzdem Mensch. Hippocampus Verlag, Bad Honnef

Rajkomar A, Dean J, Kohane I (2019) Machine learning in medicine. N Engl J Med 380:1347–1358

Ramsey D, Smithard D, Kalra L (2005) Silent aspiration: what do we know? Dysphagia 20:218–225

RASS (Skala zur Abschätzung eines Delirs). https://divi.de/empfehlungen/publikationen/

Redelmeier DA (2005) The cognitive psychology of missed diagnoses. Ann Intern Med 142:115–120

von Renteln-Kruse W, Ebert D (2003) Merkmale hospitalisierter geriatrischer Patienten – zwei Kohorten im Vergleich unter Verwendung des Screenings der Arbeitsgemeinschaft Geriatrisches Basisassessment (AGAST). Z Gerontol Geriatr 36:223–232

Resnick NM, Dosa D (2005) Geriatric medicine. In: Fauci AS, Braunwald E, Kasper DL et al (Hrsg) Harrison's principles of internal medicine, 16. Aufl. McGraw-Hill, New York, S 249–259

Robert Koch-Institut (Hrsg) (2016) Prävalenz von körperlicher Gebrechlichkeit (Frailty). Faktenblatt zu DEGS1: Studie zur Gesundheit Erwachsener in Deutschland (2008 – 2011). RKI, Berlin

Robottam BJ, Weiner WJ, Factor SA (2011) Movement disorders emergencies part 1. Arch Neurol 68(5):567–572

Robottam BJ, Factor SA, Weiner WJ (2011) Movement disorders emergencies part 2. Arch Neurol 68(6):719–724

Ropper AH, Gorson KC (2007) Concussion. N Engl J Med 356:166–172

Sacks O (2012) Hallucinations – Silent multitudes: Charles Bonnet syndrome. Picador – Pan Macmillan, London

Salinas S, Proukakis C, Crosby A, Warner TT (2008) Hereditary spastic paraplegia: clinical features and pathogenetic mechanisms. Lancet Neurol 7:1127–1138

Scherer M, Wagner H-O, Lühmann D et al Multimorbidität – S3-Leitlinie. Deutsche Gesellschaft für Allgemeinmedizin und Familienmedizin (DEGAM) 2017. AWMF-Register-Nr. 053-047. https://www.awmf.org/leitlinien/aktuelle-leitlinien.html. Zugegriffen am 17.04.2020

Schlereth T et al (2019) Diagnose und nicht interventionelle Therapie neuropathischer Schmerzen, S2k-Leitlinie. In: Deutsche Gesellschaft für Neurologie (Hrsg) Leitlinien für Diagnostik und Therapie in der Neurologie. www.dgn.org/leitlinien. Zugegriffen am 28.03.2020

Schwindel (Klassifikation vestibulärer Störungen). https://www.jvr-web.org/ICVD.html

Sim I (2019) Mobile devices and health. N Engl J Med 381:956–968

Smolenski UC, Buchmann J, Beyer L (2016) Janda manuelle Muskelfunktionsdiagnostik – Theorie und Praxis. Urban & Fischer/Elsevier, München

Spies M (2019) Delir – ein evidenzbasierter Überblick. Wien Klin Wochensch. Educ. https://doi.org/10.1007/s11812-019-00093-1
Stevens RD, Bhardwaj A (2006) Approach to the comatose patient. Crit Care Med 34:31–41
Stolze H, Vieregge P, Deuschl G (2008) Gangstörungen in der Neurologie. Nervenarzt 79:485–499
Strupp M, Brandt T (2016) Diagnose und aktuelle Therapie von Schwindelsyndromen. Dtsch Med Wochenschr 141:1698–1710
Strupp M, Dlugaiczyk J, Ertl-Wagner BB, Rujescu D, Westhofen M, Dieterich M (2020) Vestibular disorders – diagnosis, new classification and treatment. Dtsch Arztebl Int 117:300–310
Sudarsky L (2006) Psychogenic gait disorders. Sem Neurol 26:351–356
Teasdale GM (1995) Head injury. J Neurol Neurosurg Psychiatry 58:526–539
Thömke F (2018) Das akute vestibuläre Syndrom. Nervenarzt 89:1165–1171
Thöne-Otto A et al (2020) Diagnostik und Therapie von Gedächtnisstörungen bei neurologischen Erkrankungen, S2e-Leitlinie. In: Deutsche Gesellschaft für Neurologie (Hrsg) Leitlinien für Diagnostik und Therapie in der Neurologie. www.dgn.org/leitlinien. Zugegriffen am 03.04.2020
Thurman DJ, Stevens JA, Rao JK (2008) Practice parameter: assessing patients in a neurology practice for risk of falls (an evidence-based review). Neurology 70:473–479
Virtuelles Krankenhaus Nordrhein-Westfalen. https://virtuelles-krankenhaus.nrw
Wissel j WAB, Erztgaard P et al (2009) European consensus table on the use of botulinum toxin type A in adults spasticity. J Rehabil Med 41:13–25
Xu Y, Nguyen D, Mohamed A et al (2016) Frequency of a false positive diagnosis of epilepsy. A systematic review of observational studies. Seizure 41:167–174
Zeeh J (2007) Stürze im Alter. MMW-Fortschritte der Medizin 13:52–58
Zoremba N, Coburn M (2019) Acute confusional states in hospital. Dtsch Arztebl Int 116(7):101–106

Stichwortverzeichnis

A

Abduzensparese 95
Achillessehnenreflex 286
Active Life Expectancy 249
Akathisie 65
Akinese 64
Aktivität, psychomotorische 84
Amaurosis fugax 185
Amnesie 114
- anterograde 114
- retrograde 114
- transiente epileptische 115
- transiente globale 17, 115
Amnestische Aphasie 221, 223
Anamnese 258
- Fragestellungen 258
- Kurzanamnese 356
- Schwerpunkte 259
Anarthrie 225
Anfall 14
- Dauer 17
- epileptischer 14
- psychogener 14
- Synkope 14
Anosognosie 266
- visuelle 187
Anton-Syndrom 187. *Siehe auch* Anosognosie
Apallisches Syndrom 75
Aphasie 222, 248. *Siehe auch* Sprachstörung
Apraxie 266
Artificial Intelligence 349
Aspiration, stumme 162
Asterixis 65
Ataxie 65, 287
- afferente 102
- sensible 102
Attacke, transitorische ischämische 16
Augenbewegungen, konjugierte 295
Augendivergenzstellung 94, 177

B

Babinski-Reflex 144, 145, 340
Balint-Syndrom 267
Ballismus 65
Befundbogen, digitaler 353
Benommenheitsschwindel 172
Beschwerden
- funktionelle 365
- psychogene 365
- ungewöhnliche 365
Bewegungen, periodische 67
Bewegungsstörungen 63
Bewusstlosigkeit 240
Bewusstseinsklarheit 74
Bewusstseinsstörung 14
- körperliche Befunde 82
- psychogene 76
- qualitative 75, 85
- quantitative 75, 81
Bias 362
Bizepssehnenreflex 285
Blasenstörungen 50
Blende, stenopäische 191
Blickrichtungsnystagmus 178
Blinkreflex 286, 297
Bogengangdehiszens 173
Bradykinese 64
Bragard-Test 49
Broca-Aphasie 221, 223
Brudzinski-Zeichen 287

C

Charles-Bonnet-Syndrom 186
Chiasma-Syndrom 187
Chorea 65, 71, 104, 119
Clusterkopfschmerz 123
Confusion Assessment Method 92
Coping 252

D

Datensicherheit 353
Delir 84, 118
– hypokinetisches 85
– Kennzeichen 84
– Psychomotorik 85
– Risikofaktoren 86
– Testinstrumente 89
– Trigger 87
Demenz 122, 248
– Kriterien 114
Denkfehler 356
Diagnose
– Blickdiagnose 359
– Differenzialdiagnose 257, 356
– Fallstricke 357
– intuitiver Denkfehler 362
– kognitive Verzerrung 362
– syndromale 257, 356
– Verdachtsdiagnose 257, 356
Dix-Hallpike-Test 183, 270. *Siehe auch* Schwindel
Donnerschlagkopfschmerz 124
Doppelbilder 93
– binokulare 93
– mit Schmerzen 95
– monokulare 93
– ohne Schmerzen 93
Drei-Stufen-Test 178. *Siehe auch* Schwindel
Drop attack 16, 241
Druckerhöhung, idiopathische intrakranielle 187
Dysarthrie 162, 225, 232, 248. *Siehe auch* Sprechstörung
Dysarthrophonie 226
Dyskinesie 65
Dysphagie 159, 162. *Siehe auch* Schluckstörung
Dysphemie 225
Dysphonie 225
Dystonie 66
Dystonie, Dopa-responsive 74

E

Eineinhalb-Syndrom 94
Elektronische Gesundheitsakte 349
Elektronische Patientenakte 349

Enthemmungsreflex 287
Enzephalopathie
– metabolisch-toxische 86
– vaskuläre 116
Epley-Manöver 184

F

Fallhand 27, 28
Faszikulationen 66
Fatigue 249
Fehler
– Ankereffekt 362
– Attributionsfehler 362
– Bestätigungsfehler 363
– Einrahmungseffekt 363
– Erfahrungsirrtum 363
– gefühlsbestimmte Voreingenommenheit 363
– im Rückblick 363
– Konsequenzen ärztlicher Alltag 366
– Kontextfehler 364
– Prävalenzfehler 364
– Selbstüberschätzung 364
– Verfügbarkeitsfehler 364
– vorzeitige Beendigung 364
Festination 66
Fibromyalgiesyndrom 146
Finger-Finger-Versuch 113, 343
Finger-Nase-Versuch 111, 342
Finger-Perimetrie 194. *Siehe auch* Konfrontationstest
Frailty 102
Frailty-Syndrom 249
Froment-Zeichen 27
Frühanfall 16
Frühdyskinesie 17

G

Gang
– ängstlicher 104
– ataktischer 103
– normaler 287
– spastischer 103
– verzögerter 103
Gangbild 105

Stichwortverzeichnis

Gangstörung
- frontale 103
- periphere 107
- psychogene 104
- zentrale 107
- zerebrospinale 107

Gedächtnisstörung 114
- akute, subakute 118
- chronische 120
- Testinstrumente 120

Gehörprüfung 181
Geriatrischer Notfall 249
Geriatrisches Basis-Assessment 252
Gesundheit, mobile 348
Glasgow Coma Scale 82
Glaukomanfall 125
Globale Aphasie 221, 223
Greifreflex 287
GTKA 19

H

Halbseitensyndrom 211
Halmagyi-Curthoys-Test 177
Head-Zone 196
Hemianopsie
- bitemporale 187
- homonyme 187

Hemiparese 133
Hemiplegie 133
Hertwig-Magendie-Schielstellung 94
Heuristik 362
Hirnnerven 267
Hirnstammsyndrom 133, 211
Hoffmann-Tinel-Zeichen 27
Humpeln 102
Hyperkinese 66
Hyperventilationstetanie 17
Hypoglykämie 16
Hypokinese 64

I

Immediatanfall 16
Intensive Care Delirium Screening Checklist 92

Internet medizinischer Dinge 348
Internet of Medical Things 348. *Siehe auch* Internet medizinischer Dinge
Internukleäre Ophthalmoplegie 93

J

Jendrassik-Handgriff 285

K

Kamptokormie 66
Katatonie 76
Kausalgie 202
Kennmuskeln 272
Kernig-Zeichen 286
Knie-Hacke-Versuch 113, 344
Kognition 74
Koma 75
Komaähnliche Syndrome 76
Konfabulation 114
Konfrontationstest 194
Konus-Kauda-Syndrom 211
Konvergenzreaktion 191
Konvergezreaktion 292
Koordination 106, 287
Koordinationsprüfung 288
Kopfbeugung 152
Kopfimpulstest 177, 182, 302
Kopfschmerzen
- primäre 124
- sekundäre 129, 130
- zervikogene 125

Korneareflex 286, 297. *Siehe auch* Blinkreflex
Korsakow-Syndrom 116
Kraftgrad
- nach Janda 274
- nach Medical Research Council 273

Kraftprüfung
- Becken-, Beinmuskulatur 274, 326
- Schulter-, Armmuskulatur 274, 307

Krallenhand 27
Krampus 146
Künstliche Intelligenz 349
Kurzbefund 6
Kurzmitteilung 6

L

L5-Läsion 50
Lähmung
– leichtgradige 140
– neuromuskuläre 132
– neuropathische 132
– spastische 216
– spinale 132
– Sturz 232
– zentrale akute 141
– zerebrale 131
Läsion 271
– periphere 271
– radikuläre 271
– zentrale 271
Lagenystagmus 179
Lagerungsprüfung 177
– Dix-Hallpike 303
Lagerungsschwindel, benigner peripherer paroxysmaler 173
Lagesinn 207
Lagophthalmus 297
Lambert-Eaton-Myasthenie-Syndrom 95, 137
Lasègue-Test 49
Lasègue-Zeichen 287
Lebensalter 244
– Besonderheiten bei Erkrankungen 248
– Depressivität 252
– Erkrankungen 244
– Erkrankungsrisiko 244
– Fremdanamnese 248
– Gebrechlichkeit 249
– Hypoglykämie 247
– kalendarisches 250
– kognitive Störung 248
– Medikamenteninteraktionen 253
– Messinstrumente 252
– Motorik 252
– Multimorbidität 249
– physiologische Befunde 244
– Polypharmazie 248
– psychische Störung 248
– Ressourcen 252
– Selbsthilfefähigkeit 252
– Untersuchung 251
– Verwirrtheit 247
Lemierre-Syndrom 22

Lhermitte-Zeichen 27, 153
Lichtreaktion, direkte und indirekte 192
Lichtwechseltest 193, 294
Lumboischialgie 46
Luria-Sequenz 121, 265, 289

M

Man-in-the-barrel-Syndrom 133
Mantelkantensyndrom 133
Masseterreflex 298
Mastdarmstörungen 50
Medikamenteninteraktionen 252
Medizinprodukte, digitale 352
Mendelson-Syndrom 162
Meningeosis 155
Meningismus 152
Meralgia paraesthetica 44, 49
mHealth 348. *Siehe auch* Gesundheit, mobile
Migräne 16, 122
– retinale 186
Minimal bewusster Status 75
Mini-Mental-Status-Test 265
Mononeuropathie 136
Monoparese, kortikale 132
Months Of The Year Backwards Test 90
Morbus Menière 171
Morbus Sudeck 203
Multimorbidität 248, 249
Muskeleigenreflex 152, 285
Muskelkater 146
Muskelkraft 131
– Klassifikation 145, 274
– Kraftgrad nach Janda 140
– Kraftgrad nach MRC 140
Muskelkrampf 146, 149
Muskelschmerzen 149
Muskelschwäche 271
Mutismus, akinetischer 76
Myalgien 146
Myasthenia gravis 137
Myasthenie 95
Mydriasis 195
Myoklonus 67
Myokymie 67
Myopathie 137, 271
Myositis, okuläre 96

N

Nackenbeuge-Zeichen 287
Nackenbeugung 152
Nackensteife 152
– Differenzialdiagnose 153
– meningeal 153
– muskulär 153
– Verletzung der Halswirbelsäule 152
– zervikogen 153
Neglekt 266
Nervus
– abducens 268
– accessorius 270
– axillaris 277
– cutaneus femoris lateralis 282
– facialis 270
– femoralis 282
– fibularis 283
– genitofemoralis 282
– glossopharyngeus 270
– hypoglossus 271
– iliohypogastricus 282
– ilioinguinalis 282
– ischiadicus 283
– medianus 279
– musculocutaneus 277
– obturatorius 283
– oculomotorius 268
– olfactorius 267
– opticus 267
– peroneus 283
– radialis 278
– tibialis 284
– trigeminus 269
– trochlearis 268
– ulnaris 280
– vagus 270
– vestibulocochlearis 270
Neurogeriatrie 244
Neuropsychologische Syndrome 267
– Lokalisation 267
Neurostatus 261
Normaldruck-Hydrozephalus 116
NREM-Schlaf-Parasomnie 17
Nystagmus 174
– optokinetischer 194

O

Ohnmacht 241
Okulomotoriusparese 94, 95
Optikusneuritis 186
Optikusneuropathie 191
– anteriore ischämische 185
Orbitopathie 96

P

Parese 131
– schlaffe 64
– spastische 64
Parkbanklähmung 28
Parkinson-Syndrom 22, 25
Patellarsehnenreflex 285
Pathologisches Lachen 226
Patient-Arzt-Kommunikation 352
Peroneusläsion 50
Plegie 131
Plexopathie 136
Plexus
– brachialis 276
– cervicalis 276
– lumbalis 281
– sacralis 281
Plexusläsion 136
PNEA 19
Polyneuropathie 136
Polypharmazie 248
Präeklampsie 126
Prosodie 222
Prosopagnosie 267
Pseudotumor cerebri 187. *Siehe auch* Druckerhöhung, idiopathische intrakranielle
Psychosyndrom, hirnorganisches 86
Pull-Test 110, 345
Punding 67
Pupillenreaktion 293

Q

Quadrizepsreflex 285
Querschnittsyndrom 134, 211

R

Radikuläres Syndrom 136
Raynaud-Syndrom 23
RBD 17. *Siehe auch* REM-Schlaf-Verhaltensstörung
Reflex 285
– Adduktoren 285
– Bahnungsmanöver 285
– Biceps brachii 285
– Brachioradialis 285
– nozizeptiver 287
– posturaler 345
– propriozeptiver 285
– Radius-Periost 285
– spinaler vegetativer 198
– Tibialis posterior 286
– Triceps brachii 285
– Triceps surae 286
– Trömner 285
Reflexdystrophie, sympathische 203
Reflexsynkope 239
Reithosenanästhesie 48, 197, 210, 275
REM-Schlaf-Verhaltensstörung 17
Restless-Legs-Syndrom 67
Rettungsmedizin 351
Review of systems 261
Rhabdomyolyse 149
Rhinolalia aperta 225
Richmond Agitation Sedation Scale 93
Rigor 69
Rinne-Test 181, 270
Romberg-Versuch 109, 178, 201, 206, 332
Rückenschmerz 163
– akuter, starker 167
– ausstrahlender 166
– einstrahlender 166
– lokaler 166
– red flags 167
– Risikofaktor 167
– Ursachen 166

S

Sarkopenie 231
Schellong-Test 20, 241
Schlaffe Parese 64, 70
Schleudertrauma 22
Schluckstörung 228, 235
– bei neurologischen Erkrankungen 159
– flexible endoskopische Evaluation 163
– Hinweise 159
– Screening 163
Schmerzen
– Bein 46
– Gesicht 124
– Kopf 124
– Muskulatur 147
– myofasziale 146
– Nacken, Schulter, Arm 22
– projizierte 198
– somatische 198
– viszerale 198
Schmerzsyndrom, komplexes regionales 202
Schwäche, myopathische 138
Schwindel
– akuter 171
– Auslöser 173
– Dauer, Ursachen 173
– Drehschwindel 172
– Drei-Stufen-Test 178
– häufige Beschwerden 174
– häufige Syndrome 174
– Lagerungsprüfung 183
– Medikamentennebenwirkung 172
– Schwankschwindel 172
– systematischer 171, 172
– Trigger 173
– ungerichteter 172
– unsystematischer 172
Schwindelsyndrome 171
Schwurhand 27
Sehstörung
– akute 187
– binokulare 189
– monokulare 189
Sémont-Manöver 184
Sensibilität
– Modalität 274
– Prüfung 274
Sensibilitätsstörung 198, 274
– asymmetrische 201

Stichwortverzeichnis

- kortikale 201
- Längenregel 201
- Lokalisation 196
- Muster 275
- Notfall 211
- periphere 274, 275
- symmetrische 201
- zentrale 275

Short Physical Performance Battery 113, 240
silent aspiration 162
Sinusitis 125
Skandierende Sprache 226
skew deviation 94
Skotom 190
Smartphone 351
Smartphone-Apps 252
Smartwatch 351
Somnolenz 75
Sopor 75
Spannungskopfschmerz 123
Spasmus 217
Spastik 214
- Ashworth-Skala 221
- chronische 221
- Dehnungswiderstand 216
- fokale 212
- Hemispastik 212
- klinische Merkmale 214
- Muskeleigenreflexe 216
- Muskeltonus 216
- Paraspastik 213
- Reflexe 216
- Syndrome 214
- Taschenmesserphänomen 216
- Tetraspastik 213

Spastische Parese 64, 70
Spinalkanalstenose 102, 173
Spontannystagmus 178
Sprachstörung 222
- akute, vorübergehende 231
- Befunde 223
- chronische 225
- Kennzeichen 221
- Syndrome 219, 223
- Ursachen 225

Sprechapraxie 225

Sprechstörung 231
Spurling-Test 26. *Siehe auch* Nackenkompression
Steppergang 101
Stereotypie 67
Stimmgabel-Test 330
Sturz 16, 104, 235
- Ablauf 233
- Aktivitäten 232
- Bildgebende Untersuchung 234
- Computertomogramm 235
- Definition 238
- Furcht 231
- Häufigkeit 233
- Intoxikation 232
- Lebensalter 231
- Medikamente 232, 233
- neurologische Untersuchung 234
- Risiko 239
- Risikoabschätzung 239
- Schwindel 233

Sturzattacke 16
Sturzfolgen 236
Sturzgefährdung 107
Stützreflex 287
Subarachnoidalblutung 16, 153
Supinatorlogensyndrom 23
Synkope 19, 241
- Diagnostik 15
- Drop attack 242
- kardiale 239
- nicht sinnvolle Diagnostik 15
- orthostatische 239
- stationäre Untersuchung 14
- untypische Symptome 241
- vasovagale 239
- vorübergehender Bewusstseinsverlust 241

T

Taschenmesserphänomen 222
Technologien, digitale 350
Teleepilepsie 350
Telekonsultation 351
Telemedizin 348
Teleneurologie 350

Test
- Bragard 49
- Lasègue 49
- Nackenkompression 26
- Phalen-Test 27
- Schulterabduktion 26
- Trendelenburg 56
Tic 68
Timed-up-and-go-Test 239
Tolosa-Hunt-Syndrom 96
Transient loss of consciousness 14, 241
Tremor 68
Trendelenburg-Zeichen 102
Triage 261
Trigeminusneuralgie 125
Trizepssehnenreflex 285
Trochlearisparese 95

U

Ulnarisneuropathie am Ellenbogen 23
Unruhe, psychomotorische 163
Untersuchung
- allgemeine körperliche 261
- Bias 362
- Chamäleons 361
- Denkfehler 362
- digitale 348
- Dokumentation 260
- Fragestellungen 261
- hochbetagte Patienten 251
- im höheren Lebensalter 244
- Mimics 359
- neurogeriatrische 244
- neurologische 257
- neurologisches Telekonsil 351
- neuropsychologische 263
- orientierende 2, 3
- paraklinische 257

- psychopathologische 263
- Sensibilität 274
- Telemedizin 348
- Überbewertung 357
- Unterbewertung 357
- Untersuchungsgang 260
Untersuchungsstandard 6

V

Venenthrombose, zerebrale 126
Verdachtsdiagnose 257
Verwirrtheit 86, 247
Verwirrtheitszustand 84
Vestibularisausfall 171
Vestibularisparoxysmie 171
Vestibulookulärer Reflex 270
Vestibulopathie 105, 171
- bilaterale 105, 173
Vigilanz 74
Vorsorgesysteme, digitale 352

W

Wachheit 74
Watschelgang 102
Wearables 351
Weber-Test 181, 270
Wernicke-Aphasie 221, 223
Whipple-Krankheit 74
Wilson-Krankheit 72
Wurzelsyndrom 136

Z

Zervikobrachialgie 24
Zugtest 110, 345
Zungenbiss 20

MIX
Papier aus verantwortungsvollen Quellen
Paper from responsible sources
FSC® C105338

If you have any concerns about our products,
you can contact us on
ProductSafety@springernature.com

In case Publisher is established outside the EU,
the EU authorized representative is:
Springer Nature Customer Service Center GmbH
Europaplatz 3, 69115 Heidelberg, Germany

Printed by Libri Plureos GmbH
in Hamburg, Germany